브레인 리부트

BIOHACK YOUR BRAIN

일러두기
이 책은 오직 정보 제공을 목적으로 집필되었습니다. 따라서 이 책에 담긴 정보를 의사나 기타 전문가의 조언,
결정, 판단을 대체할 수 있는 것으로 여겨서는 안 됩니다.
저자는 이 책에 포함된 정보의 정확성을 보장하기 위해 최선의 노력을 기울였습니다만, 저자와 발행인은 이
책에 포함된 정보의 사용 또는 적용으로 인해 발생하는 부작용에 대해 책임지지 않음을 명시적으로 밝힙니다.

브레인 리부트

죽을 때까지 늙지 않는 두뇌의 비밀

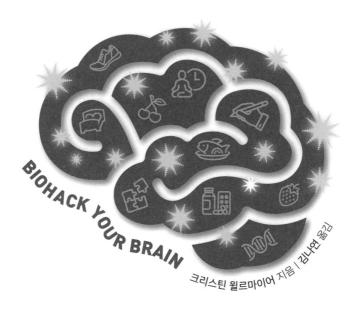

BIOHACK YOUR BRAIN

크리스틴 윌르마이어 지음 | 김나연 옮김

부·키

지은이 크리스틴 윌르마이어 Kristen Willeumier Ph.D.

신경 과학자. 신경 생물학 및 신경 영상 전문가. 보스턴칼리지에서 심리학을 전공했고, UCLA에서 생리학으로 석사 학위를, 신경 생물학으로 석사 학위와 박사 학위를 받았다. 이후 로스앤젤레스의 시더스-시나이 메디컬 센터의 신경 발생학 연구소에서 연구 활동을 이어가며 신경 퇴행성 질환에 대한 연구로 박사 후 과정을 수료했다. 미국의 정신 건강 의료 기관이자 세계 최대 규모의 뇌 영상 데이터베이스를 보유한 에이멘 클리닉에서 신경 영상 연구 책임자로 재직하였으며, 이 기간에 미국 미식축구 선수들의 뇌 손상을 알아내고 치료하는 획기적인 연구를 수행하여《신경 과학 저널The Journal of Neuroscience》《알츠하이머병 저널Journal of Alzheimer's Disease》《정신 의학Translational Psychiatry》등에 논문을 게재함으로써 국제적인 인정을 받았다. 국립보건원과 국립정신건강연구소 펠로십 상을 수상했다. 현재 미국 캘리포니아주 로스앤젤레스에 거주하며 뇌 건강과 신경 과학 전문가로서 여러 매체에 출연 중이다.

옮긴이 김나연

서강대학교에서 영어영문학 석사 학위를 취득하였다. 현재 출판 번역 에이전시 베네트랜스에서 전문 번역가로 활동하고 있다. 옮긴 책으로는《사람은 어떻게 생각하고 배우고 기억하는가》《부의 해부학》《여자에게는 야망이 필요하다》《최강의 일머리》등이 있다.

브레인 리부트

초판 1쇄 발행 2023년 2월 20일 | 초판 5쇄 발행 2023년 3월 31일

지은이 크리스틴 윌르마이어 | 옮긴이 김나연 | 발행인 박윤우 | 편집 김동준, 김송은, 김유진, 성한경, 장미숙 | 마케팅 박서연, 이건희, 이영섭 | 디자인 서혜진, 이세연 | 저작권 백은영, 유은지 | 경영지원 이지영, 주진호 | 발행처 부키(주) | 출판신고 2012년 9월 27일 | 주소 서울 서대문구 신촌로3길 15 산성빌딩 5-6층 | 전화 02-325-0846 | 팩스 02-3141-4066 | 이메일 webmaster@bookie.co.kr | ISBN 978-89-6051-967-1 03510

※ 잘못된 책은 구입하신 서점에서 바꿔 드립니다.

만든 사람들
편집 김동준 | 표지 디자인 김윤남 본문 디자인 서혜진 | 조판 권순나

인류의 건강과 안녕을 위하여.

과학적 탐구, 창의력, 독립적 사고, 고등 지식 추구를 장려하는 환경에서 나를 길러 주신 부모님을 기리며 이 책을 썼다. 자랑스러운 해병이자 소방관이었던 나의 아버지는 조국과 지역 사회에 봉사하는 것을 좋아하셨고, 인생의 마지막 10년은 신경 질환을 앓으셨다. 아버지의 강인함과 용기, 낙천주의, 믿음과 끈기에 대한 기억이 이 책 곳곳에 살아 숨 쉬며 읽는 이들의 마음을 움직일 수 있기를 바란다.

차례

뇌 건강을 위해 챙겨야 할 것들

크리스틴을 처음 만났을 당시 저는 무증상 환자의 치매 여부를 식별하는 연구팀을 꾸리기 위해 인지 분석이 가능한 뇌 과학자를 찾는 중이었습니다. 그리고 크리스틴은 인지 과학에 관한 폭넓은 지식뿐 아니라 수년간 대형 뇌 영상 클리닉에서 연구해 온 흔치 않은 경험까지 두루 갖춘 이상적인 적임자였죠.

우리 임상 연구팀에는 저명한 박사와 신경 정신과 의사 들이 다수 있었지만, 크리스틴에게는 유독 특별한 뭔가가 있었습니다. 그녀는 헌신적이며 추진력이 있었고 늘 해결책을 찾기 위해 노력했습니다. 이런 장점들은 처음 그녀를 만났던 순간부터 분명히 드러났지요. 그럼에도 불구하고, 크리스틴 박사가 새로운 실험 기법을 우리 연구에 접목시켰을 때는 다시금 놀라지 않을 수 없었습니다. 그 기법을 늘 사용해 왔던 신경 정신과 의사들조차, 그리고 저 또한 그런 적용이 가능하리라고는 생각조차 하지 못했기 때문이지요.

저는 40년 넘게 뇌를 연구하고 치료해 왔으며, 수많은 임상 실험을 치르고 《타임》의 '의학계의 영웅들' 특집호 표지에 오르는 등, 연구 성과를 인정받아 왔습니다. 그런데 이 분야에 아직 익숙하지 않았던 크리스틴이 인지 건강 분야의 베테랑 의사인 저에게 완전히 다른 방식의 연구 방법을 알려 줬던 것이죠! 그러니 제가 얼마나 놀랐겠습니까?

크리스틴은 뇌를 대변하는 일에 매우 헌신적이고 배려심 깊은 태도로 임하고 있습니다. 뇌 과학자와 신경외과 의사 중 인지 기능 향상을 위해 우리가 할 수 있는 일을 명확히 얘기해 줄 수 있는 사람은 매우 드뭅니다만, 크리스틴은 모두가 이해할 수 있는 간결하고 공감 가는 언어로 뇌를 표현해 주지요.

두뇌에 관한 명확한 의사소통은 점점 더 소중해지고 있는 추세입니다. 지난 10년간, 최적의 인지 건강을 위한 다양하고 수많은 정보가 점점 늘어나는 모습을 볼 수 있었죠. 뉴스를 볼 때마다 뇌에 무엇이 좋고 나쁜지, 복용해야 할 것과 하지 말아야 할 것은 각각 무엇인지를 말하는 기사를 접하게 됩니다. 그러나 이 정보들 대부분은 양질의 과학적 데이터에 기초해 있지 않습니다. 예를 들어 구글 검색만 해 봐도, 뒷받침하는 연구 결과가 거의 없음에도 불구하고 인지 기능을 향상시킨다고 주장하는 수백 개의 영양 보조제를 발견할 수 있을 겁니다. 이런 이유로 저는 평소 환자들에게 뇌 건강 증진법을 개괄적으로 설명해 줄 안내서가 있었으면 하는 바람을 가지고 있었습니다.

그리고 드디어 그런 책이 나타났습니다. 이 책《브레인 리부트》는 학술 결과를 활용하여 인지 건강을 최적화하는 방법을 알려 줍니다. 인지 건강 분야는 상대적으로 새로운 과학이고 지금도 계속해서 발전하고 있기 때문에, 신뢰할 수 있는 출처로부터 조언을 얻는 것이 매우 중요합니다. 예를 들어, 우리는 최근에야 다이어트, 운동, 마음 챙김mindfulness, 수면, 스트레스 관리가 심장 건강에 미치는 영향과는 다른 방식으로 인지 기능에 큰 역할을 한다는 것을 알게 되었지요. 그리고 우리는 이제 특정한 생활 방식의 적용만으로도 치매에 걸릴 위험을 10년 정도 늦출 수 있다는 것을 알고 있습니다.

즉, 적절한 자원과 정보만 있다면 우리의 뇌를 리부트할 수 있다는 뜻입니다. 저 개인적으로는 크리스틴만큼 브레인 리부팅 방법을 정확하게 가르쳐 줄 적임자가 없다고 생각합니다. 저 역시 그녀에게 많은 가르침을 얻었으니까요.

키스 L. 블랙Keith L. Black, 시더스-시나이 메디컬 센터 신경외과 석좌 교수

당신의 두뇌는 안녕하십니까

요즘은 건강은 물론 건강한 삶, 즉 웰니스wellness의 중요성을 찬양하는 소리를 어디 가든 쉽게 들을 수 있다. 여러분도 서적, 웹사이트, 의료 사업체, 식품업계 및 피트니스업계, 병원 및 건강업계가 제시하는 새로운 트렌드와 솔루션에 대해 들어 봤을 것이다. 체육관에 등록하라고, 다이어트를 시작하라고, 영양 보조제를 먹고 살을 빼고 콜레스테롤과 혈압을 낮추라고, 심장에 좋은 음식을 먹고 암을 예방하라고 난리다. 너무 많은 정보로 인해 귀청이 터질 것만 같다. 그런데 이런 정보의 홍수 속에서도 왜인지 뇌에 대한 정보는 부족하다. 뇌는 우리가 생존하기 위해 꼭 필요한 기관이자 우리의 전반적인 삶을 관장하는 장기인데도 말이다.

보스턴칼리지Boston College에서 심리학을 전공했을 때부터 나는 '두뇌'라는 기관에 매료되었다. 그래서 학사 학위를 취득한 이후에도 계속 공부할 결심을 하고 UCLA에서 생리학 석사, 신경 생물학 박사 학위까지 취득했다. 석·박사 과정을 거치는 동안 나는 신경 내분비학, 신경 생리학, 신경 유전학을 연구하는 연구실에서 시간을 보냈으며, 같은 기간 동안 미국 국립보건원 National Institutes of Health에서 펠로십 과정을 밟았다. 덕분에 세계 각지에서 열리는 콘퍼런스에 참가해 내 연구 결과를 발표할 수 있었다.

박사 후 과정을 거친 다음에는 뇌 영상 분야에 진출하여, 뇌 연구를 통한 정신 건강 관리 센터로서 미국 전역에 이름이 알려진 에이멘 클리닉Amen Clinics의 연구 책임자 자리에 올랐다. 그곳에서 보낸 시간은 나를 포함한 많은 사람의 인생을 바꾸어 놓았다. 클리닉에서 NFL(프로 미식축구 연맹) 선수들을 대상으로 여러 임상 실험을 진행하며 스포츠가 인지 손상에 끼치는 영향을 밝혀낼 수 있었기 때문이다. 당시 동료들과 함께 발표한 연구 논문은 획기적인 반향을 불러일으켰다. 이보다 중요한 사실은, 식이 요법, 영양 보조제, 운동, 인지 훈련을 통해 일부 뇌 손상을 치료하고 심지어 이전 상태로 복구까지 가능케 하는 비침습적 noninvasive 방법을 발견했다는 점이었다.

이후에 이런 실험에서 얻은 지식을 파킨슨병 후유증으로 고생하다 2017년에 돌아가신 아버지를 돕는 데 사용할 수 있었던 것은 행운이었다. 아버지의 증상이 깊어지는 모습을 지켜보는 것은 엄청나게 고통스러웠지만, 아버지가 삶의 질을 유지할 수 있도록 내가 도울 수 있다는 사실은 적잖이 위안이 되었다. 아버지의 상태가 악화되면서 나는 예전에 NFL 선수들의 뇌 치료에 도움이 됐던 몇 가지 방법들을 아버지에게 권했다. 그러자 신체 균형과 악력이 조금씩 향상되어, 정말 놀랍게도 임종 전까지 어느 정도는 독립적으로 활동이 가능한 상태로 지내실 수 있었다. 지금까지도 나는 아버지의 말년에 활기와 희망을 선사해 준 도구를 제공할 수 있었다는 점에 감사함을 느끼고 있다.

아버지의 사례는 내가 20년 넘게 연구하며 얻은 가장 중요한 교훈, 즉 '누구나 자신의 뇌를 바꿀 잠재력을 가지고 있다'는 사실의 완벽한 본보기라고 할 수 있다. 아무리 나이가 많아도, 과거에 어떤 잘못된 선택을 했어도, 언제나 개선이 가능하다.

오늘날 수백만 미국인이 뇌 인지 문제와 씨름하고 있다. 그러나 문제의 실질적인 근원이 두뇌에 있음에도 기억력 감퇴, 브레인 포그brain fog, 집중력 저하, 불안감과 우울감 등의 원인을 뇌가 아닌 신체적 문제로 치부하는 경향이 짙다. 스트레스가 워낙 만연해 있으니 인지 문제 또한 그 부산물 정도로 여기기 쉽다는 건 인정하지만, 그렇다고 인지 성능이 저하되도록 방치해야 하는 건 아니다. 다행히, 인지 능력과 잠재력을 회복하기 위해 뇌에 가해지는 스트레스를 해소시키는 몇 가지 과학적인 방법이 존재한다.

치매가 걱정되는가? 당연히 우려할 만한 질환이다. 65세 이상 미국인 중 10퍼센트 이상이 포괄적 인지 장애의 영향을 받고 있으며, 이 통계 비율은 고령화에 따라 앞으로 더 증가할 것으로 예측된다. 치매를 야기하는 세포 변화는 뇌가 노화하기 시작하는 30, 40대부터 일어날 수도 있다. 말하자면 이 책을 읽고 있는 당신이 몇 살이든 간에, 향후 치매 진단을 피하기 위해서는 지금 이 바로 뇌 건강 습관을 바꿔야 할 적기라는 뜻이다.

만약 뇌진탕 같은 경미한 뇌 손상을 경험했거나, 스포츠를 즐기는 자녀나 손주 들이 외상 때문에 피해를 입지 않을까 걱정된다면, 최선의 대처법은 관련 지식을 쌓는 것이다. 뇌 손상은 치료를 시도하기 전 미리 손을 놓고 포기해야 할 이유가 아니라, 오히려 인지 건강 회복을 위해 어떤 식이 요법과 운동, 영양 보조제와 생활 습관을 선택해야 하는지 배울 기회로 받아들여야 한다.

더구나 코로나바이러스로 인해 그 어느 때보다 뇌 관리가 절실해졌다. 전 세계를 강타한 팬데믹은 전 세계 사람들의 스트레스, 불안감과 공포심을 증가시켰고, 정서적 건강을 방해하고 인지 기능과 인지 건강에 피해를 끼쳤다. 우리는 이 책에서 향후 비슷한 비극에 맞설 경우를 대비해, 뇌를 활성화시키고 정신력을 강화하여 스트레스, 두려움, 부정적 감정에 대처하는 법을 살펴볼 것이다. 더불어 인지 성능을 향상시키기 위해 무엇을 먹고 어떻게 운동하며 어떤 영양 보조제를 복용할지에 대한 전반적인 정보를 습득한다면, 면역력을 향상시킬 수 있을 뿐 아니라 또 다른 위기의 발발에 대비해 신체를 강화시킬 수 있게 될 것이다.

　내가 이 책을 쓴 이유는, 지금 당신의 뇌 건강이 어떤 상태든지 브레인 리부팅을 통해 뇌 기능을 향상시킬 수 있다는 점을 보여 주기 위해서다. 설령 지금까지 인지 건강의 중요성을 간과해 왔다고 해도 가능성이 충분하다. 그간의 연구를 통해 그 가능성이 실현되는 모습을, 심지어 심각한 인지적 손상을 입은 사람들에게서도 계속 목격해 왔다. 머리에 강한 충격을 받아 왔던 미식축구 선수들도 몇 달 만에 뇌를 바꾸는 데 성공했다. 그러니 당신도 충분히 할 수 있다.

　누구에게나 각자의 여정이 있다. 내 목적은 당신이 자신의 여정을 통해 뇌의 진정한 힘을 발휘하는 방법을 찾도록 돕는 것이다. 뇌를 머릿속에 자리한 추상적인 조직으로 여기는 대신, 이 놀라운 기관이 어떻게 우리의 움직임을 조절하고, 의식을 지휘하며, 지능과 성격의 내적 작동을 이끄는지 살펴보도록 하자. 요약하자면, 당신의 뇌는 '당신'을 만든다. 특별하고, 아름다우며, 살아 있음을 만끽하는 당신을.

1장

뇌는 결코
굳지 않는다

나는 로스앤젤레스에 산다. 로스앤젤레스에 와 본 사람이라면 따뜻한 날씨와 아름다운 해변부터 야자수가 늘어선 대로변을 달리는 멋진 차에 이르기까지, 얼마나 살기 좋은 곳인지 알 것이다.

내가 딱히 자동차 애호가는 아니지만, 이 햇빛의 도시에 살면서 로스앤젤레스의 자동차 문화에 매료되지 않기는 힘들다. 샌타모니카 대로에서 오후 시간을 보내다 보면 클래식 캐딜락과 오래된 애스턴마틴부터 신형 테슬라와 포르쉐, 페라리의 향연을 볼 수 있다. 로스앤젤레스에는 오래된 고물 차도 많다. 후드가 구겨지고 뒤 범퍼는 찌그러진 데다 도색을 너무 많이 해서 제조사 식별이 불가능한 차도 수두룩하다.

뇌를 다루는 책 첫머리에서 로스앤젤레스의 자동차 문화를 설명하는 이유는, 뇌 관리의 중요성과 뇌의 작동을 설명하는 데 이만큼 적절한 비유가 없기 때문이다. 자동차가 수백 개의 서로 다른 부품으로 복잡하게 구성되었듯이, 우리 머릿속 장기臟器 역시 거의 모든 세포와 사고, 행동을 통제한다. 그리고 자동차 부품들이 그렇듯이 뇌의 각 부분 모두가 중요하다. 내부 밸브가 녹슬거나, 엔진 깊숙한 곳의 팬이 터지거나, 들어 본 적도 없는 펌프가 고장 나면 자동차에 시동이 걸리지 않을 수도 있다. 우리의 뇌도 이와 똑같다.

현관문을 열고 집 안으로 들어설 때마다 내가 이 자동차와 뇌의 비유를 떠올리게 되는 이유는 내 약혼자 마크의 취미가 클래식 자동차 복원이기 때문이다. 우리 집 차고에는 오래된 골동품 자동차들이 가득하고 마크가 받아 온 상패들이 복도와 서재에 전시돼 있다. 이런 자동차 왕국에 살다 보니, 자동차에 엄청난 열정을 가진 사람들은 1950~1970년대에 출고된 클래식 자동차를 신차 못지않게 깔끔하고 잘 달리도록 관리할 수 있다는 점을 알게 됐다. 반대로 제대로 관리가 안 된 자동차는 잘 몰아지지도 않고, 너무 느리며, 오래 탈 수도 없고, 심지어 안전하지도 않다.

하지만 자동차와 두뇌의 유사점은 여기까지다. 우리의 뇌는 자동차와 달리 뛰어난 처리 능력을 가진, 산소를 소비하며 작동하는 살아 움직이는 슈퍼컴퓨터다. 무엇보다 뇌는 우리를 구성하는 아주 필수적인 기관이다. 따라서 뇌에 제대로 신경 쓰지 않을 경우의 결과는 비싼 수리비 청구서나 텅 빈 고속 도로 한가운데에 퍼져 버린 고장 난 자동차보다 훨씬 나쁘다. 만약 당신이 뇌를 건강하게 만드는 습관을 들여 정기적으로 돌보지 않는다면, 새로운 아이디어를 창출하고, 집중력을 유지하고, 새로운 정보를 배우고, 우리가 보내는 시간을 소중하게 만드는 모든 사소한 일상을 기억하는 능력을 위태롭게 만들 수 있다는 얘기다. 자동차에 엔진 오일, 와셔액 교체와 타이어 공기압 점검, 공기 필터 및 배터리 교체 등이 필요하듯, 지속적으로 관리해 주지 않으면 우리 뇌는 육체적으로든 정신적으로든 오래 지속되지도, 효율적으로 작동하지도 못할 것이다. 게다가 차는 망가지면 새로 렌트하거나 구입할 수 있지만 뇌는 절대 새로 바꿔 끼울 수가 없다.

우리는 평생 단 하나의 뇌만 사용할 수 있고, 뇌는 우리가 신체적, 정신적, 정서적으로 작동하는 데에 없어서는 안 될 필수적인 신체 기관이다. 뇌는 무엇을 말하고 어떻게 말할지, 어떻게 움직이고 아이스크림과 샐러드 중 무엇을 선택할지 등의 의도적인 행동은 물론, 심장 박동수, 혈압, 호흡, 수면 주기, 배고픔, 갈증과 같은 자동적인 행동까지 우리의 모든 것을 통제한다. 또한 몸의 나머지 부분으로부터 받는 감각적인 정보를 해석하고 번역하여 두 눈으로 보는 시각, 두 귀로 듣는 청각, 코로 맡는 후각, 피부로 만지는 촉각, 혀로 느끼는 미각을 조절한다.

뿐만 아니라 뇌와 함께 중추 신경계를 구성하는 척수를 통해 수백만 개의 메시지를 주고받으며 신체의 다른 부분과 직접 소통한다. 중추 신경계는 신체 정보와 감각 정보를 결합하고 신체적, 정신적, 정서적 활동을 신체 전반에 걸쳐 조정하는 곳이다.

이렇듯 뇌는 우리 몸에서 가장 중요한 기관이자 가장 복잡한 기관이다. 우리 뇌에는 뉴런으로 알려진 약 1000억 개의 뇌세포와 뉴런을 도와주는 수십억 개의 신경 아교 세포가 있다. 하나의 뉴런은 시냅스라는 간극을 사용하여 세포들 간에 메시지를 전달하며 다른 뉴런과 수천 개의 연결을 형성할 수 있다. 정교한 세포, 도관, 신호로 이루어진 이 놀라운 미로는 100조 개 이상의 연결 고리들을 만들어 낸다. 이 때문에 우리 뇌가 '우주에서 가장 복잡한 물체'라고 불리는 것이다.[1]

여기서 다행인 것은, 내가 이제부터 당신이 브레인 리부팅의 암호를 풀 수 있도록 도와줄 거라는 점이다.

아주 사소한 것에서 시작되는 두뇌 변화

뇌는 분명히 엄청나게 복잡하지만, 뇌를 변화시키는 방법은 그만큼 복잡하지 않다. 아니 사실은, 뇌를 변화시키는 건 정말 쉽다! 박사 과정과 박사 후 과정을 모두 마친 후, 나는 의사들이 환자의 임상 기록과 뇌 스캔 정보를 이용하여 신체적, 정신적, 정서적 문제들을 총체적으로 치료하는 에이멘 클리닉Amen Clinics의

브레인 리부트

연구소장으로 일하기 시작했다. 그리고 일상적인 루틴에 매일 매일의 효과적인 작은 변화들을 가하고 지속적으로 유지하면 뇌 건강이 얼마나 최적화될 수 있는지를 두 눈으로 직접 봐 왔다. 여기서 생활 방식의 변화란 정말이지 아주 단순한 것들이다. 걸러야 할 음식과 취해야 할 음식을 나누고, 특정한 유형의 운동을 시작하고, 일상적이고 흔한 상황에 색다른 마음가짐으로 접근하고, 초등학생도 능히 이해할 수 있을 정도로 단순한 프로토콜을 따르기만 하면 된다.

에이맨 클리닉은 치매, 알츠하이머병, 기억력 감퇴 그리고 다른 신경 퇴행성 질병을 포함해 당신이 예상할 수 있는 모든 종류의 인지 문제를 다룬다. 또한 불안, 우울증, ADHD, 자해, 자살, 분노 조절, 조현병, 강박 장애, 조울증, 경계성 인격 장애 등 정신 건강 문제도 치료한다. 뇌진탕이나 여타의 외상성 뇌 손상을 입은 환자도 있고, 라임병이나 독성 곰팡이 노출과 같이 신경계 전체에 영향을 미치는 질병을 앓는 환자도 있다. 이런 질병들도 환자의 뇌 스캔 정보를 사용한 식이 요법, 운동, 인지 기능과 인지 건강을 돕는 영양 보조제 등을 통해 치료가 가능하다.

클리닉에서 환자들을 관리할 때 가장 중점을 두는 부분은 바로 체중 감소였다. 과도한 체지방은 뇌 건강에 심각한 악영향을 미치기 때문이다. 나는 수백 명의 환자에게 뇌 데이터에 기반한 간단한 생활 방식을 이용해 체중을 조절하고 유지하는 법을 안내했다.

임상 신경 영상 실험을 관장하는 연구소장으로 재직하면서 내가 얻은 경험은 나에게 '브레인 리부팅을 위해 매일 할 수 있는 일'이라는 이 책의 주제에 관해서라면 박사 학위에 버금가는 가치를 주었다. 나는 환자들이 치료 프로토콜을 시행하기 전과 후에 찍은 수천 개의 뇌 스캔 영상을 확인하면서, 간단한 생활 방식 조절로 단 몇 달 만에 현저하고 감동적이기까지 한 차이가 발생했다는 점에 경탄했다.

이보다 더 확고한 사례를 2009년 전·현직 미식축구 선수들을 대상으로 한 임상 실험을 이끌면서 얻을 수 있었다. 당시만 해도 선수들의 헬멧 아래에 어떤 일이 벌어지고 있는지 이해하기 위해 뇌 스캔 이미지를 활용하는 대규모 연구는 진행된 적이 없었다. 연구를 위해 우리는 모든 포지션에 걸쳐 27개 팀에서 100명의 전·현직 NFL 선수들을 모집했다. 최소 3년 이상 NFL 로스터에 등록되어 있던 선수들만을 대상으로 삼았다. 즉, 벤치를 지키는 후보 선수들은 아니었다는 얘기다. 공격수든 수비수든 이들 중 다수가 강한 충격에 의한 뇌진탕을 수차례 경험했으며, 수천 번까지는 아니더라도 수백 번 이상의 다소 가벼운 충격을 겪었다.

어느 정도는 뇌에 외상이 가해졌으리라고 예상하긴 했지만, 세계 최고 수준이었던 선수들이 입었던 심각한 피해를 보고 우리는 충격을 금치 못했다. 이들은 고도의 훈련을 통해 신체를 관리하고 식단을 조절해 왔다. 오직 경기와 승리라는 목표만 염두에 두고 평생을 훈련하며 자고, 움직이고, 먹고, 숨을 쉬어 온 사람들이었다. 기술적으로 보자면 그들의 두뇌는 다른 사람들보다 더 건강해야 했다. 그러나 결과는 클리닉에서 다뤘던 환자들 중에서도 가장 건강하지 못한 상태였다.

우리는 우선 참가자들에게 종합적인 신경 심리학 및 신경 인지 검사를 시행했고 기능적 및 전자적 뇌 영상을 촬영했다. 이를 통해 그들의 뇌 속을 깊숙이 들여다보고 어떤 부위가 제대로 기능하지 않는지 파악할 수 있었다. 그 결과는 정말 충격적이었다. 참가자 대부분이 뇌에 필요한 만큼의 충분한 혈류를 공급받지 못하고 있었으며, 특히 기억력과 기본적인 인지 기능을 담당하는 영역에서 그런 현상이 두드러졌다.

뇌 상태가 비록 충격적이긴 했으나 낙담하기엔 일렀다. 우리는 선수들의 인지 기능 회복을 도울 수 있고 그들의 뇌가 경기장 안팎에서 빠르고 효과적으로 해냈던 일들을 되돌려 줄 수 있다고 믿었다. 그러기 위해선 선수들의 일상 루틴을 바꿔야 했고, 그들의 신뢰를 얻는 게 우선이었다.

이후 6개월 동안 우리는 선수들과 대화를 나누며 뇌 기능에 대해 가르쳤고, 개개인의 데이터를 바탕으로 구체적인 생활 습관과 식생활 변화를 요구했다. 선수별로 개인화된 프로토콜을 만들어 언제, 얼마나 잠을 자야 하는지, 어떤 영양 보조제를 먹거나 피해야 하는지 지시했다. 그 과정 내내 나는 선수들을 지도했고, 그룹 또는 일대일 면담을 하며 규칙을 잘 지키도록 다독였다.

그렇게 해서 선수들로부터 '코치 K'라는 별명까지 얻었다.

6개월이 지나 우리는 처음과 동일하게 선수들의 뇌를 다시 검사했다. 결과는 첫 스캔보다도 더 인상적이었다. 우리가 봤던 가장 건강하지 못한 뇌관류cerebral perfusion 혹은 혈류 상태의 이 남성들이 불과 180일 만에 뇌 기능을 회복한 것이었다. 6개월 만에 찍은 스캔 결과에서 우리는 그들의 뇌에 혈액이 더 원활히 관류灌流되고 있으며 잘못된 건강 관리와 반복적인 타격으로 인해 손상되었던 특정 인지 영역 또한 기능을 회복했다는 점을 명확히 확인할 수 있었다.

이런 프로 미식축구 선수들의 뇌도 바뀔 수 있었다. 누구라도 가능하다. 9킬로그램 무게의 장비를 착용하고 몸무게가 110킬로그램이 넘는 남자들로부터 여러 번의 태클을 당해 본 적 없는 당신이라면, 뇌를 바꾸기가 한결 손쉬울 것이다.

3가지만 알면 된다

1. 나이에 상관없이 새로운 뇌세포는 만들어진다

우선 사소한 진실을 하나 알고 가자. 자연 노화로 인해 우리는 매일 수천 개의 뇌세포를 잃는다. 어떤 사람들은 환경, 물, 음식 내에 포함된 중금속, 살충제, 기타 독성 화학 물질과 과도한 스트레스에 노출되어 다른 사람들보다 뇌세포를 더 많이 잃는다. 물론 마약과 알코올 문제가 있거나 파킨슨병이나 알츠하이머병처럼 가벼운 뇌 손상, 뇌졸중, 인지 질환을 앓아도 뇌세포 손실이 발생할 수 있다.

다음은 좋은 소식을 들을 차례다. 우리 뇌는 약 1000억 개의 뉴런, 즉 뇌세포를 가지고 있으며, 뇌세포는 우리 몸에서 가장 오래 사는 세포다. 태어날 때부터 지니고 함께 성장하며 발달한 뉴런 대부분이 평생 우리와 함께한다는 뜻이다. 바로 이런 점 때문에 신경 건강을 유지하는 것이 장기적 인지 기능에 중요하다.

마지막으로 몇 가지 환상적인 소식도 있다. 예전 과학자들은 인간이 성인이 되면 새로운 뉴런이 배양될 수 없다고 생각했지만, 그 생각이 틀렸다는 게 밝혀진 것이다. 60대가 넘어도, 심지어 80대에도 새로운 뇌세포를 만들어 낼 수 있다. 새로운 뇌세포가 자라는 과정을 신경 생성neurogenesis이라고 한다. 이는 기억과 학습에 주요한 역할을 하는, 뇌의 안쪽 깊숙한 곳에 위치한 해마hippocampus라고 알려진 부분에서 일어난다. 해마에 대해서는 2장에서 자세히 알아볼 예정이다.

신경 생성은 최적의 뇌 기능을 추구하는 운동선수나 젊은 이들에게만 해당되는 일이 아니다. 최근 연구에 따르면 70대, 80대, 심지어 90대도 운동, 식단, 스트레스, 수면, 영양 보조제 섭취 습관을 변화시켜 새로운 뉴런의 성장을 자극할 수 있다고 한다. 알츠하이머 환자를 포함한 노인층 역시 젊은 사람들만큼 새로운 뉴런을 많이 기를 수 있다는 연구 결과도 있다.

건강한 새 세포를 만들면서 뇌는 처리하고 수신하는 모든 정보에 대해 활성화, 연결, 반응하는 신경 능력을 향상시킨다. 건강한 세포가 늘어날수록 현명한 결정, 집중력 향상, 기억 보존, 그리고 '집행 기능executive function' 과정이 더 빠르고 효과적으로 진행된다. 집행 기능이란 우리의 행동을 통제하는 고차원의 인지 능력을 일컫는 광범위한 용어다. 신경 세포사neural death는 뇌 노화의 전형적인 특징이므로, 새로운 세포 성장을 통해 그 과정을 늦추거나 대항하는 일이 늘어날수록 당신의 뇌는 더 젊어지는 셈이다.

좀 더 구체적으로 말하자면, 신경 생성이 해마의 부피와 기능을 증가시켜 기억력과 학습력을 보존하고 증진시키는 데 도움을 준다는 연구 결과가 있다. 또한 새로운 뇌세포를 성장시키면 스트레스에 더 잘 대처할 수 있고 우울증, 불안감, 심지어 PTSD(외상 후 스트레스 장애)와 같은 기분 장애를 완화시킬 수 있다. 아직 초기 단계이지만, 해마의 뇌세포 성장이 알츠하이머병과 같은 인지 질환의 진행을 늦추거나 역전시킬 수도 있다는 연구도 있다.

신경 생성과 신경 가소성neuroplasticity, 혹은 새로운 학습으로 인한 신경 연결의 변화는 모두가 우리의 일생에 걸쳐 뇌의 능력이 변화함을 보여 준다. 새로운 뉴런을 키우는 것은 우리의 뇌를 리모델링할 수 있는 방법이며, 우리에게 인지 기능을 개선할 수 있는 평생의 능력을 선사한다.

이 책을 통해 우리는 새로운 뉴런의 성장을 촉발시키는 구체적이고 과학적 근거가 있는 방법을 배우게 될 것이다. 여기에는 운동 종류, 음식 및 영양 보조제, 그리고 스트레스 관리 방식 같은 것들이 포함된다. 어떤 방법은 구체적이다. 즉, 모든 유형의 운동이 새로운 뉴런 성장을 촉발하지는 않는다는 애기다. 그리고 자동차와 마찬가지로, 이런 습관들을 꾸준히 유지함으로써 단순한 기능만을 하는 뇌와 새롭게 복원 작업을 마친 반짝거리는 뇌 사이의 차이가 만들어지는 것이다.

2. 혈류가 전부다

혈류라는 단어가 멋진 뇌 과학 용어처럼 들리지는 않겠지만, 뇌로 향하는 혈류의 증가는 최적의 인지 건강과 인지 성능에 꼭 필요하다는 점이 증거 기반 연구를 통해 확인되었다. 너무 간단하게 들린다면, 제대로 들은 게 맞다. 하지만 간단하다고 해서 보편적이라는 뜻은 아니다. 대개의 경우 최적의 혈류 순환이 일어나고 있는 사람은 많지 않기 때문이다.

원활치 않은 대뇌 순환이 만연한 이유를 알려면 두 가지 뇌 건강 요소를 이해해야 한다. 첫째, 우리 뇌는 올바른 기능 수행을 위해 풍부하고 꾸준한 혈액 흐름을 필요로 한다. 둘째, 현대인의 여러 가지 생활 습관이 대뇌 순환에 부정적인 영향을 끼치면서도, 손쓸 수 없을 정도로 심각한 문제가 발생하기 전까지는 어떤 증상이나 문제를 일으키지 않는다.

뇌는 체중의 2퍼센트밖에 차지하지 않으면서도 우리 몸 전체 혈액 공급량의 15~20퍼센트를 필요로 한다. 그래서 우리의 몸은 산소와 영양분이 풍부한 혈액이 뇌로 공급될 수 있도록 다른 장기의 혈류 공급을 중단시키기도 한다.

뇌는 또한 근육보다 산소를 세 배나 더 소비한다. 혈액은 뇌세포가 효율적으로 기능하고, 점화하고, 통신할 수 있도록 산소를 운반해 주는 유일한 길이다. 혈류가 제대로 흐르지 않으면 뇌세포는 죽기 시작한다.

혈액은 뇌세포가 연료로 쓰기 위해 빨아들이는 포도당, 즉 당분의 유일한 공급원이기도 하다. 근육과 달리 뇌는 포도당을 저장할 수 없기 때문에 뇌에 혈액이 충분히 공급되지 않으면 뇌 조직은 그야말로 굶게 된다. 우리의 뇌는 배고픈 기관이다. 신체 전체의 혈당 중 40~60퍼센트를 소비한다. 뿐만 아니라 혈액은 비타민, 미네랄, 지방, 아미노산, 전해질 등의 중요한 영양소를 뇌에 전달하는 역할을 담당하고 있다.

만약 뇌에 영양분과 산소 공급을 아주 조금이라도 줄이면, 집중, 기억, 아이디어 도출, 올바른 결정, 멀티 태스킹을 포함해 기분과 인지 기능에 영향을 끼치는 영역을 활성화하는 뇌의 능력 또한 줄어든다.

두뇌 혈류 순환이 담당하는 중요한 역할이 또 하나 있다. 시간이 지남에 따라 축적될 수 있는 대사성 노폐물 조직을 씻어 내는 것이다. 그중에는 뇌에 축적되면 독이 될 수 있고 알츠하이머 발병과도 관련이 있는 아밀로이드 베타amyloid-beta 단백질도 포함된다.

그러나 우리는 브레인 포그, 집중력, 기억력 등의 문제로 고통받더라도 대뇌 순환이 원활하지 않기 때문이라고 생각하기보다는 수면 부족, 스트레스, 잘못된 식습관 또는 갑상샘 기능 저하와 같은 문제를 먼저 탓하게 마련이다. 대부분의 환자는 물론 의료진도 비슷하다.

왜 이렇게 많은 사람들이 혈류 문제를 겪는 걸까? 먹고 마시고 자고 운동하고 스트레스에 대응하는 걸 포함해 현대의 생활 습관을 탓할 수 있을 것이다. 너무 광범위하게 들리겠지만, 이 중에서 몇 가지 습관만 고쳐도 뇌 건강 최적화로 향하는 여정을 시작할 수 있다.

3. 교감 신경계 안정만으로도 뇌는 변화한다

메이요 클리닉Mayo Clinic에 따르면 스트레스는 '생명 유지에 요구되는 정상적인 심리적, 육체적 반응'이다.[2] 즉, 스트레스는 자연스러운 현상일 뿐 아니라 건강상 이점까지 있다는 얘기다. 갑자기 스트레스를 받거나 생명을 위협받는 상황에 직면할 때 발생하는 투쟁–도피 반응fight-or-flight response은 호르몬, 화학 물질 및 두뇌 활동의 생성을 촉진시켜, 포식자에게 쫓길 때 더 빨리 뛰고, 코너에 몰릴 때 더 열심히 싸우고, 사랑하는 사람을 짓누르는 2톤짜리 트럭을 들어 올릴 수 있게 해준다.

스트레스의 건강상 이점은 생사가 달린 상황에만 국한되지 않는다. 약간의 급성 스트레스는 우리가 어떤 행동을 취하게끔 동기를 부여하고, 업무 완수를 위해 필요한 집중력을 발동하게 해주고, 스트레스를 유발한 상황이 진정된 후에는 성취감을 느끼게 해준다.

하지만 바로 앞 문장에서 중요한 부분은 '스트레스를 유발한 상황이 진정된 후'라는 표현이다. 너무 과도한 스트레스가 일정 기간 지속되는 것은 뇌에 해롭다. 장기적인 스트레스는 동맥을 좁히고 뇌혈관을 수축시키거나 영구히 손상시킬 수도 있는 플라크 축적을 일으켜 대뇌 순환을 둔화시킨다. 스트레스를 받으면 근육(특히 목근육)이 긴장되어 뇌로 가는 혈류가 감소한다.

만성 스트레스는 뉴런에도 끔찍한 소식이다. 스트레스 수준이 너무 오래 상승된 상태로 있으면 뇌는 신경 생성에 관여하지 못하고, 더 나쁜 경우 세포를 죽이기 시작한다. 만성 스트레스는 또한 뇌 조직을 노화시키고 뇌진탕이나 신경 퇴행성 질환 초기와 비슷하게 신경 수명에 악영향을 끼칠 수도 있다.

우리가 스트레스를 받았을 때 살아남는 뇌세포도 그리 건강한 상태를 유지하지는 못한다. 만성 스트레스가 뉴런의 과활성화를 유발하기 때문이다. 시간이 지나면서 이로 인해 새로운 신경 통로가 만들어지고, 뇌 기능 변화가 일어날 수 있다.

　스트레스의 여러 악영향에 많은 책임이 있는 호르몬에 대해 자세히 설명하지 않고는 스트레스를 논하기 어렵다. 바로 코르티솔cortisol이란 호르몬이다. 코르티솔은 우리가 좋든 나쁘든, 모든 유형의 스트레스를 겪을 때 생성된다. 약간의 코르티솔은 반드시 해롭지만은 않고 심지어 얼마간의 이점도 있을 수 있다. 하지만 코르티솔이 너무 많이 분비되면 체중 증가와 수면 장애에서부터 해마의 수축에 이르기까지 모든 것을 위험에 빠뜨릴 수 있고, 사실과 상황에 집중하고 회상하는 능력을 저해한다. 게다가 코르티솔은 뇌 깊숙이 위치하여 우리 기억에 정서적 중요성을 부과하도록 돕는 아몬드 모양의 뉴런 집합, 편도체amygdala의 크기와 활동 수준을 증가시킬 수도 있다. 편도체가 더 커지고 활동적일수록 우리는 두려움과 불안에 더 민감해지기 쉽다.

　만성적 스트레스가 뇌 건강에 끼치는 해로운 영향은 또 있다. 백질white matter은 많은 신경 연결이 발생되는 대뇌 조직 절반을 구성하는 지방 조직인데, 스트레스는 백질이 증가하는 원인이 된다.[3] 백질이 너무 많아진다는 것은 회백질gray matter을 위한 공간이 줄어든다는 얘기다. 회백질은 뇌에서 모든 신체적, 정서적, 행동적, 감각적 정보를 처리하는 곳이므로 이 불균형은 정서적, 인지적 문제를 야기할 수 있으며, 스트레스가 가라앉는다고 해도 이 문제들이 반드시 같이 진정되지는 않는다.

　사람들이 스트레스를 받는 이유는 대부분 집을 판다든가 부상이나 질병에 대처해야 하는 등의 충격적인 사건에 수반되는 정서적 고통이나 업무 부담, 청구서 처리, 가족 부양과 같은 일상적인 스트레스 요인 때문이다. 하지만 스트레스는 다른 형태로 발생하기도 한다. 신체적 스트레스는 관절염, 당뇨, 치매와 같은 질병에 의해 촉발될 수도 있고, 고혈압, 나쁜 식습관, 수면 부족, 만성적 탈수증에 의해 발생할 수도 있다. 또 너무 오래 운동하거나, 반대로 충분히 움직이지 않아서 만성적 스트레스가 초래되기도 한다.

우리는 정신적, 정서적, 육체적 스트레스 외에도 환경적 스트레스에 노출되기도 한다. 이는 현대에 와서 더욱 커지고 있는 문제로, 우리가 먹고 마시고 입고 걸치고 집과 사무실에서 사용하는 거의 모든 것을 생산하는 데 화학 물질이 사용되기 때문이다. 우리가 숨 쉬는 모든 분자에 존재하는 대기 오염 물질 또한 스트레스를 증가시킬 수 있으며 특히 뇌에 해로운 영향을 끼쳐 인지 저하와 질병 위험을 높인다.[4]

물론 이런 갖가지 스트레스를 떠올리는 것만으로도 스트레스를 받을 것이다! 그러나 해결책으로 들어가기 전에 주의해야 할 중요한 스트레스 요인이 하나 더 남았다. 바로 전자기장EMF 이다. 미국 국립환경보건과학연구소National Institute of Environmental Health Sciences 의 정의에 따르면 전자기장이란 "보이지 않는 에너지 영역, 주로 방사선"[5] 으로서, 휴대폰, 컴퓨터, 와이파이 네트워크, 전자레인지, 헤어드라이어, 텔레비전, 전원 선 및 기타 전자

장비와 무선 전송 장치에 의해 방출된다.

휴대폰과 장비 제조사들이 생산품에서 방출되는 낮은 수준의 방사선은 인체에 무해하다고 주장하지만, 연구 결과는 그렇지 않다. 휴대폰에 대한 연구에 따르면 전자기장은 뇌의 흥분도나 뉴런의 발화 가능성을 바꿀 수 있다. 너무 과도한 뇌 활동은 뉴런을 과흥분시켜 뇌 건강과 기능을 손상시킬 수 있다. 또한 전자기장은 뇌로 가는 혈류를 제한하고 기억력 감퇴를 일으키며 심지어 신경 DNA를 손상시킬 수도 있다.[6] 더불어 전자기장이 신체의 수면 주기 및 에너지 수준을 방해할 수 있으며 체중 증가, 두통, 어지럼증, 심지어 암과 같은 다른 의학적 문제의 발생에 기여할 수 있음을 시사하는 증거도 있다.[7]

크리스티 이야기

우리가 알지 못하는 사이에 스트레스가 뇌에 끼치는 영향

크리스티(가명)는 뇌의 건강 상태를 점검하기 위해 나를 찾아왔다. 그녀의 어머니와 오빠가 교모세포종으로 알려진 희귀 뇌종양으로 인해 50대 후반에 세상을 떠났던 터라, 이제 54세가 된 그녀는 뇌 관리의 중요성을 절실히 인식하고 있었다.

크리스티는 긍정적이고 침착한 사람이었지만, 뇌 스캔을 들여다보자 내 앞에 앉아 있는 조용하고 유쾌한 그녀와는 다른 모습이 포착됐다. 뇌의 전기적 활동에서 나는 크리스티의 베타 뇌파 활동이 과도하다는 점을 알 수 있었다. 이는 불안, 스트레스의 신호였고 그녀가 긴장을 풀지 못하고 있다는 뜻이었다. 즉, 그녀의 뇌는 계속 활동 중이었고, 이는 결코 좋은 소식은 아니었다. 신경계는 좀처럼 경계를 풀지 못하고 있었고 뉴런은 과도하게 점화되어 노화와 연관된 인지 저하가 가속화되는 상태였다.[8] 마치 혈압이 140/90인 환자처럼 크리스티의 건강에 커다란 적신호가 울리고 있었다.

그녀의 스캔을 확인한 후, 나는 크리스티에게 요즘 스트레스를 받는 일이 있는지 물었다. 그제야 그녀는 새로 리모델링한 집 수도관이 터져서 아래층 전체가 물에 잠겼다고 털어놓았다. 값비싼 리모델링을 마친 지 겨우 며칠 만에 온 가족이 집을 떠나 한 달 내내 호텔에 묵어야 했고, 지금도 물로 인한 피해와 수리 견적을 내기 위해 여전히 발이 묶인 상태라고 했다.

다시 한번 자동차 비유를 써 보자면, 크리스티는 차의 겉모습과 그 안의 내연 기관이 일치하지 않는 전형적인 예시와도 같았다. 겉은 빛나고 멋지지만 사실 그녀의 엔진은 과부화되어 언제 터져도 이상하지 않은 상태였던 것이다.

나는 크리스티의 침수된 집을 고쳐 주거나 값비싼 수리비를 내줄 수도 없었고 스트레스를 불러오는 상황을 바꿔 줄 수도 없었지만, 특정 생활 방식을 변화시켜 투쟁-도피 반응을 책임지는 자율 신경계의 한 부분인 교감 신경계를 진정시킬 방법을 알려 줄 수는 있었다.

그렇게 몇 달에 걸쳐 스트레스 완화술을 실천하자 처음 만났을 당시에 그녀가 호소했던 브레인 포그와 피로는 사라졌다. 그녀는 상황에 무력하게 반응하던 느낌에서 벗어나, 자신의 삶을 통제하고 자신을 돌보기 시작하면서 스트레스를 더 효과적으로 관리하게 되었다고 내게 말했다. 이는 그녀가 마침내 뇌 건강을 최우선 순위로 삼았기 때문에 가능해진 일이었다. 이제 그녀는 완전히 다른 삶을 살고 있으며, 뇌도 훨씬 건강해졌다. 인지 건강 개선이 전반적인 안녕감과 행복감을 높였고, 결국 삶 전체가 극적으로 나아진 것이다.

이 이야기의 요점은, 우리가 위기나 잠재적 스트레스 요인을 전부 예측할 도리는 없다는 것이다. 하지만 스트레스를 잘 관리하여 뇌를 변화시키는 법은 배울 수 있다. 아니 이보다는, 더 건강한 뇌 기능을 가능하게 하도록 스트레스를 관리하는 법을 배울 수 있다는 점이 더 중요하다고 하겠다.

Brain Tip　스트레스는 당신의 느낌이나 경험 여부와는 상관없이 뇌의 구조와 기능에 지대한 영향을 미친다. 스트레스를 줄이는 방법을 배우면 당신의 뇌 성능은 증진되고, 당신은 더 명민하고 건강해질 수 있다. 앞으로 우리는 이 책 전반에 걸쳐 더 건강하고 행복한 두뇌와 신체를 위해 교감 신경계를 진정시킬 수 있도록 스트레스를 잘 다루는 법을 배울 것이다.

나이는 정말로 숫자에 불과하다

뇌를 바꾸는 것과 관련해 마지막으로 하고 싶은 말은 이것이다. 뇌를 바꾸는 일에 나이는 상관없다.

만약 당신이 20대이고 본인은 인지 저하를 걱정할 필요가 없다고 생각한다면, 다시 생각해 보길 권한다. 인간의 뇌는 25세 이전까지는 성장을 멈추지 않는다. 일부 뇌 과학자들은 뇌가 심지어 30대에도 계속 발달한다고 주장한다. 즉, 당신의 현재 식단, 수면, 운동 패턴, 알코올 소비, 그리고 전반적인 생활 방식이 뇌의 발달에 영향을 끼친다는 의미다.

30대가 되면 뇌가 완전히 성숙하게 되고 자연적인 두뇌 노화 과정이 시작된다. 이때부터 우리는 하루 평균 8만 5000개의 뉴런을 잃기 시작하며, 인지 감퇴의 양적 징후가 시작될 수 있다. 뇌를 돌보면 노화 과정을 늦출 수 있고, 보다 건강하고, 행복하고, 똑똑한 중년기를 맞이할 수 있다는 것이다.

40세 이후부터 뇌의 부피는 10년마다 평균 5퍼센트씩 감소하기 시작한다. 하지만 '평균'이라는 점에 유의하라. 앞으로 이 책에서 설명할 새로운 습관을 실천함으로써, 노화로 인한 뇌의 부피 감소를 늦출 수 있다.

40대에 들어서면 또한 단기 기억력, 추론력, 언어 능력의 저하를 경험하게 된다.[9] 하지만 동시에 감정을 조절하고 다른 사람과 공감하는 뇌의 능력이 훨씬 정교하게 조정된다.[10] 연구에 따

르면 집중력 역시 40대에 최고조에 달했다가 조금씩 저하된다.[11]

50대에는 그동안 얻은 정보력이 최고조에 달하고, 또한 새로운 정보를 그 어느 때보다 더 잘 이해하고 학습할 수 있다.[12] 중년에 이르러 젊었을 때보다 인지 검사 점수를 높게 받는 현상을 연구진이 발견하게 되는 이유다.[13]

인생에서 가장 똑똑한 시기는 50대라고 했지만, 어휘 능력은 60대부터 70대 초반에 이르러서야 최고조에 달한다.[14] 60대의 비행기 조종사들이 나이가 많으니 조종실 계기판을 파악하는 데 더 오랜 시간이 걸릴 수 있음에도, 기존에 보유한 지식 덕분에 젊은 조종사들보다 비행기를 더 잘 조종한다는 연구 결과도 있다.[15] 70대가 되면 뇌는 더 빠르게 줄어들기 시작하지만, 건강한 신체와 활발한 정신을 유지하면 20대만큼이나 행복하고 정신적으로 건강할 수 있다는 연구 결과도 발표된 바 있다.[16] 뇌스캔 결과에서도 70대가 20대에 비해 더 높은 정서적 안녕감을 보였다.[17]

운 좋게도 80대까지 살 수 있다면 인지 건강과 인지 기능 개선을 지속해야 할 이유는 차고 넘친다. 뇌를 잘 관리하면 날카로운 정신을 유지하며 계속 친구 및 가족과 어울리면서, 책과 영화와 취미를 즐길 수 있다. 나는 클리닉에 방문한 80대 환자가 대뇌 순환 증진과 뇌 기능 개선에 성공하는 모습을 두 눈으로 직접 확인한 적도 있다. 뇌는 항상 변할 수 있다는 사실을 잊지 말자.

나를 찾는 고객들에게 자주 하는 말이 있다. 뇌를 포기하기엔 이르다. 당신이 몇 살이든, 뇌는 언제나 더 건강해질 수 있다.
지금 무엇부터 시작해야 할지 살펴보자.

10분 만에 뇌를 바꾸는 10가지 방법

❶ **산책.** 짧은 시간의 운동으로도 대뇌 혈류, 창의성, 새로운 아이디
어 발상, 전반적인 집행 기능을 높일 수 있다는 연구 결과가 있다.
일을 하다 벽에 부딪혔다거나 중대한 회의를 준비해야 한다면,
빠른 걸음으로 사무실 주변을 산책하면서 당신의 두뇌는 물론
커리어도 관리해 보자.

❷ **다크 초콜릿 한 조각.** 다크 초콜릿은 무기질이 풍부하며. 활성 산
소를 억제하고 대뇌 순환과 산소 공급 증가에 도움을 줄 수 있는
건강한 식물 화합물 플라보노이드flavonoid를 다량 함유하고 있
다. 일부 연구에서는 심지어 중요한 일이 있기 두 시간 전에 다크
초콜릿을 섭취하면 기억력과 반응 시간이 향상된다는 결과가 나
왔다.[18] 단, 다크 초콜릿만 해당된다. 우유가 들어간 밀크 초콜릿
이나 화이트 초콜릿은 플라보노이드 수치가 높지 않다.

❸ **똑바로 앉기.** 어깨를 펴고 목을 길게 세운 채 똑바로 앉으면 뇌로
가는 혈류가 즉시 증가할 수 있다. 또한 똑바로 앉으면 타인에게
도 좋은 인상을 남기고 자신감도 높아진다는 연구 결과도 있다.[19]

❹ **평소 안 쓰는 손으로 글씨 쓰기.** 이 사소한 운동 하나로 당신의 뇌는
안전영역을 벗어나 신경 연결을 강화하고 신경 생성에 박차를

브레인 리부트

가할 수 있다. 문자나 키보드 타이핑에만 익숙한 사람의 뇌에게 는 손 글씨를 쓴다는 것 자체가 신선한 일일 수도 있다.

❺ **블루베리.** 새로운 뉴런을 키우고 싶다면, 큰 그릇에 담은 블루베 리를 간식으로 먹어 보자. 블루베리는 플라보노이드, 폴리페놀, 그리고 신경 생성을 증가시키는 건강한 화합물들로 꽉 차 있다.

❻ **새로운 단어 배우기.** 어휘 확장은 인지 능력과 전반적 지능을 향상 시키는 동시에 해마에 곧바로 새로운 뉴런을 추가해 줄 수 있다. 이 점을 잊지 않게 해 줄 알림이 필요한가? 매일 새로운 단어 하 나씩 외우게 만들어진 캘린더를 사거나, 이런 기능을 갖춘 사전 애플리케이션을 핸드폰에 설치하면 된다.

❼ **더 좋은 하루를 만드는 방법을 시각화하여 상상하기.** 이 방법으로 마 음을 진정하고 스트레스를 줄일 수 있을 뿐 아니라 기분을 좋게 만들고 직장, 체육관, 삶 전반이 성과를 최적화할 수 있다. 프로 운동선수들과 CEO들은 종종 중요한 행사 전에 이 방법을 실천 하거나 매일 아침 루틴으로 삼는다.

❽ **하루 10분 멍하니 있기.** 우선 휴대폰과 TV가 없는 방으로 간다. 알 림음, 벨소리, 뉴스피드, 방송, 여타의 요구 사항도 산만함도 없 는 방에서 눈을 뜨거나 감은 채, 어떤 스트레스도 없는 10분의 시 간을 즐긴다. 이 운동으로 교감 신경계를 진정시키고, 남은 하루 를 위해 정신적, 정서적으로 더 큰 통제력을 얻을 수 있다.

❾ **스트레스를 해소시키는 좋은 향기 맡기.** 집이나 사무실에 향이 좋은 오일을 갖다 놓으면 스트레스를 낮추고 교감 신경계를 진정시 키며 뇌파 활동을 변화시켜 인지 기능과 기분 향상에 도움이 된

다.[20] 어떤 향이 가장 좋을까? 연구에 따르면, 라벤더는 스트레스를 낮추는 데 좋고, 베르가모트는 에너지 증가에 도움을 줄 수 있으며, 유향frankincense은 뇌에 더 많은 산소를 가져다준다.

❿ **감사한 점 한 가지 적기.** 감사한 점 한 가지를 포스트잇에 적어서 욕실 거울, 냉장고 문, 사무실 컴퓨터 등 하루 종일 볼 수 있는 곳에 붙이자. 쪽지를 볼 때마다 감사한 점이 떠오르면서 긴장이 풀어지고 스트레스가 낮아지며 기분이 좋아질 것이다.

2장

뇌에 대한
기본적인 사실들

나의 박사 학위 주제는 파킨 유전자parkin gene의 역할과 이 유전
자의 돌연변이가 어떻게 초기 파킨슨병으로 이어질 수 있는지에
대한 연구였다. 이 연구 주제에 더 깊이 파고들기 위해, 나는 파
킨슨병 환자 후원회에 참석하여 이 질병을 앓고 있는 사람들이
갖는 특수한 일상적 고통을 더 잘 이해해 보려고 했다. 그렇게 환
자들의 신체적, 정신적, 정서적 어려움에 다가갈수록 내 연구에
대한 답을 얻고 싶다는 생각뿐 아니라 이들에게 도움이 되고 싶
다는 열망이 커져감을 느낄 수 있었다. 그렇게 얻은 지식을 10여
년 후에 다른 사람도 아닌 내 아버지를 돕는 데 사용해야 한다는
점을 당시의 나는 상상조차 하지 못했다.

아버지는 2017년에 세상을 떠나셨다. 마음이 아팠다. 나는 아버지를 아주 사랑했다. 여러분이 만약 내 아버지를 알았다면, 그가 나뿐 아니라 주변 모두에게 얼마나 큰 영감을 주었는지 역시 알 수 있었을 것이다. 아버지는 베트남전에서 '어글리 에인절스'라고 알려진 해병대 비행 중대 전투 헬기 조종사로 복무한 자랑스러운 해병이었다. 또한 팬아메리칸 항공사 소속 747 조종사로 전 세계를 돌았고, 하늘에 있지 않을 때는 긴급 대비 소방관으로 25년간 지역 사회에 봉사하셨다. 나와 많은 사람에게 아버지는 진정한 애국자이자 미국의 영웅이었다.

이처럼 엄청난 힘과 용기, 이타심을 발휘하던 아버지가 너무도 허약해진 나머지 펜과 잔도 들기 힘들어하고 똑바로 걷지도 못하며 당신이 기르던 말, 벨벳과 지피를 돌보는 것도 어려워하는 모습을 지켜보기가 얼마나 힘들었겠는가. 처음에 우리는 파킨슨병이라고는 생각하지 못했다. 진단받기 이미 20년 전부터 아버지는 조금씩 손을 떠시곤 했으니까. 아버지를 비롯한 가족은 나이 들며 생긴 경련이라고만 여겼다. 그러나 내가 에이멘 클리닉에서 일하기 시작한 후부터 아버지의 증상은 그냥 넘길 수 없을 정도로 악화했다. 나는 아버지에게 뭔가 신경학적 문제가 있으며 신경계를 지탱하기 위한 조치가 필요하다는 것을 알 수 있었다.

아버지에게 파킨슨병 증상이 있다는 것을 깨닫게 된 나는 도저히 믿기지 않는 마음을 가라앉히며 검사에 착수했다. 고압

브레인 리부트

산소 치료, 영양 보조제, 침술을 포함해 미식축구 선수들의 인지 문제를 치료하기 위해 사용했던 모든 검사를 아버지에게도 다 적용했다. 오랫동안 내가 가르쳐 드렸던 대로 아버지는 이미 유전자 조작 농산물을 사용하지 않은 유기농, 식물성 식품을 중심으로 뇌 건강에 좋은 식단을 따르고 계셨다. 여기에 흰밀가루빵을 통곡물빵으로, 지방분을 빼지 않은 전유全乳는 아몬드 우유로 대체했으며 일주일에 해산물을 최소 두 그릇 이상 드시도록 권했다.

아버지는 식이 요법을 따르고 영양 보조제를 복용하고 규칙적으로 운동해야 한다는 권고를 잘 받아들였지만, 자신이 환자라는 점은 결코 인정하지 않으려 하셨다. 고압 산소실, 특수 주사, 신경 검사, 주삿바늘 같은 것들을 거부하셨다는 얘기다.

그래도 아버지가 실천하신 변화가 작지만 의미 있게 삶의 질을 높이는 데 도움이 됐다는 사실을 나는 지금도 위안으로 삼고 있다. 그 변화 덕택에 아버지는 식당에서 포크도 약간이나마 더 정확히 사용할 수 있게 되었고, 그로 인해 당혹감을 줄이고 보다 자주 외출할 수 있게 되셨다. 걸을 때 균형감도 좋아졌고, 말들을 돌보며 헛간에서 넘어질 걱정 없이 (비록 말들에게 기대야 했지만) 더 많은 시간을 보낼 수 있게 되었다!

아버지를 떠올릴 때마다 수많은 사람을 구조하고 전쟁터를 드나들 정도로 육체적으로 강인했던 사람이 그토록 허약해졌다는 점 때문에 가슴이 아프다. 그를 돌보며 나는 뇌에 대해 더 잘 알게 되기를 바랐고, 아무리 절망적인 상황이라도 생활 습관 조정과 치료를 시도해 볼 수 있다는 희망 또한 품을 수 있었다. 돌아가시기 전까지 몇 년간 그런 방법들로 도움을 드렸다는 사실이 내게는 의미가 컸다.

나는 여러분 또한 뇌를 이해하길 바란다. 어떤 문제로 고통받고 있는지는, 아니 현재 고통받고 있는지 아닌지조차도 중요하지 않다.

나는 여러분이 뇌를 이해했으면 한다. 무엇 때문에 힘들고, 어떤 것 때문에 고군분투하는지는 전혀 중요하지 않다. 뇌는 놀라운 신체 기관이며, 더 명민하고, 건강하고, 행복해지기 위해서는 반드시 뇌를 이해해야 한다.

우주에서 가장 복잡한 물체에 대한 간략 소개

인간의 뇌는 평균적으로 약 1.3 킬로그램 정도이며, 사람의 키나 몸무게, 성별에 따라 무게가 조금씩 다르다. 평균적인 남성의 뇌는 1274세제곱센티미터로 평균 1131세제곱센티미터인 여성보다 약간 더 크다.[1] 남성의 뇌가 여성의 뇌에 비해 약 10퍼센트 정도 더 큰데, 평균적으로 남성이 여성에 비해 몸이 더 큰 만큼의 차이가 반영된 것이다. 그러나 뇌가 크다고 더 똑똑한 것은 아니

브레인 리부트

다. 연구에 따르면 남녀 간의 지적 능력은 별 차이가 없다.[2]

남녀의 지적 능력은 비슷하나, 성별에 따라 미묘한 차이가 존재한다. 남성은 뇌의 전방과 후방 간의 연결성이 높아 주변 환경에 대한 지각과 인식 능력이 높다.[3] 반면 여성은 뇌의 좌측과 우측 간의 연결성이 높아 정보를 수집하고 포괄적인 결론을 도출하기가 더 용이하다. 그러나 일부 연구자들은 이러한 차이점이 선천적인 것이 아니라 우리가 자라고 사회화되는 과정에서 발생하는 생물학적 부산물이라고 주장한다.[4]

뇌에는 1000억 개의 뉴런, 즉 뇌세포가 포함되어 있다. 뉴런들이 꽉 들어찬 뇌에는 뉴런의 지지 세포 역할을 하는 아교 세포glial cell도 그만큼 존재한다. 아교 세포는 뉴런 간의 네트워크를 조정하고, 화학 물질을 운반하고, 신진대사의 축적을 돕는다.

각각의 뉴런은 세포들이 전기적 메시지, 화학적 신호, 기타 정보들을 전달하도록 하는 시냅스synapse, 혹은 접합부junction를 통해 1만 개 이상의 다른 뉴런들과 연결된다. 우리 뇌는 매우 부지런히 활동하여 100조 개 이상의 연결을 이뤄지게 할 수 있다. 100조는 우리 은하계에 존재하는 별의 개수보다 약 1000배나 큰 숫자다.[5]

이 모든 연결은 느릿한 속도로 일어나는 게 아니다. 뉴런은 초당 약 1000개의 신경 자극이나 신호를 시냅스를 통해 빠르게 전달 처리한다.[6] 신체에서 뇌, 또는 뇌에서 신체로 전해지는 어떤 자극은 포뮬러원 경주용 자동차보다 빠른 시속 약 431킬로미터의 속도로 매우 빠르게 이동하고, 시간당 1.6킬로미터의 훨씬 더 느린 속도로 이동하는 정보도 있다.[7]

속도가 어떻든 간에, 이 신경 활동의 진동수frequency는 놀라울 정도로 커서, 뇌가 실제로 전기를 생산할 수 있을 정도다. 우리 뇌는 전력량이 낮은 전구를 켤 수 있을 만큼의 전기 활동을 생산할 수 있다. 몇 년 전 어느 과학 작가는 심지어 우리 뇌가 생산하는 전기로 약 70시간이면 아이폰 5C를 완충할 수 있다는 점을 알아냈다.[8]

뉴런은 눈을 통해 입수한 정보를 처리하거나 동료나 친구의 이름을 떠올리는 등의 특정한 기능을 수행하기 위해 다른 뉴런들에게 신호를 보낸다. 이러한 뉴런 간 상호 소통의 연쇄連鎖를 일컬어 신경망neural network 혹은 신경 회로neural pathway라고 부른다. 뉴런들이 같은 신경망 내에서 소통을 계속할수록 네트워크는 더욱 강력해진다.

그러나 신경망은 A 지점에서 B 지점까지 경로가 고정돼 있는 고속 도로와는 다르다. 우리의 신경망은 경로를 자주 바꿀 수도 있고, 우리의 생활 습관에 의해 시간이 지나면서 방향을 바꾸거나 심지어 파괴될 수도 있다. 우리는 또한 새로운 정보를 배우고, 특정한 습관을 선택하고, 뇌에 과제를 부여함으로써 새로운 신경 회로를 만들 수도 있다.

정신적 저장 용량에 대해 말하자면, 뇌는 스마트폰, 심지어 데스크톱 컴퓨터도 능가한다. 겨우 512기가바이트를 저장할 수 있는 최신 스마트폰에 비해, 인간의 뇌는 디지털 메모리 250만 기가바이트와 맞먹는 저장 용량을 자랑한다.[9] 대중 과학 잡지 《사이언티픽 아메리칸Scientific American》에 따르면 만약 뇌를 TV 녹화에 사용한다고 칠 때 약 3억 시간의 프로그램을 녹화할 수 있으므로, 이는 TV를 300년 이상 틀어 놓을 수 있는 분량이라고 한다.[10]

뇌를 컴퓨터에 비교하기를 즐기는 과학자들도 있지만, 뇌의 실제 구성은 PC의 내부와 전혀 다르다. 우리 뇌는 무게 기준으로는 약 75퍼센트의 물, 구성비 기준으로는 약 60퍼센트의 지방으로 만들어져 있다. 따라서 우리 뇌는 필수 지방산EFAs과 함께 수분을 잘 공급받아야 원활한 혈류 흐름을 유지할 수 있다. 필수 지방산은 신체 자체적으로는 생산될 수 없고 오로지 음식으로만 섭취할 수 있으므로, 식단은 전반적인 뇌 건강에 매우 중요하다(이에 대해서는 3장에서 더 자세히 살펴볼 것이다).

우리 뇌는 또한 포도당, 즉 당분의 지속적인 공급을 필요로 한다. 근육이나 간과는 달리, 뇌는 포도당을 저장할 수 없기 때문에 뉴런의 효율적 활동과 기능에 필요한 당을 얻으려면 적절한 혈류에 의존할 수밖에 없다. 뇌는 이외에도 식단을 통해 다량의 비타민, 미네랄, 전해질 및 기타 영양분을 얻는다.

유명 TV 쇼 진행자가
뇌 건강의 비밀에 귀 기울이게 된 사연

유명 저널리스트이자 에미상을 수상한 방송 기자 겸 스포츠 앵커 마크 스타인스Mark Steines는 30년 넘게 〈엔터테인먼트 투나잇 Entertainment Tonight〉과 〈홈 앤드 패밀리Home and Family〉 등의 프로그램을 진행하며 수많은 시청자를 만나 왔다.

그러나 마크가 방송계에서 경력을 쌓기 전, 노던아이오와대학교University of Northern Iowa에서 전액 장학금을 받았던 뛰어난 미식축구 선수였다는 사실을 아는 사람은 별로 없다. 그는 NFL에 진출하겠다는 꿈을 가지고 11년 동안 풀백으로 뛰었지만 4학년 때 전방 십자 인대가 찢어지면서 선수 경력이 끝났다. 부상 탓에 방송계로 눈을 돌렸지만, 마크는 스포츠에 대한 사랑을 잃지 않고 지금도 매년 열리는 로즈 퍼레이드(LA 근교 패서디나에서 열리는 1월 1일 기념 퍼레이드 - 옮긴이)의 사회자를 맡고 프로 선수들과 인터뷰를 한다.

나는 2005년부터 마크와 멋진 우정을 쌓아 왔다. 동료들과 함께 NFL 선수들을 연구하기 시작했을 때 그 역시 우리 연구에 깊은 관심을 가졌다. 2013년, 그는 나를 〈홈 앤드 패밀리〉에 초대해 우리의 연구 결과를 설명할 자리를 마련해 줬다. 내가 청중들 앞에서 선수들이 받는 신체적 충격이 뇌에 미치는 영향에 대해 얘기하자, 그는 놀라는 한편 걱정하기도 했다.

수십 년간 스포츠에 관여했음에도 마크는 미식축구가 뇌에 어떤 영향을 미칠 수 있는지 거의 알지 못했다. 나는 뇌진탕이 초래하는 진짜 결과와 미국에서 가장 사랑받는 취미 활동이 뇌에 안겨 줄 수 있는 심각한 인지적 손상에 관해 그에게 처음으로 알려 준 사람이었다.

나와 만나기 전 그는 당시 여타의 선수 출신들과 비슷한 태도를 취하고 있었다. 선수들이 겪는 뇌진탕은 마치 전쟁과도 같은 스포츠에서 겪을 수 있는 당연한 결과나 통과 의례쯤으로 여겼다. 그가 선수였던 시절에는 강한 충격을 받고 주저앉으면 나약하다는 소리를 듣기 십상이었다. 씩 웃으며 머리를 털고 일어나서는, 메디컬 체크나 잠시의 휴식도 없이 곧바로 경기에 임해야 했다.

나와 교류하면서 마크는 비로소 뇌가 머릿속에 있는 추상적 물건이 아니라는 점, 계속해서 타격을 받아도 멀쩡할 수가 없다는 점을 인식하기 시작했다. 무릎, 사타구니, 목 등 다른 신체 부위들과 다를 바 없지만 훨씬 더 소중한 뇌는, 상처를 입으면 십자인대 파열, 사타구니 염좌, 디스크 파열과는 달리 쉽게 치유할 수 없다.

뇌에 대해 알아가면서 마크의 관심은 자신에게 미치는 영향을 넘어 당시 플래그풋볼(미식축구와 비슷하지만 태클 대신 허리에 찬 깃발을 뺏는 게임 - 편집자)을 즐기던 두 어린 아들들에 대한 걱정으로 이어졌다. 우리의 연구가 발표되기 전까지 그는 아들 중 한 명이 언젠가 자신보다 더 성공한 운동선수가 될 것이란 기대를 걸고 있었다. 하지만 이후로는 아예 플래그풋볼을 허락해도 될지 자체를 고민하게 됐다. 다행히 두 아들 모두 예술 쪽에 더 관심을 두었고 결국 스포츠를 그만뒀다(현재 한 명은 뮤지션, 다른 한 명은 음향 기술자가 되었다).

이제 마크는 자신이 미식축구 선수였을 때와는 뇌에 대해 다르게 생각한다. 과거에 그는 자신이 듣고 싶지 않았던 말들을 쏟아내는 마음과 맞서 싸워야 했다. '너는 경쟁자만큼 빨리 달릴 수 없어, 그래서는 프로 선수가 될 수 없어, 너는 쉬어야 해.' 이런 소리가 들리면 그는 '내 머릿속에서 꺼져'라며 더는 깊이 생각하지 않았다. 많은 선수가 그렇듯, 마크 역시 마음속에서 벌어지는 일은 무시한 채 그저 고개를 숙이고 묵묵히 나아갔다.

그러나 이제 마크는 인지 기능이 현재의 건강과 미래의 행복에 얼마나 중요한지 깨달았기에 자신의 뇌에 주의를 기울이게 됐다고 말한다. 그의 마음은 남은 평생을 진행해야 할 프로그램과 같고, 덕분에 그는 TV에 출연해 유창하게 말하고, 기억을 간직하며 가족들과 오랫동안 의미 있는 관계를 이어 나갈 수 있는 것이다.

Brain Tip 만약 여러분이 신체에 충격을 안기는 스포츠를 즐기는 아이의 부모나 조부모라면, 뇌를 공부함으로써 운동선수로서 아이의 미래에 관해 더 나은 결정을 내릴 수 있을 것이다. 이 책에서 배우는 정보를 바탕으로 아이의 인지 건강을 위한 최선이 무엇인지 배우자 혹은 아이의 지도자와 얘기를 나눠 보라.

두 부분으로 나뉘는 뇌

우리 뇌가 회백질과 백질이라는 두 부분으로 나뉜다는 점은 대부분 알고 있다. 이 두 조직은 실제 어떤 기능을 하는 걸까?

분홍빛이 옅게 어린 회색을 띠고 있어 그 이름을 얻게 된 회백질은 뉴런 대부분을 포함하며 정보를 처리하고 사고, 추론, 기억을 가능하게 한다.

반면에 백질은 대부분 신경 섬유로 구성되어 뉴런들 간의 효율적인 의사소통을 가능하게 한다. 축삭axon을 둘러싸고 있는 지방질의 진주색 물질, 미엘린myelin 때문에 그런 이름이 붙었다. 평균적인 20세의 뇌에서 미엘린이 포함된 축삭을 죽 늘리면, 약 16만 934킬로미터에 달하는 길이의 신경 섬유를 얻게 된다.[11] 이는 지구 둘레의 네 배에 달한다.

백질과 회백질 외에도 우리의 뇌에는 대뇌cerebrum, 소뇌 cerebellum, 뇌간brain stem이라는 세 가지 주요 부분이 더 있다. 대뇌는 뇌에서 가장 큰 부분으로, 총 부피의 약 80퍼센트를 차지한다.[12] 대뇌는 뇌의 전면부에 위치하며 학습, 사고, 문제 해결, 언어 능력, 기억을 포함한 고급 인지 기능을 담당한다. 또한 우리의 눈, 귀, 피부, 코, 입으로부터 얻는 감각 정보를 해석하고 감정과 정서를 통제한다.

대뇌는 두 개의 반구半球, 즉 우뇌와 좌뇌로 나뉜다. 뇌의 왼쪽 반구인 좌뇌는 몸의 오른쪽을, 오른쪽 반구인 우뇌는 몸의 왼쪽을 통제한다. 두 반구는 뇌량corpus callosum 이라고 불리는, 약 2억 개의 신경 섬유로 구성된 두툼한 띠를 통해 서로 연결된다.

우리가 뇌의 두 반구에 대해 알고 있는 것 중 대부분은 뇌량이 절단된 환자들을 대상으로 한 연구로부터 나왔다. 한때 의사들은 간질 발작이 한쪽 뇌에서 다른 쪽으로 옮겨 가는 것을 막기 위해 뇌량을 절단하곤 했다. 요즘은 사용하지 않는 이 시술은 두 반구 간의 연결 고리를 절단하는 것으로, 이는 분할뇌分割腦 증후군을 초래했다. 분할뇌 환자는 여러 면에서 정상적으로 행동할 수 있지만, 특정 대상을 인식하거나 평범한 단어를 떠올리는 데 문제가 발생하게 된다. 또한 피아노 연주처럼 양손 각각의 독립적인 움직임을 수반하는 새로운 기술을 배울 수 없다.

오른손잡이는 좌뇌에 의해, 왼손잡이는 우뇌에 의해 통제된다고 믿는 사람들도 있지만, 이를 뒷받침할 과학적인 증거는 없다.[13] 오른손잡이도 왼손잡이도 양쪽 뇌 모두를 사용한다. 하지만 각자 뇌의 반구를 서로 다른 방식으로 사용할 수 있다.[14]

좌뇌는 주로 언어, 이해, 수학, 작문 능력을 담당한다. 약 97퍼센트가 좌뇌를 사용하여 언어 능력을 얻는데, 여기에 우뇌는 거의 관여하지 않는다.[15] 또한 좌뇌가 우뇌보다 더 많은 뉴런을 보유하고 있다.[16]

우뇌는 공간 감각, 시각, 예술적 능력, 안면 인식, 그리고 음악성을 이끌어 내는 곳이다. 또한 우리의 감정과 비언어적 의사소통을 중재한다.[17]

각 반구에는 네 개의 엽lobe이 있다. 그중 가장 크고 뇌의 상부 전면에 위치한 전두엽frontal lobe은 뇌의 집행 기능, 또는 고차원적 사고를 담당하는 본부다. 또한 방을 가로질러 걷거나 물건을 잡기 위해 팔을 뻗는 등 자발적 신체 활동을 통제한다.

전두엽 뒤, 뇌의 상부 후면에 위치한 두정엽parietal lobe은 미각, 온도, 촉감, 압력, 통증과 같은 감각 정보를 번역해 주며, 또한 읽기와 수학 같은 기술을 포함해 공간 인식에도 도움을 준다.

전두엽과 두정엽 아래, 귀 위쪽에 위치한 측두엽temporal lobe은 기억과 소리를 처리하는 데 도움을 준다. 마지막으로 네 개의 엽 중 가장 작고 뇌의 후면에 위치한 후두엽occipital lobe은 시각을 관장한다.

뇌의 다섯 번째 엽, 둘레엽limbic lobe을 주장하는 학자도 있다. 실제 존재하는 이 영역은 말발굽 모양의 구조로 뇌의 깊숙한 곳에 위치하여 본능적인 행동, 감정, 기억을 통제한다. 둘레엽은 흔히 변연계limbic system라고 불리며, 우리의 기억 회상과 배고픔, 배부름, 성적 흥분, 그리고 다른 감각과 연관된 감정과 함께 사건과 상태에 대한 우리의 정서적 반응을 조절하는 역할을 한다.

대뇌 외에도 뇌에는 소뇌와 뇌간이라는 주요 부분이 있다. 뇌 뒤쪽, 대뇌 아래에 위치한 소뇌는 운동과 균형, 눈의 움직임, 그리고 자전거 타기나 악기 연주 등 우리가 살면서 배우는 미세한 기술의 조절을 돕는 복잡한 뉴런 기관이다. 소뇌는 뇌 전체 부피 중 고작 10퍼센트에 불과하지만 뉴런의 50퍼센트 이상을 포함하고 있어 우리 뇌에서 매우 중요한 곳이라고 할 수 있다. 그러나 소뇌를 잃어도 생존했던 사례가 몇몇 보고되기도 했다.[18]

뇌간은 소뇌 아래에 위치하여 목 아래로 뻗어 뇌와 척수를 연결한다. 뇌의 가장 오래된 부분이며 호흡, 심박수, 온도, 소화를 포함한 신체의 자동적 기능을 조절한다. 뇌간은 또한 두뇌와 신체 사이를 오가는 수백만 개의 메시지를 처리하면서, 심장 박동 및 폐의 팽창과 이완과 같은 불수의근의 움직임을 통제한다.

6개는 꼭 기억하자

이 책의 목적을 이루는 데 뇌 과학 학위는 필요하지 않다. 다만 가장 중요한 구조들, 즉 대뇌피질 및 변연계 구성 요소들을 이해하면서 시작하면 된다.

❶ **시상:** 뇌의 중앙에 위치한 시상은 종종 나머지 대뇌를 위한 중심 허브, 또는 중계 스테이션이라고 불린다. 여기서는 냄새를 제외한 대부분의 외부 감각 정보를 처리하고 그 정보를 뇌의 다른 영역으로 보낸다. 호두 두 개 정도의 크기인 시상은 통증 감각, 주의력, 경각심, 그리고 일부 인지적 사고의 조절을 돕는다.

❷ **시상 하부:** 아몬드 크기로 시상 아래 자리 잡고 신경계를 호르몬 조절을 담당하는 내분비계와 연결한다. 시상 하부는 수면, 배고

품, 갈증, 몸무게, 체온을 조절하면서 뇌의 뇌하수체에서 호르몬이 방출되는 것을 돕는다.

❸ **해마:** 기억력, 새로운 뇌세포 성장, 그리고 인지 질환 예방에 관해 뇌의 가장 중요한 영역이다. 시상과 시상 하부 아래 뇌 깊숙한 곳에 위치한 해마는 기억을 저장하고 떠올리며 정보를 배우고 공간 정보를 조정하는 역할을 한다. 해마의 부피 감소는 인지 감퇴로 이어진다.

❹ **편도체:** 해마 근처에 위치한 편도체는 인간의 공포 반응, 감정, 쾌감의 조절을 돕는, 뇌에서 가장 매력적인 조직 중 하나다. 편도체에 의해 촉발된 공포 반응은 강렬하고 본능적이다. 편도체를 뇌의 공포 중추라고 부르는 이유가 여기에 있다. 때로 편도체는 이성적인 뇌의 다른 영역들이 '사고'할 시간을 갖기 전부터 본능적으로 공포에 반응하여 신경 회로를 폐쇄하여 더 나은 의사 결정을 가능케 한다.[19] 흔히 '편도체 납치amygdala hijack'라고 하는 이 증상은 과민 반응을 야기하기도 한다.

편도체는 크기가 중요하다. 편도체가 커질수록 더 공격적으로 변할 가능성이 크다. 사이코패스 성향인 사람들의 편도체가 더 크고 활동적이라는 연구도 있다.[20] 심지어 공격성을 제한하고 두려움과 불안을 줄이기 위해 편도체를 제거하는 수술을 받기도 한다.

❺ **대상회:** 뇌의 중앙에 위치하여 뇌량을 둘러싸고 있는 이 구부러진 벨트 모양의 부위는 좌뇌와 우뇌를 분리하는 뉴런 덩어리다. 대상회는 전대상회와 후대상회, 두 부분으로 구분되어 있으며

일반적으로 높은 수준의 인지 기능에 관여하는 뇌 영역과 변연계의 감정 중추 사이의 접촉면에서 드러난다. 전반적으로 우리의 감정, 동기, 의사 결정, 기억, 학습, 그리고 일부 자율 신체 기능의 조절을 돕는다.

❻ **전두엽 피질:** 뇌의 변연계에는 속하지 않지만, 전두엽 피질은 알아 둬야 할 중요한 영역이다. 전두엽 피질은 뇌 전체 피질 중 앞부분으로, 대뇌를 덮고 있으며 뇌를 호두처럼 주름져 보이게 만드는 얇은 회백질 층이다. 집중, 충동 조절, 계획, 추론, 의사 결정 및 예상되는 행동 조정 등 여러 집행 기능에서 중추적인 역할을 한다.

의식, 잠재의식, 그리고 무의식

뇌를 다루는 책에서 의식conscious mind에 관한 내용을 언급하는데 놀라는 사람은 여러분만이 아니다. 20세기 후반까지도 학자들은 의식과 뇌 과학이 거의 관련 없다고 믿었다. 그러나 1990년대에 이르러 뇌 촬영술의 발전과 함께 뇌 과학자들은 뇌와 의식이 서로 심오한 영향을 주고받는다는 사실을 이해하기 시작했다.[21] 이러한 깨달음은 혼수상태의 환자들이 여전히 언어 신호에 반응하여 뇌 활동을 보인다는 점을 입증하는 연구에 의해 더욱 힘을 얻었는데, 이는 뇌가 본질적으로 무의식 상태일 때에도 의

식이 여전히 작동한다는 것을 암시한다.[22]

의식은 우리가 인지하는 모든 생각, 감정, 기억이 머무르는 장소다. 우리가 모든 이성적인 추론을 하는 곳이고 우리에게 자유의지를 가질 수 있는 특별한 능력을 부여한다. 즉, 인간을 지구상의 다른 생명체들과 다르게 만드는 요소라는 뜻이다.

사람들은 대개 우리의 생각이 의식에서 비롯된다고 잘못 추측한다. 그러나 실상 의식은 우리가 매일 만들어 내는 5만~7만 가지 생각 중 고작 10퍼센트만을 담당한다. 오스트리아의 신경학자이자 정신 분석학자 지그문트 프로이트에 따르면, 생각의 대다수는 잠재의식으로부터 나오며 잠재의식이 일상적인 생각의 50~60퍼센트를 차지한다고 한다. 그리고 남은 30~40퍼센트는 무의식이 차지한다.

때로 전의식前意識이라고도 불리는 잠재의식은 당장 필요하지 않은 기억, 습관, 행동을 저장하는 곳이다.[23] 전화번호처럼 무작위적 기억을 떠올리고 싶을 때, 어제 점심에 뭘 먹었는지나 다음 날 몇 시에 직장 회의가 열릴지 등을 떠올리고 싶을 때 우리는 잠재의식을 불러온다.

반면 무의식에는 우리가 마음대로 떠올릴 수 없는 깊은 기억과 지속적인 감정, 습관, 행동 등이 저장되어 있으며, 상당수는 어린 시절부터 우리 뇌에 프로그램되어 있다.[24]

의식, 잠재의식, 무의식이 인지 건강과 무슨 상관이 있을까? 간단히 말하자면, 모든 생각과 행동이 뇌의 힘과 성능에 영

향을 미친다. 올바른 지침을 따른다면, 의식적인 사고를 더욱 잘
통제하는 법을 배울 수 있다.

뇌파와 의식에 대해 알고 난 후에
그녀의 인생은 어떻게 바뀌었나

몇 년 전 물리 치료 센터에서 나는 공인 최면 요법 치료사 엘리자
베스(가명)를 만났다.

근본적으로 엘리자베스의 일은 의식을 조용하게 가라앉히는
기술을 사용하여 환자를 의식적 마음의 상태로 인도하는 것이
다. 이를 통해 환자는 본인의 잠재의식과 연결되고 더 깊은 자각
상태에 접근하여 만성적인 고통, 불안, 중독, 우울증, 두려움, 공
포증 등 반복되는 문제들을 좀 더 잘 관리할 수 있다.

우리는 백일몽을 꿀 때, 좋은 책에 몰두할 때, 자동 모드로 운
전을 할 때, 혹은 요리, 명상, 운동을 할 때 이런 몽환적인 상태로
진입할 수 있다. 최면 요법은 치료사가 깊은 뇌파 상태에 접근할
수 있게 해 주며 환자가 잠재의식 속에 갇혀 있던 문제들을 극복
하도록 돕는다.

수년간 최면 요법 치료를 해 왔지만, 영상학적 관점에서 뇌
생물학에 대한 그녀의 지식은 제한적이었다. 나는 엘리자베스
에게 뇌파, 즉 뇌의 뉴런들이 서로 소통할 때 발생하는 생체 전기

진동에 대해 가르쳤다. 고주파 저진폭부터 저주파 고진폭에 이르기까지 주파수와 진폭에 따른 뇌파의 종류는 다양하며, 방법만 알면 조절할 수 있다. 뇌파 주파수를 높이면 고도의 자각 상태를 만들 수 있지만, 불안, 에너지, 그리고 흥분도 또한 높아질 수 있다. 반면에 뇌파 주파수를 낮추면 스트레스를 줄이고 더 깊은 이완 상태로 들어설 수 있다.

나는 엘리자베스가 뇌파의 진동 뒤에 숨겨진 과학을 이해한다면 환자를 느린 주파수 상태로 바꿔서, 더 쉽게 잠재의식과 무의식에 접근할 수 있을 거라고 생각했다. 또한 치료에 더 민감하게 반응하는 환자가 누군지 식별해 내고 최면에 반응하지 않는 환자를 어떻게 다뤄야 할지를 파악하는 데 도움이 될 것이었다.

내 추측은 옳았다. 몇 달간 나와 함께 공부한 끝에, 엘리자베스는 새로운 지식 덕택에 진료 방식을 바꿀 수 있었고 예전에는 생각하지 못했던 방법으로 환자들과 돌파구를 마련할 수 있었다고 내게 털어놓았다.

우리의 협력은 또 다른 중요한 결과로 이어졌다. 엘리자베스는 본인의 뇌에 대해 더 많이 알게 됐고, 생각이 자신의 신체적, 정신적, 인지적 건강에 얼마나 강력한 영향을 미칠 수 있는지 깨닫게 되었다. 우리 연구를 통해 그녀는 모든 생각 하나하나가 뇌에서 화학 반응을 일으켜 신체에도 영향을 미칠 수 있다는 점을 알게 됐다. 그리고 잠재의식과 무의식으로부터 발현된 생각에 주의를 기울여 더 긍정적으로 바꿀 수 있다는 확신을 얻었다. 생각의 힘에 대해서는 8장에서 더 배우게 될 것이다(223쪽 참조).

이런 이야기가 생소하게 들릴 수도 있겠지만, 뇌-신체 연결과 그 연결이 전반적 건강과 행복에 미치는 잠재적 의의는 전혀 낯설지 않다. 엘리자베스가 배웠듯이, 뇌의 생물학과 인지적 사고가 신체에 미칠 수 있는 영향에 관한 약간의 통찰력만 얻어도 전반적인 삶의 질에 탄탄하고 지속적인 효과를 얻을 수 있다.

> **Brain Tip**   우리 뇌와 기능에 대한 이해는, 부정적인 사고를 잘 조절하고 마음과 몸의 연결에 대한 이해를 높이는 데 도움을 줄 수 있다.

똑똑하다는 것의 의미

뇌에 관한 책을 읽거나 쓰기 위해서는, 지능이 얼마나 뇌 과학에 깊이 뿌리를 두고 있는지에 대해 최소한 한 번은 살펴봐야 한다. 물론 지적 능력을 강화하는 방법을 살펴보는 것도 중요하다.

간단히 말하자면 지능은 추론하고, 문제를 해결하고, 새로운 정보를 배우는 일반적인 정신 능력이다. 여기에는 지각, 기억, 주의력, 언어, 계획 수립이 연관된다. 간단하지 않은 점은 지능이 뇌에서 비롯된다는 사실이다. 오늘날, 연구자 대부분은 지능을 생성하고 유지하기 위해 뇌의 여러 영역이 협동한다는 데 동의한다.[25] 신경 생물학 연구를 통해 유전자가 우리의 지능 중 전부는 아니지만 상당 부분을 결정하는 데 도움을 준다는 점이 밝혀

졌다. 또한 유전자는 고차원적 사고를 담당하는 인지 영역의 크기와 효율성에도 영향을 미칠 수 있다.[26]

유전적 요인의 존재가 지능이 고정되어 있거나 시간이 지나도 변하지 않는다는 것을 의미하지는 않는다. 뇌는 혜택과 손상이라는 측면 모두에서 놀라운 유동성과 조형성을 가진다. 지능의 관점에서, 우리가 여러 가지 방법으로 지능 향상을 위해 뇌를 바꿀 수 있다는 연구 결과가 있다. 이 중에서 가장 주된 방법은 당연하게도 새로운 정보와 기술을 배우는 것으로서, 이는 뉴런의 소통을 강화하고 인지적 사고를 담당하는 뇌의 영역들을 재연결시키는 데 도움을 준다.[27]

지능을 향상시키는 또 하나의 주된 방법은 우리가 먹고, 운동하고, 자고, 스트레스를 다루는 방법을 바꾸는 것이다. 연구에 따르면, 약 2주 정도의 작은 행동 변화로도 뇌를 더 효율적으로 만들 수 있으며 인지 기능을 향상시킬 수 있다고 한다.[28]

정신적인 태도와 생각의 힘 역시 전반적인 지능에 큰 역할을 담당한다. 예를 들어 한 연구에 따르면, 지능이 향상될 수 있다고 배운 학생들이 그렇지 않은 학생들에 비해 더 좋은 성적을 받았다.[29] 우리가 뇌를 바꿀 수 있다는 점을 이해하고 믿음으로써 인지 기능이 더 향상될 수 있다는 뜻이다.

아이큐란 무엇인가

'지능 지수intelligence quotient'의 줄임말인 아이큐IQ는 1900년대 초 심리학자들에 의해 학문적 발전도를 평가하기 위한 방법으로 만들어졌다. 지능 지수는 일련의 인지 테스트로 결정된다. 평균 아이큐 점수는 100이다. 140 이상의 점수를 받으면 보통 천재라고 여겨지고, 100점 이하는 지능이 낮다고 평가된다. 저명한 천체 물리학자 스티븐 호킹과 알베르트 아인슈타인의 아이큐가 160점 정도라고 알려져 있다.

많은 신경 과학자와 현대 심리학자는 아이큐가 타고난 지능이 아닌 학문적 능력을 측정할 뿐이라며 그 효용에 회의적 반응을 보인다. 또한 여러 연구를 통해 단순히 교육 수준, 가정 환경, 직장 환경, 심지어 양육 방식을 변화시킴으로써 아이큐를 높일 수 있다는 점이 밝혀졌다.[30]

뇌에 관한 놀랍고도 충격적인 사실들

평생을 바쳐 이 놀라운 장기를 연구했으니 내가 뇌에 좀 편향되어 있을지도 모른다. 하지만 장담하건대, 뇌에 관한 얘기라면 질색할 사람들조차도 놀라고 즐길 수 있는 뇌에 대한 흥미로운 사실들과 충격적인 거짓들이 존재한다.

첫째, 우리가 뇌의 10퍼센트만 사용한다는 얘기는 거짓이다. 휴식을 취하거나 잠을 잘 때조차도 우리는 뇌를 100퍼센트 사용한다. 실제로 우리의 뇌는 잠을 자는 동안 낮에 생긴 노폐물을 치우는 등 중요한 과업을 수행하며 꽤 열심히 활동한다.

'지구상에서 인간이 가장 큰 뇌를 가졌다'는 얘기도 거짓이다. 이 진술은 인간 다섯 배 크기의 뇌를 가진 향유고래(멜빌의 《모비딕》에 나오는 바로 그 생물)를 향해야 옳다. 이렇게 큰 뇌 덕분에 향유고래는 대부분의 포유류보다 더 똑똑하다. 연구에 따르면 향유고래는 탁월한 소통가다. 연구 대상이 되기에 향유고래는 너무 크지만, 같은 과의 해양 포유류를 연구한 결과 거울 앞에서 스스로를 자각하고 심지어 수중 기뢰나 바다에서 길을 잃은 병사를 찾도록 훈련시킬 수도 있다.[31]

당신이 부모라면, 자녀에게 클래식 음악을 들려주면 반에서 가장 똑똑한 유치원생으로 만들 수 있다는 얘기를 아마 들어봤을 것이다. 글쎄, 베토벤 베이비들에게 안타까운 소식을 전하자면, 클래식을 듣는다고 아기의 지능이 향상되지는 않는다. 시중의 수많은 재생 목록과 DVD는 달리 주장하겠지만.[32]

또한 비록 통증에 대한 감각 정보의 처리가 뇌에서 일어나지만, 우리 뇌는 고통을 느낄 수 없다. 심지어 의사들은 환자가 별다른 불편함을 느끼지 못하는 사이 마취하지 않고도 뇌를 수술할 수 있다. 그렇다면 두통은 어떻게 설명할 수 있을까? 뇌에서 맥박이 뛰는 것 같은 느낌이 들 수 있겠지만, 두통은 근육의 긴장, 부비강副鼻腔 문제, 좁아지는 혈관, 그리고 실제 뇌에서 유래하지 않은 다른 문제들에 의해 야기될 수 있다.[33]

두통 얘기가 나와서 말인데, 차가운 걸 빨리 마시거나 먹으면 갑자기 찌르는 듯한 두통이 올 때가 있다. 소위 아이스크림 두통이라고 불리는데 크게 걱정할 필요는 없다. 초코칩 쿠키 맛 아이스크림 한 통을 다 먹는다고 뇌세포에 손상이 일어나지는 않는다(물론 혈당이나 인슐린에 끼치는 영향은 다른 문제다). 이렇게 차가운 것을 먹고 생기는 두통은 뇌 주변의 혈관이 갑자기 수축하면서 발생한다.[34] 과학자들에 따르면, 이런 두통은 사실 좋은 기능을 한다. 차가운 음식을 너무 빨리 섭취하지 않도록 신호를 발생시켜, 궁극적으로는 뇌 내부의 온도를 보호하는 데 도움이 되기 때문이다.[35]

또 다른 유익한 뇌 적응 반응으로 건망증이 있다. 우리의 뇌에는 기억 상실을 위한 메커니즘이 내장되어 있어서 우리가 정말 알아야 할 정보에 방해가 될 수 있는 사소한 세부 사항을 기억하느라 저장 공간을 낭비하지 않게 만든다.[36] 따라서 다음번에 누군가의 이름이나 지갑의 위치 따위가 생각나지 않더라도 너무 호들갑 떨 필요는 없다. 아마 생명 연장을 위해 머릿속에서 뇌가 펼치는 게임의 일부일 테니까.

연구에 따르면 좌뇌형 혹은 우뇌형 인간 같은 것은 존재하지 않지만, 뇌의 모양은 우리의 성격에 영향을 미친다고 한다. 더

브레인 리부트

열린 마음과 호기심을 가지고 창조적인 사람들일수록 더 얇은 피질(대뇌의 주름진 바깥층)과 피질의 주름이 더 많고 영역이 더 넓다. 그래야 뇌가 더 많은 뉴런을 보유할 수 있기 때문이다. 반면에 신경증적 성향을 가진 사람들은 피질이 더 두껍고 피질 영역이 더 좁으며 주름도 적다.[37]

흥미롭게도, 내향적인 사람들이 외향적인 사람들보다 전두엽 피질에 더 크고 두꺼운 회백질을 가지고 있다. 전두엽 피질이 추상적 사고와 연관되어 있기 때문에, 과학자들은 이러한 구조적 차이가 발생하는 이유를 내향적인 사람들이 타인과의 교류보다 추상적 생각에 더 많은 시간을 보내며 그로 인해 뇌가 바뀌기 때문이라고 생각한다. 우리의 뇌가 얼마나 후천적 조형이 가능한지를 보여 주는 또 하나의 증거라고 하겠다.[38]

뇌 건강을 말할 때 등장하는 7가지 질병

인지 건강에 영향을 끼치는 우리 몸의 상태에 관해 많이 알게 될수록 그런 증상으로 인한 두려움은 줄어들 것이다. 더 건강하고 행복한 뇌를 위해 여러 질병을 사전에 예방하고 퇴치하는 법을 이 책을 통해 배우기 바란다.

알츠하이머병: 대략 580만 명의 미국인들이 앓고 있으며,

특히 65세 이상 인구 중에서는 열 명 중 한 명꼴로 앓고 있는 미국에서 가장 흔한 신경 퇴행성 질환이다.[39] 연구가 진화하며 과학자들은 알츠하이머병이 아밀로이드 플라크amyloid plaque라고 불리는 비정상적인 퇴적물과 타우tau라고 불리는 엉긴 섬유에 의해 야기된다고 보고 있다. 알츠하이머병의 징후로는 기억 상실, 익숙한 일을 이해하고 완성하는 어려움, 판단력 저하, 기타 행동적, 사회적 문제 등이 있으며 발병으로부터 수십 년 전에도 뇌 스캔을 통해 미리 파악할 수 있다.

파킨슨병: 파킨슨병은 미국에서 두 번째로 흔한 신경 퇴행성 질환으로, 약 150만 명의 사람들이 앓고 있다. 흔히 근육 경직, 떨림, 그리고 신체적 움직임의 전반적인 어려움을 겪는다. 유전적인 변화나 화학 물질에 노출되는 등의 환경적 요소들이 모두 원인이 될 수 있지만, 학자들은 파킨슨병의 정확한 원인은 밝혀내지 못했다. 위의 증상 외에도 자세를 잡는 데 문제가 생기거나 글씨를 쓰지 못하고, 언어 장애를 수반하기도 한다.

치매: 치매는 질병 그 자체가 아니라 기억력, 이성적 사고력, 사회적 적응을 방해하는 인지 기능의 현저한 저하로 특징지어지는 광범위한 상태를 가리키는 용어다. 알츠하이머병은 치매의 가장 흔한 형태로 사례의 60~70퍼센트를 차지하는 반면, 파킨슨병은 병세가 진행되면서 치매에 걸릴 위험이 있다. 여성 여섯 명 중 한 명, 55세 이상 남성 열 명 중 한 명이 치매에 걸릴 것으로 추정된다.

경미한 외상성 뇌손상(뇌진탕): 지난 수십 년 사이, 경미한 외상성 뇌 손상은 스포츠에서 뇌진탕의 발생이 증가함에 따라 운동선수들 사이에서 주요 화젯거리가 되었다. 경미한 외상성 뇌 손상은 머리에 충격을 받고 의식을 잃은 시간이 30분 이내일 때를 말한다. 30분 이상이면 외상성 뇌 손상으로 간주된다.[40] 미국에서는 스포츠 경기나 기타 여가 활동으로 인해 매년 160만 ~380만 건의 뇌진탕이 발생한다.[41] 증상은 대개 확연히 드러나지 않으며, 기억 상실, 피로, 두통, 시각 장애, 기분 변화가 일어난다. 반복적으로 가벼운 뇌의 충격이나 뇌진탕을 겪을 경우, 미식축구 선수와 군인에게서 주로 발견되는 퇴행성 뇌질환인 만성 외상성 뇌병증CTE으로 이어질 수 있다.

불안증: 불안증은 미국에서 가장 흔한 정신 건강 문제이며, 매년 18세 이상의 미국인 4000만 명에게 영향을 미친다고 알려져 있다. 정신 건강은 뇌와 무슨 관련이 있을까? 연구에 따르면 불안증은 특정 신경 회로와 편도체와 같은 부위에 가해지는 과도한 자극으로 인해 뇌에서 발생한다고 한다. 정신적 증상에는 피로, 과민증, 근육 긴장, 수면 문제와 함께 걱정, 초조함, 불안감 등이 포함될 수 있다.

우울증: 불안증과 마찬가지로 우울증은 뇌의 생리적 문제에서 비롯된다. 화학적 불균형(뇌에 특정 신경 전달 물질이 지나치게 많거나 적은 상태-옮긴이)이 우울증을 유발할 수 있지만 신경 전달 물질 수준의 변화만큼 빈번한 요인은 아니다. 뇌에서는 수백만

가지의 각기 다른 화학 반응들이 일어나고 있는데 화학적 요인 한 가지만으로 우울증이 발생하지는 않으며 해마와 같은 영역의 변화 또한 중요한 역할을 할 수 있다. 또한 우울증은 유전자, 직업, 수면 패턴, 처방약, 기타 요인들에 의해 영향을 받을 수 있다. 미국 국립보건원에 따르면, 1700만 명 이상의 사람들이 적어도 한 번 정도는 주요 우울 증상을 경험했다.[42] 질병통제예방센터는 미국 전체 인구의 약 8퍼센트가 2주 정도는 우울증을 경험한다고 추정하고 있다.[43]

뇌졸중: 외상성 뇌 손상과 마찬가지로 뇌졸중은 중대한 신경 퇴행성 효과를 일으킬 수 있다. 뇌로 향하는 혈류가 막혀 세포로 전달되어야 할 산소와 영양의 공급이 끊길 때 뇌졸중이 발생한다. 뇌졸중이 발병하면 뉴런이 빠르게 죽으면서 연쇄적으로 신체적, 인지적 문제들을 촉발시킬 수 있다. 즉각적으로 나타나는 증상으로는 갑작스러운 마비(일반적으로 몸의 한쪽 측면에만 발생), 말하기와 이해의 어려움, 시력 장애, 전반적인 근육 약화 등이 있다. 뇌졸중은 기억 상실, 인지적 사고력 저하, 영구적인 뇌 손상을 초래할 수 있다. 매년 거의 80만 명의 미국인들이 뇌졸중을 경험하므로, 40초당 1명꼴로 뇌졸중을 겪는 셈이다.[44]

3장

건강한 뇌를 만드는 식습관

에이멘 클리닉에서 처음 미식축구 선수에 관한 연구를 시작했을 때 우리가 모집했던 선수는 겨우 열다섯 명뿐이었지만, 선수들의 뇌 손상이 우리의 상상보다 훨씬 더 심각하다는 건 금방 알 수 있었다. 선수들 대부분이 과체중이거나 비만이었는데 높은 체지방률이 뇌 기능에 심각한 영향을 미칠 수 있기 때문에 우리의 우선 과제는 선수들이 감량하도록 만드는 일이었다.

그럼에도 불구하고 나는 클리닉의 설립자인 대니얼 에이멘 Daniel Amen 박사가 선수들을 위한 체중 감량 그룹을 이끌라고 내게 부탁했을 때 놀라지 않을 수 없었다. '나는 신경 과학자이지 피트니스 전문가가 아닌데'라는 생각이 들었다. '이 사람들은 프

로 운동선수들이잖아! 이미 어떻게 먹고 운동해서 몸을 가꿔야 하는지에 대한 지식이 충분한 사람들이라고.'

선수들이 대부분 각자 다른 지역에 살고 있었기 때문에, 나는 모두가 참석할 수 있는 날짜를 골라 격월로 온라인 세션을 개최했다. 그리고 파워포인트를 사용해 프레젠테이션 자료를 만들어 뇌에 영양분을 공급할 수 있는 식이 습관을 가르쳤다. 놀랍게도 선수들은 미리 질문을 준비해 왔다. 이들은 적절한 식단 선택이 어떻게 뇌 건강에 좋은 영향을 끼칠 수 있는지에 대해 더 깊이 이해하고 싶어 했다. 이 온라인 세션은 1년 넘게 계속됐지만 오래지 않아 선수들은 과식, 식탐, 자제력 등에 대한 자신만의 요령을 공유하며 긴밀히 소통하는 모임으로 탈바꿈시켰다. 또한 나는 곧 그 모임에서 믿음직한 전문가로 인정받았고, 얼마 지나지 않아 선수들은 내게 '코치 K'라는 별명도 지어 주었다.

세션을 진행하며 나는 선수들에게 뇌에 좋은 음식을 비롯해 인공 감미료의 위험성과 식품 성분표를 읽는 법, 유기농 음식을 먹어야 하는 이유, 오메가-3 지방산을 더 많이 섭취하는 법, 지중해식 식단을 따르는 올바른 방법과 저당 음식을 섭취해야 하는 이유 등을 가르쳐 주었다. 그리고 지중해식 식단을 포함해 저당 음식과 유기농, 유전자 조작을 하지 않은 농산물, 그리고 요리를 좋아하지 않는 선수들을 위해 레토르트 음식을 파는 전국 식료품점 체인의 식품을 포함한 다양한 식단을 꾸렸다. 언제나 뇌 건강에 좋은 음식들로 가득한 내 아버지의 쇼핑 카트 사진을 선수들에게 보여 주기도 했다. 근육 경련으로 고생하는 70세 노인이 자신의 뇌 건강을 위해 장을 보고 먹거리를 고민하는 정성을 들일 수 있다면 이 선수들도 분명 그럴 수 있을 터였다. 세션이 끝날 때마다 나는 뇌에 좋은 음식들이 포함된 조리법도 소개했다.

UCLA에서 학부생들을 가르쳤던 경험도 즐거웠지만, 미식축구 선수들에게 더 나은 생활 습관을 선택하여 뇌를 관리하는 법을 가르치는 일이 얼마나 즐겁고 보람 있는 일인지를, 당시에는 진정으로 깨닫지 못했었다. 하지만 평생에 걸쳐 누군가에게 지도를 받던 선수들이었기에 그들은 나의 세션에도 역시 매우 능동적인 태도로 임했고, 성공적인 변화를 이끌어 낼 수 있었다. 선수들은 영양학적 선택을 재검토하고, 건강한 뇌를 위해 스스로 새로운 시도를 하는 일에 상당한 즐거움을 느꼈다.

시간이 흐르면서 이 그룹은 두뇌 건강을 유지한다는 같은 목표를 가진 운동선수들로 이뤄진 일종의 가족으로 탈바꿈했다. 덕분에 세션은 상당히 성공적으로 마무리되었고, 나는 이를 클리닉에 접목해 다른 환자들을 위해서도 비슷한 세션을 운영하기 시작했다. 많은 선수가 계속 참여하길 바랐고, 이후에도 수년간 함께한 경우도 있었다. 덕분에 나는 선수들의 인지 건강 변화를 가장 가까운 곳에서 긴밀하게 지켜볼 수 있었다.

세션 내내, 선수들의 뇌 건강이 최우선 사항이었고 체중 감량은 유익한 부수 작용이었다. 누구나 체중 감량을 원했기에 설득은 매우 쉬웠다. 참여한 대다수의 선수가 인지 건강 증진을 위해 고안한 식단을 따르기만 해도 감량에 성공할 수 있다는 사실을 선뜻 믿지 못했다.

결국 모든 선수가 체중 감량에 성공했다고 밝힐 수 있어 자랑스럽다. 감량의 폭에는 편차가 있었다. 어떤 선수들은 약 13킬로그램을 뺐고, 또 어떤 선수는 최대 36킬로그램까지도 감량에 성공했다. 하지만 무엇보다 중요한 건, 이들의 체중 감량에만 그치지 않고 평생 함께할 뇌 건강 습관을 만들고 강화했다는 점이었다.

이번 장에서는 내가 NFL 선수들의 체중 감량 그룹을 이끄는 동안 따랐던 기본 원칙의 7단계를 설명하고자 한다. 이 계획은 우리의 뇌를 위해 일상 식단에 작지만 점진적인 변화를 가한다. 주된 목표는 뇌의 건강이지만, 체중 감량 또한 이뤄 낼 수 있으며 결국 이뤄 내게 될 것이다.

여러분이 이미 알고 있고 따르고 있는 방법이라고 해도, 전문가가 아니라면 알지 못할 특정한 사항들이 포함되어 있으므로 일단은 각 단계를 주의 깊게 읽어 보기를 권하고 싶다. 특히 104쪽의 '베터 브레인 다이어트 실천법'에서는 매일 음식량을 얼마나 섭취해야 하는지, 언제 술을 먹어도 괜찮은지, 어떻게 자신만을 위한 식단으로 바꿀 수 있는지에 대해 다뤘다.

편리한 음식을 멀리하라

편리하게 모든 것을 포장해 사다 먹을 수 있는 오늘날, 미국인들은 하루 칼로리의 거의 60퍼센트를 농장이 아닌 실험실에서 제조한 합성 성분으로 된 가공식품이나 바로 먹을 수 있는 레토르트 음식으로 소비한다고 한다.[1] 가공식품에는 감자칩이나 크래커, 시리얼, 냉동식품, 탄산음료, 제로 칼로리 탄산음료, 쿠키, 사탕, 케첩, 샐러드드레싱, 파스타, 빵, 과일 요거트, 가공육, 그리고 손쉽게 살 수 있는 대부분의 음식이 포함된다.

가공식품이 왜 그렇게 끔찍하냐고? 간단히 말해 모든 면에서 해롭다고 대답하고 싶다. 가공식품에는 높은 칼로리와 설탕, 해로운 지방과 쓸모없이 많은 탄수화물, 그리고 몸에 좋지 않은 화학 물질이 다수 포함되어 있다. 동시에 가공식품에는 뇌 기능을 최적화시키는 성분이나 생존을 위한 영양분이 하나도 포함되어 있지 않다.

클리닉에서 고객들과 함께하며 나는 많은 사람이 자신의 당 수치가 낮다는 착각에 빠져 있다는 것을 알게 됐다. 고객들은 내게 사탕이나 탄산음료는 전혀 먹지 않고 가끔 디저트만 즐긴다고 했다. 하지만 설탕은 탄산음료, 주스, 쿠키, 잼, 케이크, 사탕뿐 아니라 스무디, 단백질 바, 요거트, 시리얼, 빵, 크래커, 케첩, 샐러드드레싱, 가게에서 사 온 소스, 에너지 음료, 커피 등등 우리가 먹고 마시는 거의 모든 것에 들어 있다. 심지어 유기농, 비건, 저지방, 또는 글루텐이 없는 음식도 당도가 높을 수 있다. 설탕은 어디에나 포함되어 있다. 미국인들은 평균적으로 하루에 약 17티스푼 분량의 설탕을 소비하는데, 이는 권장량보다 대략 10티스푼 더 많은 양이다.[2]

가공식품에는 설탕뿐 아니라 방부제, 유화제, 합성 색소, 수소화 지방, 인공 감미료, 가짜 향료, MSG, 아크릴아미드를 비롯한 발암 물질도 함유되어 있다. 이런 첨가물은 음식의 맛을 더 높여 줄 뿐 아니라 미적으로도 색감을 주고, 몇 년까지는 아니더라도 적어도 몇 달간 썩지 않고 가게 진열대에서 버티게 만든다.

하지만 식품 첨가물은 식품에 속하지 않는다. 연구 결과에 따르면 이 화학 물질들은 조기 사망의 전반적인 발생률과 함께 암, 심장병, 당뇨병, 그리고 거의 모든 다른 만성 질환의 위험을 증가시킬 수 있다.[3] 화학 물질은 기억력과 집중력을 저해하고 뇌로 가는 혈류를 제한하며 신경 인지 감퇴와 질병의 위험을 높일 수 있다.

가공식품의 유일한 장점은 피하기 쉽다는 것이다. 자연식품 whole food을 먹으면 된다. 자연식품은 우리가 식품 산업이 발전하기 이전에 먹었던 것들이다. 즉, 땅이나 농장에서 바로 나오는 식품, 혹은 첨가물이나 유전자 변형을 거치지 않은 식품을 가리킨다.

'자연식품'이라는 용어가 최근 몇 년 사이 꽤 진부한 표현이 되었지만, 자연식품에 어떤 음식이 포함되고 인지 건강에 왜 필수적인지 이해하는 것이 중요하다. 간단히 말해서, 자연식품에는 복합 탄수화물, 지방, 단백질, 섬유질, 비타민, 미네랄, 산화 방지제, 그리고 우리의 뇌와 몸이 적절하게 기능하는 데 필요한 영양소가 포함돼 있다. 자연식품을 먹을 때마다 가장 강력한 종합 비타민을 삼키는 것과 같다. 또한 설탕과 화학 첨가물에서도 자유롭다.

단지 가공식품을 자연식품으로만 바꿔 섭취해도 뇌 순환이 활발해지고 새로운 뉴런이 자라고 염증이 줄어들며, 다른 건강상의 이점도 많이 생긴다.

2단계
좋은 지방의 섭취량을 늘려라

우리의 뇌는 60퍼센트가 지방이다. 즉, 식이 지방이 인지 기능에 필수적인 역할을 한다는 뜻이다. 지방 또는 지질脂質은 신경막을 형성하고 세포가 적절하게 기능하기 위해 필요하다. 지방은 또한 신경 섬유를 둘러싸고 있는, 뉴런이 빠르고 효율적으로 메시지를 전달할 수 있도록 만드는 뇌의 미엘린 피복을 구성하는 요소이다. 최적의 뇌 순환, 신경 발생, 그리고 고차원적 사고를 담당하는 모든 두뇌 구조와 기능을 위해 지방 섭취는 매우 중요하다. 식이 지방이 충분하지 않으면 신경 퇴행성 질환이나 알츠하이머병이나 파킨슨병과 같은 질병에 걸릴 위험도 커진다.

모두에게 필요한 단 하나의 지방

그러나 모든 지방이 뇌에 이로운 것은 아니다. 뇌가 가장 필요로 하는 지방의 종류는 우리가 가장 적게 섭취하는 지방이기도 한, 필수 지방산EFAs이다. 생선과 해산물에서 주로 발견되는 필수 지방산은 뇌가 최적으로 기능하는 능력에 매우 중요하다.[4]

우리 몸은 스스로 필수 지방산을 생산할 수 없으며 음식이나 영양 보조제로부터 얻어야 한다. 미국 의학연구소식품영양위원회Institute of Medicine's Food and Nutrition Board는 오메가-3 지방산 에이코사펜타엔산EPA이나 도코사헥사엔산DHA 섭취에 대한 권고안을 제시하지 않았지만,[5] 미국심장학회American Heart Association는 EPA와 DHA를 위해 일주일에 100그램의 생선을 적어도 2회 섭취할 것을 권장하고 있다.[6] 90퍼센트 이상의 미국인들이 해산물을 통해 충분한 양의 해양 오메가-3 지방산을 섭취하지 못하는 것으로 추산되므로 이 지침을 따르는 것이 필수적이다.[7]

오메가-3 지방산을 섭취할 수 있는 식품에는 세 가지 종류가 있다. 견과류, 카놀라유, 아마씨와 식물 식품에서 발견되는 알파-리놀렌산ALA, EPA, 그리고 생선과 해산물에서 발견되는

DHA이다. 어떤 종류든 오메가-3 지방산을 많이 섭취하면 뇌 기능을 증진시킬 수 있지만, 가장 중요한 필수 지방산은 DHA 이다.

DHA는 뇌에 있는 지방산 중 90퍼센트를 차지한다. 이 필수 지방산은 뉴런의 생존과 성장, 신경 가소성, 시냅스 전달, 뇌 순환, 그리고 기억력, 집중력, 문제 해결 및 정보 처리 능력을 지원하는 세포막 보전까지, 거의 모든 인지 기능에 필수적이다.

ALA는 견과류나 콩과 같이 우리가 정기적으로 먹는 많은 식물에서 발견되기에 미국인의 평균적인 식단에도 풍부하게 포함되어 있다. 우리 몸은 우리가 섭취하는 ALA 일부를 DHA로 전환할 수 있지만, 섭취량을 DHA와 EPA 모두로 전환시키는 비율은 약 15퍼센트에 불과하다.[8] 인지 건강과 인지 기능 개선을 위해서는 DHA가 포함된 음식을 섭취해야 한다. 그러니 잊지 말자. 우리 몸은 이런 지방을 자체적으로는 충분하게 생산할 수 없다. 더 나은 뇌를 위해 필수 지방산을 더 많이 섭취하는 방법은 다음과 같다.

❶ **바다를 품어라.** DHA가 가장 많이 함유된 음식은 연어, 참치, 송어, 홍합, 청어, 고등어, 정어리 등의 해산물이다. 일반적으로 기름진 냉수성 어류가 농어, 틸라피아, 대구보다 오메가-3 지방산을 더 많이 함유하고 있다. DHA 섭취를 개선하는 데는 일주일에 1~2인분 식사로 충분하다.

❷ **모든 생선에서 '생선 맛'이 나지는 않는다.** 만약 여러분이 해산물의 생선 맛을 좋아하지 않는다면, 도다리, 해덕(대구와 비슷하나 그보다 작은 고기 – 옮긴이), 메기, 송어, 북극 곤들매기(연어과에 속하는 민물 송어 – 옮긴이)를 먹어 보라. 특히 대구와 같은 일부 생선은 닭과 비슷하게, 어떤 양념이나 소스와도 잘 어울린다. 조리법도 다양하게 도전해 보자. 생선 타코, 생선 버거, 귀리를 뿌려 구운 생선 스틱, 그리고 조개류 수프도 있다.

❸ **해산물을 현명하게 고르자.** 자연산이든 양식이든 모두 뇌를 손상시킬 수 있는 폴리염화비페닐PCBs과 수은 등의 독소가 포함돼 있을 수 있으므로, 해로운 화학 물질에 노출되는 것을 줄이기 위해서 늘 주의해야 한다. 식당에서 음식을 주문하기 전에 몬터레이만 수족관Monterey Bay Aquarium의 해산물 감시Seafood Watch 애플리케이션이나 웹사이트를 통해 해당 생선의 안전성을 확인해 보는 것도 좋다. 여기서는 건강뿐 아니라, 종의 지속 가능성을 기준으로 해산물을 평가하고 있다.

❹ **해조류를 사랑하는 법을 배워라.** 해산물만이 DHA 섭취를 위한 유일한 선택지는 아니다. 해조류, 특히 해초와 스피룰리나(남조식물의 일종으로 클로렐라와 함께 미래의 단백질원으로 주목되고 있다 – 옮긴이)도 비록 양은 적어도 귀한 오메가 – 3 지방산을 함유하고 있다. DHA 외에도 두 해조류 모두 고농도의 미량 영양소 또한 가지고 있다. 스피룰리나에 대한 더 자세한 내용과 보충법은 5장에서 다룰 예정이다.

❺ **ALA를 최적화하자.** 해산물에 DHA 함량이 높긴 하지만, 섭취한

일부 ALA를 DHA와 EPA로 전환시킬 수도 있다. 이런 전환이 몸에 가장 이익이 되도록 만들기 위해서는 치아씨chia seed, 대마씨, 아마씨, 호두, 풋콩, 강낭콩과 같이 ALA가 많이 함유된 음식을 섭취해야 한다. 아마, 호두, 대마, 치아 등 일부 식물성 기름에도 ALA가 풍부하다.

⑥ **첨가물 구매에 주의하라.** 미국의 암울한 오메가-3 섭취량을 감안하여, 시리얼, 오렌지 주스, 에너지 바, 샐러드드레싱, 심지어 제과·제빵류 같은 진열대의 여러 상품에 DHA와 EPA가 첨가돼 있다. 하지만 이들 식품 대부분은 고가공식품이며 DHA보다는 설탕, 정제 탄수화물, 또는 화학 물질이 더 많이 포함돼 있다.

포화 지방과 콜레스테롤의 진실

지난 10년 동안 식품 업계에서는 포화 지방과 식이 콜레스테롤이 과연 인간이 만들어 낸 영양소 악당인가에 관한 논쟁이 끊임없이 일어났다. 몸의 다른 부분과 마찬가지로 당신의 뇌도 최적의 기능을 수행하기 위해서 포화 지방과 콜레스테롤을 필요로 한다. 특히 포화 지방은 세포막을 만드는 데 핵심적이며, 콜레스테롤은 다른 신체 기능 중에서도 인지 건강에 중요한 역할을 하는 호르몬을 생산하는 데 도움을 준다.

하지만 베이컨, 스테이크, 계란, 치즈를 더 많이 먹어야 한다고 말하는 사람들은 뇌 건강을 위한 최선이 무엇인지에 대해 오해하고 있다. 거의 모든 대규모 장기 연구에 따르면, 포화 지방과 건강에 좋지 않은 LDL(저밀도 지방 단백질) 콜레스테롤을 너무 많이 섭취하는 것은 뇌에 치명적인 영향을 미칠 수 있고, 염증, 기억력 손상, 정서 장애를 일으킬 뿐만 아니라, 알츠하이머병과 다른 질병의 위험을 증가시킬 수 있다.[9] (LDL 콜레스테롤에 대한 자세한 내용은 10장을 참조하라.)

그렇지만 적정한 뇌 건강을 위해서 포화 지방과 콜레스테롤이 필요하므로, 나는 코코넛과 코코넛 오일을 추천한다. 둘 다 포화 지방 함량이 높다. 코코넛 오일은 약 90퍼센트가 포화 지방으로, 이는 돼지기름에서 발견되는 양의 두 배 이상이다. 코코넛 오일에 함유된 포화 지방은 육류, 계란, 유제품, 가공식품에서 발견되는 지방과는 종류가 다르다.

코코넛의 포화 지방을 가리켜 중간 사슬 중성 지방MCTs: medium-chain triglycerides 이라 부른다. 중간 사슬 중성 지방은 동물성 제품이나 가공식품에서 발견되는 긴 사슬 중성 지방LCTs보다 구조가 짧으며, 그렇기에 흡수력이 좋고, 당연히 긴 사슬 중성 지방보다 뇌와 몸의 연료로 빨리 전환된다.[10] 이런 이유로 중간 사슬 중성 지방은 체내에 지방으로 저장될 가능성이 적다. 연구에 따르면 중간 사슬 중성 지방은 식욕을 억제하고 건강에 좋지 않은 콜레스테롤을 낮춘다고 한다.

뇌 속에서 중간 사슬 중성 지방은 포도당이 충분하지 않을 때 뉴런이 연료로 사용하는 '케톤ketone'이라는 화합물로 분해되면서 놀라운 작용을 한다. 또한 뇌 순환을 개선하고 뉴런 내 노화로 인한 염증을 줄여 준다.[11] 중간 사슬 중성 지방은 뇌에 매우 유익해서 연구자들은 알츠하이머와 치매를 치료하는 데 사용할 방법을 탐구하고 있다.[12]

코코넛 오일은 중립적인 맛이 나므로 다른 요리용 오일을 대체하여 식단에 포함시키기도 쉽다. 고열에서도 변질되지 않아 볶음 요리, 구이 등의 요리에 쓰기 이상적이며, 상온에서는 단단하게 굳어 있으므로 베이킹에 버터 대용으로 사용할 수도 있다.

3단계

복합 탄수화물을 주목하라

뇌 기능을 최적화하기 위해서는 포도당의 지속적인 공급이 필요하다. 포도당의 가장 좋은 공급원인 탄수화물은, 우리 몸에서 지방이나 단백질보다 더 쉽게 단당單糖으로 분해된다.

그렇다고 빵, 파스타, 쿠키, 감자칩을 더 많이 먹어야 한다는 뜻은 아니다. 정제 탄수화물이나 단순 탄수화물은 인지 건강에 해롭다. 대개는 너무 많은 설탕을 함유하고 있어 뉴런의 기능을 방해하는 혈당 스파이크를 일으키고 인지에 관련된 주요 뇌 영역을 축소시켜 기억력 문제, 사고 곤란, 인지력 저하의 위험 증가로 이어질 수 있다.

뇌에 가장 좋은 탄수화물의 종류는 통곡물, 채소, 견과류, 콩, 과일과 같은 복합 탄수화물로서, 정제 탄수화물이나 단순 탄수화물보다 섬유질, 비타민, 미네랄, 항산화제와 같은 영양소를 더 많이 함유하고 있다. 복합 탄수화물에도 당이 포함되긴 하지만, 천연 공급원에서 발생한 당이므로 정제 탄수화물의 당보다 훨씬 느리게 분해된다. 또한 복합 탄수화물이 더 긴 분자 사슬로 구성되어 있으므로 몸에서 더 천천히 소화되며, 덕분에 우리는 포만감을 오래 느끼고 지속적으로 에너지를 공급받을 수 있다.

복합 탄수화물인 통곡물을 둘러싼 많은 혼란이 존재한다. 빵, 시리얼, 크래커, 냉동식품 등 여러 가공식품이 통곡물을 포함하고 있다고 주장하지만, 실제로는 주로 정제 탄수화물, 설탕, 화학 첨가물 또한 포함돼 있다. 가공된 '통곡물'에는 섬유질과 착한 지방이 적은 경우가 대부분이다.

그렇다면 어떤 통곡물을 먹어야 할까? 건강한 통곡물의 예로는 현미, 야생 벼, 통귀리, 퀴노아, 아마란스, 파로(통보리), 메밀, 보리, 기장이 있다. 이런 음식들 모두가 혈당 지수가 낮다. (혈당 지수는 혈당을 높이는 정도에 따라 수치를 0부터 100까지 나타내는데, 0은 아무런 영향이 없는 경우고, 100은 순수 포도당으로서 즉각적이고 강렬한 혈당 스파이크를 발생시킨다는 의미다.)

팔레오 다이어트Paleo diet(원시 시대 인류의 식단이나 식습관을 따르는 방식의 다이어트. 주로 단백질과 식이 섬유 등이 풍부하고 가공하지 않은 신선한 식품을 섭취하여 체중을 조절하고 건강을 유지한다 – 옮긴이) 혹은 키토제닉 다이어트Ketogenic diet(지방 섭취를 늘리고 탄수화물·단백질 섭취를 줄이는 식이 요법 – 옮긴이)처럼 요즘 유행하는 식이 요법은 통곡물을 기피하지만, 뇌 기능을 최적화하고 싶다면 그런 방법은 추천하지 않는다. 과일과 야채에 우리 뇌가 필요로 하는 포도당이 함유되어 있다면, 통곡물은 가장 농축된 공급원이며 보다 느리게 소화되면서 일관되게 당을 공급한다.

통곡물에는 또한 섬유질, 비타민 B와 E, 그리고 인지 기능에 필수적인 다른 영양소들이 풍부하다. 통곡물의 영양소는 '기분이 좋아지는 화학 물질'인 세로토닌을 포함한 신경 전달 물질의 생성을 돕는다(사람들이 복합 탄수화물을 섭취한 뒤 행복감을 느끼는 이유이기도 하다).

연구는 또한 통곡물을 많이 먹을수록 노화와 관련된 인지력 감퇴의 위험도도 낮아진다는 점을 보여 준다.[13] 반면 통곡물을 많이 섭취하지 않는 사람은 인지 장애나 질병에 걸릴 가능성이 높다.[14] 더 나은 뇌 건강을 위해 당신의 쇼핑 리스트에 추가해야 할 열두 가지 통곡물은 다음과 같다.

- 통귀리
- 퀴노아
- 현미
- 야생 벼

- 조, 기장 같은 낱알 곡물
- 파로(통보리)
- 아마란스
- 벌거bulgar(발아한 밀을 찐 다음 말려서 부순 것으로 중동 요리에서 많이 쓰인다-옮긴이)
- 메밀
- 호밀
- 스펠트spelt 밀(나맥, 쌀보리)
- 보리(대맥)

4단계

식물성 식단으로 밥상을 채워라

만약 여러분이 건강하고 똑똑하고 날씬해지고 싶다면, 음식 저 널리스트 마이클 폴란Michael Pollan의 황금률을 따라 주로 식물을 먹어야 한다. 식물성 식품을 주로 섭취하는 사람들은 심장병, 비만, 뇌졸중, 암, 당뇨병, 관절염 및 거의 모든 만성 질환은 물론, 노화와 관련된 인지력 저하, 정신 건강 문제 및 신경 퇴행성 장애의 위험이 낮다. 또한 식물류를 중심으로 식습관이 형성된 나라의 국민들이 세계적으로 가장 날씬하다는 경향도 나타난다.

식물성 식단을 섭취한다는 것은 잎채소, 과일과 야채, 콩류,

견과류와 씨앗, 통곡물과 같이 땅에서 자란 음식을 먹는다는 의미다. 칼로리 문제 외에도, 식물, 특히 짙은 잎채소에는 다른 어떤 음식보다 비타민, 미네랄, 산화 방지제, 식물 영양소, 그리고 다른 화합물들이 풍부하다. 비록 대부분의 미국인이 충분히 섭취하는 것은 아니지만, 우리의 뇌가 최적으로 기능하기 위해서는 이 미량 영양소들이 필요하다.

실제로 질병관리센터에 따르면, 미국 인구 열 명당 단 한 명만이 건강을 유지할 만큼 충분한 과일과 채소를 섭취하고 있다. 더 똑똑하고 건강한 뇌를 위해 먹어야 할 여섯 가지 식물성 식품은 다음과 같다.

❶ **진녹색 채소:** 케일, 시금치, 브로콜리, 근대, 콜라드, 루꼴라, 양배추, 물냉이, 겨자 채소, 청경채, 로메인 상추, 어린 잎채소, 꽃상추, 에스카롤 상추, 혼합 야채, 브로콜리라브.

섭취해야 하는 이유 만약 오늘 단 한 가지 채소만 먹을 수 있다면 진녹색 채소를 선택하라. 진녹색 채소에는 다른 어떤 식물보다 칼로리당 비타민, 미네랄, 산화 방지제, 그리고 식물 영양소가 더 많이 함유되어 있다. 비타민 K, 비타민 C, 비타민 E, 루테인, 엽산, 베타카로틴과 함께 인지 기능에 중요한 미네랄인 마그네슘이 풍부한데, 이들 모두 기분과 정신적 경각심을 증진하고 인지 기능 저하를 막는 데 필요하다. 진녹색 채소는 또한 뇌의 산화 스트레스와 싸우는 건강한 화합물인 글루코시놀레이트glucosinolate와 혈액을 산소와 정화하는 것을 돕는 녹색 식물 색소인 엽록소의 몇 안 되는 공급원이다. 연구에 따르면 매일 진녹색 채소를 여러 번 섭취할 경우, 신경 퇴행성 노화와 감퇴에 대항할 수 있고, 뇌의 기능과 성능을 향상시킬 수 있다.

❷ **기타 채소:** 콜리플라워, 버섯, 아티초크, 방울양배추, 풋고추, 아스파라거스, 아보카도, 콩나물/숙주 류, 가지, 오이, 리크(부추), 양파, 애호박, 알팔파 순, 마늘.

섭취해야 하는 이유　야채가 진녹색이 아니라고 해서 뇌를 이롭게 하는 영양소로 가득 차 있지 않다는 의미는 아니다. 예를 들어 콜리플라워, 순무, 방울양배추에는 브로콜리와 케일에서 발견되는 것과 같은, 산화 스트레스에 저항하는 화합물을 포함하고 있다.[15] 아스파라거스와 방울양배추에는 우리 뇌의 뉴런 기능, 스트레스 감소, 기분 조절, 질병 예방에 필요한 엽산이 풍부하다. 실제로 위에 열거한 모든 채소는 질병과 싸우고 기분을 좋게 하는 기능과 함께 신경 보호 효과를 제공한다.

❸ **오렌지색, 노란색, 빨간색 채소:** 도토리 호박, 당근, 고구마, 피망/파프리카류, 무, 붉은 양배추, 땅콩 호박, 호박 비트.

섭취해야 하는 이유　뇌를 건강하게 만들고 싶다면, 매일 오렌지색, 빨간색, 노란색 채소를 적어도 1인분 이상 섭취하라. 이렇게 밝은 빛깔의 채소에는 베타카로틴, 칼륨과 함께 비타민 A, 비타민 B, 비타민 C 등이 농축되어 있으며, 이와 같은 영양소는 인지 기능, 스트레스 감소, 신경 차원의 노화 방지, 신경 퇴행성 질환 및 감퇴의 위험 감소에 필수적이다.

고구마와 당근처럼 색이 화려하고 녹말이 많은 채소는 또한 두뇌에 건강한 당을 공급한다. 특히 고구마에는 비타민 E가 함유돼 있어 신경 생성을 촉발하고 알츠하이머병이나 파킨슨병 같은 인지 질환 예방에 도움을 줄 수 있다. 통곡물과 마찬가지로 고구마도 기분을 좋게 하는 세로토닌을 자극하는 데 도움을 준다.

❹ **과일:** 사과, 블루베리, 딸기, 라즈베리, 배, 오렌지, 자몽, 멜론, 블랙베리, 레몬, 포도, 수박, 살구, 복숭아, 자두, 파인애플, 바나나, 천도복숭아, 체리, 크랜베리, 키위, 만다린(귤).

섭취해야 하는 이유 요즘 유행하는 다이어트 식단 중 일부는 당도가 너무 높다는 이유로 과일을 피하기도 하지만, 여러 연구에 의하면 과일을 많이 섭취하는 사람일수록 몸과 뇌가 더 건강하다. 과일은 당을 함유하고 있지만, 첨가 혹은 인공 감미료가 아닌 자연적 형태의 과당이다. 과일에는 산화 스트레스와 인지 염증을 줄여 주는 항산화 물질도 많다. 특히 베리류에는 항산화제와 기억력을 향상시키는 플라보노이드라는 식물성 색소가 함유되어 있다. 그리고 블루베리는 신경 생성을 촉진하는 능력 덕택에 뇌에 가장 좋은 음식이라고 할 수 있다. 감귤류는 노화와 관련된 퇴행을 방지하는 데 필요한 비타민 C와 다른 미량 영양소를 많이 함유하고 있다.[16]

❺ **콩류:** 검정콩, 강낭콩, 병아리콩, 렌틸콩, 풋콩, 리마콩, 흰색 강낭콩, 동부콩(광저기콩), 카넬리니콩, 녹두.

섭취해야 하는 이유 콩은 정신 건강을 위한 전투에서 잘 알려지지 않은 영웅과도 같다. 콩류에 풍부한 단백질과 섬유질에는 고기와 유제품에서 종종 발견되는 독소가 없다. 콩류는 또한 최적의 뇌 기능에 필수적인 엽산과 비타민 B의 풍부한 공급원이다. 비타민 B는 기분을 좋게 하는 신경 전달 물질 세로토닌의 건강한 수준을 유지하는 데 중요하다. 비타민 B는 수용성이고, 우리 몸은 비타민을 저장할 수 없기 때문에 매일 음식을 통해 섭취해야 한다. 콩, 풋콩 그리고 다른 콩류에는 치매 예방을 도울 수 있는 폴리페놀로 알려진 산화 방지제가 함유돼 있다.[17] 콩류는 통곡물과 야채와 마찬가지로 뇌에 안정적이고 건강한 당을 제공하는 저혈당 복합 탄수화물이다.

❻ **견과류와 씨앗**: 호두, 아몬드, 캐슈넛, 브라질넛, 해바라기씨, 대마씨, 피스타치오, 피칸, 호박씨, 마카다미아, 헤이즐넛, 치아씨, 잣, 땅콩.

섭취해야 하는 이유 최근 중국에서 수행되어 주요 언론의 헤드라인을 장식한 연구에 따르면 하루에 견과류 두 찻숟가락만 먹어도 노인들의 인지 기능을 60퍼센트까지 향상시킬 수 있다고 한다.[18] 견과류와 씨앗 중에서도 특히 해바라기, 아몬드, 헤이즐넛은 산화 스트레스와 싸우고 뉴런을 보호하고 알츠하이머의 위험을 줄이는 데 도움을 주는 비타민 E를 많이 함유하고 있다.

견과류와 씨앗은 다른 미량 영양소와 건강한 지방을 함유하고 있는데, 이는 염증을 낮추고 LDL 콜레스테롤을 감소시키며 뇌 순환을 원활하게 한다. 심지어 정기적으로 견과류를 섭취하면 인지, 학습, 기억, 치유와 관련된 뇌파 주파수를 강화시킬 수 있다는 연구 결과도 있다.[19] 호두, 치아씨, 대마씨, 아마씨와 같은 견과류와 씨앗에도 알파 – 리놀렌산이 풍부하다고 한다. 호두는 또한 뇌에 좋은 슈퍼푸드로 뉴런의 메시지 전달을 향상시키고, 기억을 보존하고 증진시키며, 염증을 줄이고, 신경 생성을 촉발할 수 있다는 연구 결과가 있다.[20]

몸에 이로운 식물을 먹어 보자

유기농을 구입하라: 가급적 과일과 야채는 유기농으로 먹자. 농약을 써서 재배한 농산물은 뇌 속에서 독소처럼 작용하며 브레인 포그, 기억력 감소, 체중 증가, 고혈당, 높은 콜레스테롤을 유발할 수 있는 해로운 살충제를 함유하고 있다. 또한 유기농을 먹음으로써 신경 독성 효과를 유발할 수 있는 유전자 변형 식품을 피할 수 있다.

날것으로 먹어라: 고열을 가하면 식품의 효소와 비타민 B와 C 같은 영양소가 파괴된다. 가능하면 효소와 미량 영양소를 섭취할 수 있도록 생채소와 과일을 섭취하자.

동물성 단백질을
식물성 단백질로 대체하라

지난 10년 동안, 식물성 식단에 대한 연구가 크게 늘면서 건강에 이점이 있다는 증거 또한 많아졌다.[21] 이 연구는 잡식성 식생활과 대조되며 큰 차이를 보였다. 반면에 동물성 식품에 대해서는 만성 질환, 체중 증가, 낮은 에너지, 브레인 포그, 기분 장애 같은 수많은 증상이 관찰됐을 뿐, 육식을 즐기는 사람들이 좋아할 만한 연구 결과는 없었다. 심지어 한 연구에서는 우리가 먹는 동물성 단백질의 3퍼센트만 식물성 단백질로 대체해도 사망률이 크게 줄어든다는 점을 발견했다.[22]

고기, 계란, 유제품이 뭐가 그렇게 위험할까? 연구자들은 고기, 치즈, 튀김, 담배 제품에서 발견되는 발암성 화합물인 니트로사민nitrosamine과 같은 해로운 성분을 지적한다. 가공식품에도 다량 들어 있는 니트로사민은 신경 퇴행성 감퇴, 특히 알츠하이머의 위험을 증가시킨다.[23]

동물성 고기에는 또한 헴철분heme iron이 풍부하다. 이 영양소는 빈혈에 이롭지만, 너무 많이 섭취하면 뇌에 축적되어 산화 스트레스를 유발할 수 있다. 알츠하이머, 파킨슨병, 그리고 다른 신경 퇴행성 질환이 있는 사람들은 종종 다른 사람들에 비해 헴철분 수치가 높게 나타난다.[24] 반대로 통곡물, 채소, 콩, 견과류 및 과일에서 발견되는 비헴철non-heme iron은 반대의 효과를 내며 산화 스트레스를 감소시킨다.[25]

동물성 단백질을 섭취하면 뇌의 전신 염증이 증가한다는 것을 보여 주는 증거 또한 많다. 그 이유 중 하나는 고기에는 요리 시 증식할 수 있는 염증성 화학 물질이 포함되어 있기 때문일 것이다.

동물성 제품들은 또한 긴 사슬 중성 지방LCTs 형태로 된 포화 지방의 함량이 높다. 키토제닉이나 팔레오 다이어트 덕분에 포화 지방의 섭취 열풍이 부활하고 있으나, 연구에 따르면 긴 사슬 중성 지방은 뇌 건강에 해로우며, 기억력 저하, 뇌 기능 저하, 기타 인지적 문제를 초래할 수 있다고 한다.[26]

동물성 유제품은 포화 지방과 당분을 모두 함유하고 있는데, 이것은 뇌에 이중 타격을 준다. 유제품에서 발견되는 당인 락토오스(유당)는 자연적으로 발생하지만, 우리는 치즈, 요거트, 우유, 버터, 또는 크림을 원래 그대로는 거의 섭취하지 않는다. 그보다는 정제된 곡물(시리얼에 우유, 크래커에 바른 치즈, 빵에 얹은 버터)이나 더 많은 당류(가당 요거트, 아이스크림, 우유를 넣은 커피) 또는 가공식품의 형태(피자와 파스타에 뿌린 치즈, 쿠키와 케이크에 넣은 버터) 등으로 섭취한다.

우리 몸은 또한 유당을 쉽게 소화할 수 없는데, 이것은 장-뇌 연결을 방해하는 염증과 소화 문제를 증가시킬 수 있다(6단계에서 더 자세히 설명하도록 한다). 우유 단백질의 일종인 카제인

casein은 또한 몸에 너무 많은 점액 생산을 촉발할 수 있다. 어린 시절 아팠을 때 좋아했던 따뜻한 코코아 한 컵이, 사실은 내 기분을 나아지게 하지 못했던 이유다. 우유 속의 박테리아를 죽이기 위해 사용되는 저온 살균 과정은 비타민, 미네랄, 다른 건강한 화합물마저 죽인다.

현대의 고기와 유제품에는 항생제, 호르몬, 스테로이드, 살충제와 같은 독소가 포함돼 있다. 예전의 인류는 결코 섭취하지 않았을 화학 물질들이다. 가공식품의 화학 물질과 마찬가지로 동물성 제품에서 발견되는 독소는 세포 노화를 가속화하고 인지 기능을 손상시키며 건강한 장내 세균을 교란시킬 수 있다.

동물성 식품을 전부 포기할 필요는 없지만, 하루에 고기나 유제품을 1인분 이상 섭취하지 않고, 유기농을 구입하며, 섭취를 제한하는 방법을 추천하고 싶다. '유기농' 인증 육류 역시 동물들에게 유전자 변형 풀이나 곡물을 먹이지 않기에 우리가 항생제나 호르몬제에 노출될 위험이 적다.

소의 젖을 소비하는 대신, 코코넛, 아몬드, 쌀, 콩, 캐슈, 귀리 우유와 같은 인기 있는 식물 기반 대체물을 실험해 볼 것을 제안한다. 모두 젖소 우유보다 소화가 더 잘되며, 건강 면에서도 이롭다.

만약 여러분이 유제품을 포기하고 싶지 않다면, 미국 외 지역에서는 소젖보다 더 인기 있는 염소 우유와 요거트를 먹어 보는 건 어떨까.[27] 연구에 따르면 염소 유제품은 젖소의 우유보다 건강한 지방을 더 많이 포함하고 있으며, 락토오스에 민감한 사람도 더 쉽게 소화시킬 수 있다. 단백질 함량이 높고 설탕과 첨가물이 없기 때문에 나 또한 무가당 유기농 그리스 요거트를 좋아한다.

식물성 단백질의 효능

식물성 단백질은 동물성 단백질이 상대적으로 해롭다는 이유만으로 건강하게 여겨지는 게 아니다. 많은 식물성 단백질을 섭취하면 뇌를 보호하고 혈당, 염증, 나쁜 콜레스테롤, 혈압을 낮추는 데 도움을 줄 수 있다.[28] 연구에 따르면 전 세계적으로 식물성 단백질을 가장 많이 섭취하는 인구가 장년이 되어서도 더 오래 살고, 더 높은 삶의 질을 누리고, 이동성을 유지하고, 일반적으로 더 행복하며, 인지력을 더 많이 유지한다고 한다. 미국의 유명 미식축구 선수 톰 브래디나 테니스 선수 세레나 윌리엄스 같은 최고의 운동선수들도 식물성 단백질만으로 필요한 단백질을 섭취한다고 한다. 식물성 단백질이 풍부한 다섯 가지 식품을 소개한다.

❶ **콩: 두부, 템페, 풋콩, 두유, 미소, 전지대두 등**
  콩은 완전한 단백질로, 아홉 개의 아미노산 모두를 포함하고 있다. 우리 몸은 또한 콩으로부터 단백질을 흡수하는 데 매우 능숙

하다. 템페 반 컵에는 약 14그램의 단백질이 함유되어 있는 반면, 같은 양의 두부에는 10그램, 풋콩에는 9그램, 두유에는 (소젖에서 발견되는 것과 같은 양인) 4그램이 들어있다.

콩에는 또한 비타민 B, 아연, 칼슘, 코엔자임 Q10, 칼륨, 마그네슘을 포함한 뇌 건강에 좋은 영양소가 풍부하다. 콩은 인지 기능을 향상시킬 수 있는 식물성 화합물인 이소플라본isoflavones도 함유하고 있다. 이소플라본은 본래 에스트로겐성이지만 실제로 체내에서 에스트로겐처럼 작용하지는 않는다. 식물성 단백질을 다량으로 섭취해도 유방암 발병 위험을 높이거나 남성에게 과도한 에스트로겐이 분비되지는 않는다는 뜻이다.[29] 템페와 미소된 장과 같은 발효 식품들은 또한 내장과 뇌에 이로운 건강한 박테리아를 가지고 있다.

본질적으로 건강에 해로운 요소는 없지만, 콩을 먹을 때 조심해야 할 점이 있다. 일반적으로 재배되는 콩의 95퍼센트는 신경독성 효과를 일으킬 수 있는 유전자 변형 콩이므로, 항상 유기농 제품을 구입하여 위험성을 줄일 필요가 있다. 또한 가게 진열대에서 쉽게 구할 수 있는 콩기름, 콩 버거, 콩 마가린, 콩 치즈, 단백질 가루와 셰이크에서 발견되는 콩 분리제를 포함한 수십 개의 가공된 콩 제품을 멀리해야 한다.

❷ **콩류: 렌틸콩, 병아리콩, 검은콩, 강낭콩, 리마콩, 파바콩, 핀토콩(얼룩덜룩한 강낭콩 종류), 카넬리니콩, 완두콩 등**

렌틸콩이과 같은 콩에 최소한 8그램의 단백질이 포함되어 있는 반면, 녹색 완두콩은 반 컵당 약 4그램의 단백질을 자랑한다. 콩류는 아홉 가지 아미노산을 모두 함유하고 있지 않아 완전한 단백질은 아니지만, 통곡물과 다른 식물로 균형 잡힌 식사를 한다면 걱정할 것이 없다. 콩류는 또한 섬유질을 함유하고 있는데, 이것은 장내 박테리아에 영양을 공급하고, 뇌 순환을 조절하고, 체중 감량을 유발한다.

❸ **통곡물: 퀴노아, 메밀, 귀리, 아마란스, 기장, 현미, 야생벼, 스펠트밀, 호밀, 보리 등**

식물 피라미드의 꼭대기에 있는 단백질을 퀴노아와 아마란스라고 생각해 보라. 둘 다 완전한 단백질로, 각각 반 컵당 4~5그램의 단백질이 들어 있다.[30] 귀리와 현미는 완전한 단백질이 아니지만, 반 컵당 약 5그램 단백질을 포함하고 있다. 콩류와 마찬가지로 통곡물도 섬유질 함량이 높다.

❹ **견과류와 씨앗: 아몬드, 호두, 캐슈, 치아씨, 대마씨, 피칸, 피스타치오, 땅콩, 해바라기씨, 호박씨 등**

보통 땅콩에는 약 30그램당 7그램의 단백질이 함유되어 있다. 28알의 견과류를 먹어야 채울 수 있는 양이다. (땅콩은 엄밀히 말하면 콩류이지만 전문가들은 영양학적으로 견과류로 분류한다.) 다음으로 단백질이 많은 견과류는 아몬드로 30그램당 6그램이 함유돼 있는데, 이는 땅콩 약 스물세 알과 맞먹는다. 캐슈넛이나 피스타치오 같은 대부분의 견과류는 30그램당 약 4~5그램을 함유하고 있으며, 피칸과 마카다미아에는 각각 2그램, 3그램이 함유돼 있다.

씨앗은 단백질을 포함한 영양소의 농도 면에서 견과류를 앞선다. 예를 들어, 대마씨는 무려 30그램당 10그램의 단백질을 함유하고 있다. 같은 양의 호박씨나 아마씨는 30그램당 단백질 약 5그램을, 치아씨는 4그램을 포함하고 있다.

씨앗과 견과류 모두 섬유질, 비타민 E, 건강한 알파 – 리놀렌산을 포함한 다양한 영양소를 풍부하게 함유하고 있다.

❺ 채소: 감자, 브로콜리, 버섯, 시금치 등

근력을 키울 때 채소를 위주로 식단을 짜는 사람은 거의 없을 것이다. 하지만 우리가 매일 필요로 하는 단백질 양을 채워 줄 수 있는 채소들이 풍부하다. 예를 들어, 4그램의 단백질을 얻으려면 커다란 구운 고구마를 먹어야 하지만, 포르토벨로 버섯 반 컵에도 같은 양의 단백질이 포함돼 있다. 브로콜리 한 컵에 단백질 3그램이, 시금치 반 컵에도 같은 양이 들어있다.

6단계

장-뇌 축에 영양을 공급하라

'장-뇌 축gut-brain axis'은 뇌의 건강과 기능에 상당한 영향을 미치는 신체의 복잡한 과정을 비교적 단순하게 일컫는 용어다. 의사들에 의해 최근에야 발견된 장-뇌 축은 우리의 뇌와 위장 기관 사이에 존재하는 의사소통의 연결 선을 나타낸다. 기본적으로 말하자면, 우리 내장에서 일어나는 일은 뇌의 신체적, 정신적, 정서적 기능에 영향을 미치며 신경 전달 물질 생산, 행동, 통증

조절, 스트레스 조절에 관여한다.[31]

　장-뇌 축은 몸속의 박테리아, 곰팡이, 원생동물, 바이러스 등 100조 개의 미생물이 모여 사는 공동체인 마이크로바이옴(미생물 군집)에 뿌리를 두고 있다. 이 공동체는 매우 커서 인간의 유전체보다 100배 이상 많은 유전자를 포함하고 있으며 무게는 뇌의 두 배인 약 2.2킬로그램까지 나간다. 최근 몇 년 동안, 의사들은 마이크로바이옴이 많은 신체적, 인지적 기능을 조절하는 데 도움을 주고 심장병, 당뇨병, 암, 그리고 알츠하이머와 파킨슨병과 같은 신경 퇴행성 질환의 발달에 역할을 담당한다는 것을 발견했다.

　우리의 마이크로바이옴에는 좋은 박테리아와 나쁜 박테리아가 모두 포함돼 있으며 둘 사이에는 아주 미묘한 균형이 잡혀 있다. 나쁜 박테리아가 너무 많이 증가하면 몸의 균형이 깨져 체중 증가, 우울증, 불안, 높은 콜레스테롤, 고혈당, 피로, 장 질환 등의 위험이 증가한다.

　건강한 마이크로바이옴 균형을 보장하는 가장 좋은 방법은 식물성 식품을 우선시하는 것이다. 연구에 따르면 단 5일간만 식물성 식단을 섭취해도 장 안의 박테리아가 다양화되기 시작할 수 있고, 심지어 마이크로바이옴 내의 유전적 변화를 촉발시킬 수 있다고 한다.[32] 또한 다양한 음식, 특히 건강한 박테리아를 증가시키는 섬유질이 함유된 음식을 섭취하는 것도 도움이 된다.

　가공식품을 피하고 유기농만을 선택하는 것도 마이크로바

이옴에 영양을 공급하는 데 도움이 될 것이다. 설탕, 수소화 지방, 유화제, 인공 감미료, 식품 염료와 같은 일반적인 첨가물이 건강한 박테리아를 죽이는 반면 나쁜 박테리아에는 영양을 공급하여 증식시킬 수 있기 때문이다. 동물 목축에 사용되는 살충제, 항생제, 호르몬, 스테로이드 또한 건강한 박테리아에 치명적이다.

　　일부 음식에는 프로바이오틱스로 알려진, 건강에 좋은 박테리아가 포함돼 있다. 흔히 두부, 템페, 생 사우어크라우트(잘게 썬 양배추를 소금에 절여 발효시킨 독일 채소 요리 – 옮긴이), 김치, 콤부차(발효 차), 케피르(발효 우유), 무가당 유기농 요거트와 같은 발효음식도 해당된다. 혹은 프로바이오틱스 영양 보조제를 복용할 수도 있는데, 이에 대해서는 5장에서 더 자세히 알아보도록 하자.

7단계

간헐적 단식을 실천하라

지난 몇 년간 체중 감량에 관한 글을 읽은 적이 있다면, 간헐적 단식에 대해 들어보거나 고려해 본 적이 있을 것이다. 간헐적 단식은 며칠 동안 계속 굶는 것이 아니라 식사 사이에 12~18시간 동안, 보통 저녁에서 이튿날 아침 사이에 또는 이튿날 점심까지 금식하는 것을 의미한다.

간헐적 단식은 새로운 유행이 아니라, 우리가 더 오래, 더 건강하게, 더 똑똑하게 살아갈 수 있도록 도와주는 잘 연구된 생활 방식 변화다. 규칙적으로 간헐적 단식을 실천하는 사람들이 더 낮은 체지방, 심박수, 낮은 혈당과 인슐린 수치를 기록하며 건강에 좋지 않은 콜레스테롤과 나쁜 혈중 지방도 줄었다는 연구 결과도 있다.[33]

간헐적 단식은 혈당에 의존하여 에너지를 얻는 일반적인 신진대사 경로를 바꾸는 데 중요한 영향을 미친다. 몇 시간 동안 단식할 경우 세포는 신체의 주인이 굶고 있다고 인식하여 건강하지 않은 미토콘드리아를 제거하고 새로운 것으로 대체하는 생존 모드에 들어간다. 우리 몸도 단식 중에는 인슐린을 생산하지 않고 그 대신 세포 성장과 재생을 자극하는 성장호르몬 수치를 높이며, 동시에 신경 전달 물질인 노르에피네프린을 분비하여 우울증과 기타 정서장애 퇴치에 도움을 준다.

뇌와 관련하여 간헐적인 단식은 기억력, 집중력, 학습, 그리고 전반적인 집행 기능을 향상시키는 것으로 나타났다.[34] 또한 이러한 습관은 산화 스트레스와 인지 염증을 없애고, 신경 생성을 유발하며, 신경 가소성 또는 뇌의 변화 능력을 증가시킬 수 있다.

간헐적 단식은 또한 음식에 더욱 신경을 쓰게 만드는 효과도 있다. 많은 사람이 습관적으로, 지루하거나 화가 나거나 스트레스를 받을 때 무언가를 먹는다. 하지만 단식은 우리가 무엇을 언제 먹는지에 관심을 가지고 더 세심한 선택을 하도록 만든다.

간헐적 단식을 시작하기 위한 5단계

❶ **12시간부터 시작하라.** 첫날부터 16시간 단식에 도전하려 하지 말 것. 저녁 7시나 8시까지 식사를 마치고 12시간 금식을 목표로 삼자. 이후에는 간식을 먹지 않으며, 다음 날 아침 같은 시간까지는 아무것도 먹지 않는다. 일단 12시간 단식에 익숙해지고 나면 이후 16시간이 익숙해질 때까지 금식 기간을 30분에서 1시간씩 차츰 늘려나가자.

❷ **단식은 탈수를 의미하지 않는다.** 물, 디카페인 커피, 무가당 차를 많이 마시는 것이 신진대사, 혈류, 에너지를 활발하게 하면서 포만감을 유지하는 데 도움을 줄 수 있다. 공복 상태에서는 너무 자극적인 고칼로리 혹은 유가당 음료는 피하도록 하라.

❸ **질 좋은 음식에 집중하라.** 만약 하루의 마지막 식사가 지방, 단백질, 또는 다른 영양분이 거의 없는 정제 탄수화물과 설탕이 많이 함유되어 있다면, 곧바로 식욕이 증가하고 단식을 유지하는 데에도 어려움을 겪을 것이다. 그러니 다음 날 아침까지 단식을 유지할 수 있도록 섬유질과 단백질, 건강한 지방이 많이 함유된 건강한 저녁 식사를 하자.

❹ **다시 식사하게 될 것이라는 점을 기억하자.** 단식을 할 때 느끼는 배고픔은 정상적인 감각이다. 포기하지 말고 금방 다시 식사할 수 있다는 점을 기억하자. 며칠간의 단식 후 여러분의 몸은 또한 새로운 일상에 적응하기 시작할 것이고 시간이 지나면서 배고픔을 덜 느낄 것이다. 배고픔에 잘못은 없다. 단지 소화 기관이 치유될

기회를 얻는 동안 우리 몸이 건강하지 않은 세포를 제거하기 위해 일하고 있다는 뜻일 뿐이다.

❺ **단식 전 의사와 상의할 것**. 임산부나 제1형 당뇨병, 암, 섭식 장애가 있는 사람들은 간헐적 단식을 해서는 안 된다. 단식을 시작하기 전에 반드시 의사와 상의하라.

한 그릇의 신비

아무리 건강한 음식을 먹었다 해도, 먹은 음식을 소화시키려면 소화 기관이 활동해야 한다. 생선이나 콩과 같은 고단백 식품은 처리하는 데 꼬박 세 시간이 걸리는 반면, 과일과 야채와 같은 복합 탄수화물을 소화하는 데는 최대 한 시간이면 충분하다. 따라서 다양하고 많은 음식을 먹는다는 건 소화 기관에도 스트레스가 가중된다는 의미다.

그렇기에 나는 저녁 식사로 한 그릇 식사mono meal를 좋아한다. 한 그릇 식사란 단 하나의 음식으로 구성된 메뉴를 의미한다. 찌거나 생으로 준비한 채소, 신선한 과일 한 그릇, 약간의 플레인 오트밀, 또는 구운 고구마 같은 것들이다. 매일 저녁 한 그릇 식사를 해서는 안 되지만 일주일에 한두 번이라면 소화 기관에 건강한 휴식을 주고 설탕과 첨가물이 적은 음식을 즐기도록 미뢰를 훈련시킬 수 있다.

베터 브레인 다이어트 실천법

지금 당신이 어떤 영양학적 계획을 따르든 상관없이, 식단을 강화하여 두뇌의 힘과 인지 성능을 향상시킬 수 있다. 나와 함께해 왔던 이들은, 처음 만났을 때는 형편없는 식단을 먹으면서 자신들이 주로 채식과 자연식품을 섭취하게 될 일은 없을 거라고 철석같이 믿었던 사람들이었다. 그랬던 사람들이 목표를 달성하게 됐을 때의 놀라움은 대단했다. 당신도 해낼 수 있다. 다만 한 번에 모든 것을 바꾸려 해서는 안 되고, 조금씩 점진적으로 영양을 향상시키는 전략을 배워야 한다. 식단을 수정할 때 명심해야 할 네 가지가 있다.

❶ **지중해에 사는 것처럼 먹어라.** 브레인 다이어트와 지중해식 다이어트는 둘 다 통곡물, 채소, 과일, 콩류, 몸에 좋은 기름, 견과류에 해산물과 가금류가 소량 함유되어 있다는 점에서 상당히 유사하다. 지중해식 식단은 좋은 출발점이지만 인지 건강에는 마인드 다이어트MIND diet가 더욱 효과적이다. MIND는 '신경 퇴행 지연을 위한 지중해식 고혈압 방지 식이 요법Mediterranean-DASH(Dietary Approaches to Stop Hypertension) Intervention for Neurodegenerative Delay'의 약자다.

마인드 다이어트가 인기를 끌기 시작한 것은, 러시대학교 메디컬 센터Rush University Medical Center의 연구원들이 마인드 다이어트 식단을 고수하는 사람들의 알츠하이머 발병 위험률이 53퍼센트 줄어들었다는 결과를 발견한 후부터였다. 느슨하게 식이 요법을 따랐던 사람들조차 발병률이 35퍼센트나 줄었다.[35]

마인드 다이어트에서 가장 내 마음에 드는 점은 몇 인분을 먹어야 하는지 일일이 규정돼 있어서 따라하기 쉽다는 것이다. 마인드 다이어트의 하루 최소 섭취량은 진녹색 잎채소 1인분을 포함한 야채 2~3인분과 통곡물 3인분이다. 주간 섭취량으로 따지면 최소 베리 2인분, 콩류 4인분, 견과류와 씨앗류 5인분(1인분=약 30그램), 해산물 1인분, 그리고 가금류 2인분을 먹어야 한다. 1인분당 사이즈는 미국농무부 규정을 따른다.

마인드 다이어트는 또한 버터, 마가린, 그리고 다른 형태의 첨가 지방을 올리브 오일로 대체하고, 붉은 고기의 소비를 주당 4인분으로 제한하며, 튀긴 음식, 치즈, 정제 곡물, 설탕이 첨가된 품목은 거의 또는 전혀 포함하지 않는다.

❷ **뇌를 변화시키고 체중을 줄이는 게 급선무다.** 마인드 다이어트는 인지 기능 향상에 관심 있는 사람이 시작하기에 좋지만, 이 식단이 체중 감량만을 위해 고안된 건 아니다. 미식축구 선수들을 비롯해 살을 빼고 뇌를 활성화하고 싶어 하는 수백 명의 다른 사람들과 함께한 후, 나는 사람들이 두 가지를 모두 이루도록 돕기 위해 마인드 다이어트 식단을 수정하기로 결심했다. 그것이 바로 '베터 브레인 다이어트The Better Brain Diet'다.

베터 브레인 다이어트는 채소, 과일, 콩류, 견과류와 씨앗의 하루 섭취량을 늘림으로써 체중 감량을 가속화한다. 나는 또한 붉은 고기와 가금류를 식물성 단백질로 바꾸도록 권장하는데, 이렇게 하면 지속적인 체중 감량에 더욱 도움이 된다. 또한 코코넛 오일을 포함시켜 식욕을 억제하고 지방 감량을 촉진한다.

베터 브레인 다이어트의 식단은 다음과 같다. 오렌지색, 노란색, 빨간색 채소를 포함한 녹색 채소를 매일 3인분씩 먹는다. 또한 매일 제철 과일 2인분(두뇌 건강을 위해 베리 종류를 선택하는 게 좋다), 콩 1인분, 식물성 단백질이나 해산물 2인분, 통곡물 1인분, 견과류나 씨앗 1인분, 코코넛, 올리브, 아마씨, 또는 대마종자유 등의 건강한 기름 3인분도 섭취해야 한다.

마인드 다이어트는 매일 와인 한 잔씩을 허용하지만, 나는 두 가지 이유로 브레인 다이어트에 알코올을 포함시키지 않았다. 첫째, 술은 영양가가 없는 공空 칼로리이며 과식을 유발할 수 있다. 둘째, 알코올을 섭취한 사람들의 뇌 스캔을 너무 많이 봐 온 나로서는 뇌 건강을 위한 계획 중 일부로 술을 추천할 수 없다. 하지만, 만약 여러분이 뇌진탕이나 기타 뇌 손상을 입어 본 적이 없고 정신과나 신경학적인 문제로 고통받고 있지 않다면, 항산화 레스베라트롤resveratrol을 비롯해 건강에 좋은 영양소가 함유된 와인을 (매일은 아니고) 매주 한두 잔씩 들어도 좋다.

❸ **실험하고, 시도하고, 또 수정하라.** 베터 브레인 다이어트는 오직 여러분이 자신만의 것을 만들기 위해 노력해야만 효과가 발휘된다. 이 장에 열거된 모든 채소나 음식을 좋아할 필요는 없지만 열린 마음으로 실험하고 새로운 음식을 발견하는 데 기꺼이 나서야 할 필요가 있다. 같은 음식군에 속했더라도 확연히 다른 맛이

날 수 있다는 것을 기억하라. 또한 다양한 종류와 조리법을 시도해 보기 전까지는 어느 한 가지 범주를 배제해서는 안 된다.

일일 권장량도 실험을 통해 수정할 수 있다. 예를 들어, 만약 여러분이 매일 과일을 먹고 싶지 않다면, 다채로운 채소의 섭취를 늘리는 것을 고려해 보자. 또는 콩을 견딜 수 없다면, 비슷한 양의 단백질과 섬유질을 얻기 위해 견과류와 씨앗의 섭취량을 늘리는 것으로 대체하라.

❹ **섭취하는 모든 음식을 기록하라.** 어떤 새로운 영양학적 접근을 시작하기 전에, 현재 식단의 어떤 부분이 효과가 있는지, 그리고 어떤 부분에 점검이 필요한지를 아는 것이 도움이 된다.

베터 브레인 다이어트를 시작하기 전에, 무엇을, 언제, 그리고 얼마나 먹는지 며칠 동안 일기를 써 보라. 그리고 반드시 솔직하게 적자. 본인 말고 누가 당신의 식단 일기를 훔쳐보겠는가?

사나흘에서 일주일이 지나면, 식단 일기를 검토하여 본인이 자주 섭취하는 음식군, 간과하는 음식군, 그리고 하루 중 과식을 하거나, 설탕을 갈망하거나, 건강에 좋지 않은 선택을 할 가능성이 가장 높은 시간대를 알아내자. 여러분이 이미 가지고 있는 좋은 습관과 수정이 필요한 패턴을 확인하는 데 도움이 될 수 있다.

만약 현재 자신의 식단이 건강하지 않다고 해도 지나치게 압박을 느끼거나 낙담하진 말자. 대신 영양학적 선택을 조금씩 개선함으로써 인지적 잠재력과 전반적인 건강이 개선된다면 본인이 얼마나 큰 힘을 가질 수 있을지 상상해 보자.

45킬로그램을 감량하고
자신을 통제하게 되다

남부 캘리포니아 출신의 회계사인 56세의 폴은 몇 년 전 스트레스와 불안감이 걷잡을 수 없이 커졌다고 느낀 나머지 나를 찾아와 상담을 시작했다. 처음 만났을 때 그는 적어도 45킬로그램 이상 과체중이었는데, 그의 사연을 듣자마자 곧 그 이유를 알 수 있었다.

폴은 결혼하여 네 명의 자녀를 두고 있는데, 이는 그 자체로 많은 남자가 좋은 아버지와 남편이 되기 위해 겪는 공통적인 스트레스 요인이며, 경제적 가장의 역할에 직면해 있음을 의미한다. 게다가, 폴은 캘리포니아에서 가장 붐비는 고속 도로인 405번 고속 도로에서 할리우드에 있는 그의 사무실까지 왕복으로 세 시간씩 통근해야 한다.

출근하고 나면 그는 회사에서 제공하는 패스트리, 머핀이나 다른 정제 탄수화물을 입에 넣으면서 하루를 시작했다. 또한 종종 자동 조종 식사 모드에 돌입하여 회사 카페테리아에 놓인 공짜 아이스크림이나 자판기 감자칩을 포함해 조금이라도 입에 당기는 건 무엇이든 먹는다고 고백했다. 점심은 뷔페식으로, 또는 고객이나 동료들과 함께 미팅을 겸해서 먹었다. 직장에서 긴 하루를 보내고 또 한 번 끔찍한 퇴근길을 경험한 후 가족과 저녁을 함께하기 전에, 폴은 맥도날드나 타코벨에 들러 간식을 먹었다. 그리고 잠자리에 들기 전에 와인이나 마티니를 한잔 마시곤 했다.

처음 폴과 상담을 시작하며 나는 모든 고객에게 던지는 질문을 똑같이 물었다. "뇌는 어떤 장기라고 생각하세요?" 폴의 대답은 전형적이었다. 그는 자신의 뇌가 다른 신체 기관과 다를 바 없다고 생각했고, 우리 모두는 거의 같은 뇌를 가지고 있다고 말했다. 마치 우리의 간, 신장, 담낭이 서로 비슷한 것처럼 말이다. 그의 생각에 본인의 뇌는 나와도, 자신의 아내와도, 회사 동료 중 누구와도 다르지 않았다. 이런 생각은 음식과 그 갈망에 대한 내재된 의지력도 모두 같을 거라는 짐작으로 이어졌다. 따라서 음식을 앞에 두고 자신의 행동을 통제할 수 없는 사람들은 정신적 의지력이 부족한, 나약한 사람일 뿐이다.

신체적으로 우리들의 뇌가 비슷하다는 폴의 말은 옳지만, 우리는 모두 인지적으로 독특하고 개개인의 유전자, 삶의 경험, 독소에 노출되는 정도가 너무도 다양하며, 정신적, 정서적, 최적으로 기능할 수 있는 능력에 영향을 끼칠 수 있는 넘어짐, 뇌진탕, 기타 가벼운 뇌 손상 여부도 각기 다르다.

다시 말해, 폴이 자신의 약점으로 인식하는 음식에 대한 약한 의지력은 정신적 약점이 아니라 뇌가 최적으로 기능하지 않은 탓일 수도 있다는 것이다. 설상가상으로 그는 당분과 독소가 많이 함유된 가공식품을 꾸준히 먹고 그 결과 살이 쪘는데, 두 가지 모두 의지력 저하와 나쁜 영양학적 선택의 악순환을 뒷받침하고 있었다. 하지만 그럼에도 폴의 뇌는 바뀔 수 있었고, 나는 스위치를 눌러야 할 때라는 것을 알았다.

내가 가장 먼저 폴에게 권한 일은 그가 먹는 모든 음식을 적어 보라는 것이었다. 만약 그가 가방에서 감자칩 하나를 꺼냈다면 나도 알아야 했다. 식단 일기는 정확히 어떤 종류의 음식을 얼마나, 언제 먹는지, 그리고 얼마나 자주 그의 앞에 음식이 놓여 있으며 눈에 보이는 대로 아무 생각 없이 먹는지 본인이 정확히 아는 데 도움이 됐다. 예를 들어, 폴은 일기를 쓰기 전에는 자신이 저녁 식사를 준비하는 동안, 미처 식탁에 앉기도 전에 얼마나 많이 음식을 입에 넣는지 알지 못했다.

다음으로, 나는 베터 브레인 다이어트의 1단계인 모든 가공식품 중단을 권했다. 그는 집에서 두 가지 자극적인 음식인 감자칩과 빵을 치웠고, 스트레스와 인지적 의지력을 완전히 통제할 때까지 가족들에게 그 어느 것도 들이지 말라고 부탁했다.

가공식품을 끊는 과정에서, 폴은 또한 그가 소비해 왔던 거의 모든 첨가 당분을 제거했다. 더불어 우리의 뇌와 뱃살에 독이 되는 인공 감미료를 차단하고자 제로 탄산음료도 끊었다. 제로 탄산음료 대신 그는 물을 더 많이 마시기 시작했고, 신진대사가 증진하면서 하루 종일 포만감을 유지할 수 있게 됐다.

이후 폴은 천천히 식단에 신선한 과일과 야채를 넣기 시작했고, 결국 유기농 농산물을 하루를 위한 주요 칼로리 공급원으로 만들었다. 동시에 그는 버터와 같은 동물성 지방을 제거하고 고기를 주요리가 아닌 조미료처럼 다루기 시작했다. 지금도 폴은 여전히 그가 가장 좋아하는 음식인 안심 스테이크를 사랑하지만, 예전처럼 매일 300그램의 소고기를 먹는 게 아니라 특별한 날, 소량으로만 즐긴다.

마침내 폴은 그가 먹은 모든 것의 무게, 칼로리, 영양소, 지방,

탄수화물, 단백질을 계산할 수 있는 식품 저울을 구입했다. 반드시 그럴 필요는 없지만, 초기엔 이 저울이 정확히 얼마나 먹고 있는지 알아내는 데 도움이 되었다. 폴의 식단 저울은 섭취를 제한하는 부담스러운 물건이 아니라 더 현명하게 음식을 선택할 지식을 갖추게 해 주는 멋진 도구가 되었다.

폴은 요리를 좋아했고, 이 취미는 설탕, 동물성 지방, 건강에 좋지 않은 기름, 유지분 함량이 높은 헤비 크림 등의 첨가물 없이 음식을 더 풍미 있게 만드는 새로운 방법을 발견하는 데 도움이 되었다. 대용으로 그는 허브와 천연 양념을 쓰기 시작했고, 고소한 요리에 마늘과 강황, 스틸컷 귀리, 군고구마, 으깬 고구마에 계피와 육두구를 추가했다.

또한 아내의 도움으로 폴은 매일 호두, 아보카도, 블루베리, 딸기, 그리고 녹색 채소와 같은 건강한 뇌 음식 섭취를 우선시하기 시작했다. 나는 그에게 뇌 건강과 체중 감량 노력을 증진시키면서 스트레스를 줄이는 데 도움이 될 수 있는 영양 보조제 프로그램을 개략적으로 설명했고, 폴은 걷기 루틴을 시작하여 이후 달리기, 수영, 신체적으로 극한까지 밀어붙이는 단체 훈련 수업까지 운동 영역을 확장했다.

이제 폴은 우리가 처음 상담을 시작했을 때보다 약 45킬로그램을 감량했고 더욱 행복하고 건강해졌다. 식이 요법과 다른 생활 습관을 통해 그는 스트레스와 불안감을 효과적으로 줄이고 집중력, 명료한 사고력, 예리함을 유지하는 능력을 정비했다. 건강상 문제가 없는 늘씬한 체형의 폴은 이제 더 이상 엄격하게 베터 브레인 다이어트를 따를 필요가 없지만, 현재의 식단을 진정으로 즐기고 최상의 결과를 얻고 있으므로 계속 이 식단을 이어 가는 중이다.

Brain Tip 폴의 사례만 봐도 알 수 있듯, 스트레스로 인한 폭식은 실재한다. 간식을 먹지 말고 규칙적인 식사를 함으로써 자신이 무엇을 섭취하는지 더욱 신경 써야 한다. 책상 앞이나 컴퓨터, TV 앞에서는 식사를 하지 말라. 그 대신 시간을 두고 음식을 진심으로 즐기면서 음미하라.

4장

똑똑하게 건강해지는 운동법

체조 캠프부터 테니스 레슨까지, 나는 항상 운동하는 것을 좋아했다. 일곱 살 때 승마에 진심 어린 관심을 보이자 부모님은 라즈마타즈Razzmatazz라는 이름의 검은 얼룩이 박힌 회색 조랑말을 깜짝 선물로 사 주셨다. 그 후 10년 동안 승마에 몰두하며 매일 마구간에서 시간을 보내고 승마, 점프, 그리고 중서부 전역의 마술馬術 쇼 출전을 위한 훈련을 했다. 근육이 쑤시고, 폐가 터질 듯 힘들고, 말이 땀을 뚝뚝 흘려대도 훈련을 멈추지 않았다. 매 순간이 내겐 행복이었다.

승마 실력이 향상되면서 나는 상대적으로 점프 쪽에 몰두하게 됐다. 당시 내게는 순종 경주마 렉싱턴Lexington을 최고 속력으로 몰아 약 150센티미터 높이의 울타리를 뛰어넘어 결승선을 향해 질주하는 것만큼 신나는 일이 없었다. 아드레날린이 나를 운동에 빠지게 했고, 그렇게 40년간 매일 몸을 움직일 수밖에 없는 중독에 빠져든 것이다.

마술馬術을 그만두고 나자, 나의 본능적인 경쟁심을 쏟을 다른 형태의 운동이 필요했다. 달리고 체육관에 다녔으며 수영, 복싱, 사이클, 줄넘기, 그리고 엔도르핀을 자극할 수 있는 다른 모든 스포츠를 시도하기 시작했다. 골프, 농구, 조정부터 필라테스, 플라이오메트릭스plyometrics 트레이닝에 서핑까지, 모든 것을 시도해 봤다. 지금도 나는 날씨가 좋으면 매일 야외에서 운동을 한다. 하지만 억지로 하는 게 아니다. 운동을 하루 빠졌다고 자책하지도 않는다.

경쟁적인 스포츠를 제외했을 때 내가 가장 좋아하는 운동은 달리기다. 내게 달리기는 신체 활동과 명상의 한 형태이기도 하다. 나는 새의 지저귐, 산책로를 따라 걷는 사람들의 소리, 차가 지나가는 소리에 귀를 기울인 채 하루를 계획한다. 달리기는 내 마음을 정리하는 데 도움이 된다. 신발 끈을 매고 문밖으로 나가는 일도 내겐 아주 쉽다. 그리고 한 시간 후에 집에 도착하고 나서야 하루를 보낼 준비가 끝난다.

만약 당신이 지금 운동을 아예 하지 않거나 틈날 때 가끔씩만 하는 사람이라면, 일주일 내내 운동을 한다는 생각만으로도 부담스럽거나 강박처럼 느껴질지도 모르겠다. 내가 이렇게나 자주 운동을 한다는 사실이 누군가에겐 과장으로 다가갈 수도 있다. 하지만 정말 그렇지 않다. 나는 실제 운동보다는 경쟁과 도전의식에 끌린다는 점에서 운이 좋게도 운동과 관련된 부정적 감정을 느끼지 못한다. 이런 활동이 모두에게도 이로울 것이므로, 당신이 좋아하는 새로운 것을 발견하기에 결코 늦은 때란 없다! 장담하는데, 만약 여러분이 운동을 시작해서 나처럼 자신이 좋아하는 형태의 운동을 발견하는 시간을 충분히 가진다면, 운동은 곧 해야만 하는 의무가 아니라 자신이 진정으로 하고 싶은 행위가 될 것이다.

여러분이 운동을 받아들였으면 하는 이유는 또 있다. 운동이 브레인 리부팅의 가장 강력한 방법이기 때문이다. 운동은 당신을 더 똑똑하고 예리하게 해 줄 것이고, 나이가 들면서 당신의 인지 기능을 보호할 것이다.

뇌 혈류량을 극대화시켜라

에이멘 클리닉에서 일하기 시작해 수백 건의 뇌 스캔을 보면서 가장 놀랐던 것은 운동하는 사람과 그렇지 않은 사람 간 뇌 순환의 차이였다. 운동을 한 사람들은 운동을 하지 않은 사람들보다 뇌로 가는 혈류가 극적으로 더 많았고 그 결과 손상이 적었다. 건강한 혈류는 뇌가 더 빠르고 효율적으로 활동하도록 돕고 인지력 저하를 막았다.

왜 뇌 순환이 인지 기능에 그렇게 큰 문제인지, 왜 운동이 뇌 혈류를 증진시키는 황금 열쇠인지 이해하기가 어려울지도 모르겠다. 이렇게 생각해 보라. 인간의 뇌에는 고작 1200세제곱센티미터에 불과한 공간에 무려 약 600킬로미터 길이에 해당하는 혈관이 들어차 있다. 뇌혈관망 깊숙이 혈액을 공급하려면 심장이 튼튼해야 하고 동맥과 정맥이 열려 있어야 피가 흐를 수 있다. 심혈관 건강을 증진시키는 가장 좋은 방법은 운동을 통해 심장을 훈련시켜서 혈관을 매끄럽고 넓고 빠른 고속 도로로 바꾸는 것이다. 연구에 따르면, 규칙적으로 운동하는 노인들은 그들 나이 절반의 사람만큼이나 젊고 건강한 혈관을 가지고 있다고 한다.

뇌가 잘 순환하도록 하기 위해 마라톤까지 할 필요는 없다. 주당 30~50분씩 여러 차례 걸은 노년 여성의 뇌 혈류량이 3개월 만에 15퍼센트나 향상됐다는 연구 결과가 있다.[1] 반대로, 운동을 열흘만 하지 않아도 뇌 순환이 30퍼센트 가까이 줄어든다고 한다.[2]

신체의 꼭대기에서 더 많은 피를 펌프질할수록, 당신의 뇌는 더 많은 산소와 당, 그리고 다른 영양분을 공급받고, 이에 따라 반응하고, 처리하고, 생각하고, 기억하고, 배우고, 집중할 수 있다. 뇌 순환이 확대되면 뇌 용적이 증가하고, 시냅스 연결이 강화되며, 중요한 단백질과 호르몬의 생산에 도움이 되고, 치매로 이어질 수 있는 독소를 제거하며, 새로운 뇌세포를 성장시킨다.

뇌 순환을 위한 최고의 운동: 연구에 따르면 달리기, 사이클, 수영 등 일정 기간 심박수를 높여 주는 지속적인 유산소 운동이 가장 유익하다. 그러나 저항성 운동에도 근육량을 늘리면서 팔다리의 순환을 증진시킨다는 고유의 장점이 있다. 근육이 많아질수록 우리 몸이 피를 뽑아낼 수 있는 곳이 많아져 결과적으로 동맥벽에 가해지는 압력이 줄어든다. 요가는 혈압을 낮추고 뇌 순환을 활발하게 한다.[3] 걷기 또한 뇌 혈류를 증가시키는데, 특히 심장 박동수를 올릴 만큼 충분히 빨리 걸을수록 좋다. 걷기에는 또 다른 이점이 있다. 발바닥이 세차게 땅에 닿으면, 충격으로 압력파가 동맥을 통해 진동하게 되어 뇌 순환을 더욱 증가시킨다.[4]

운동의 재정의

정원 가꾸기든, 등산이든, 심지어 집안일을 하든 상관없이 그저 심박수를 올리거나 팔다리를 움직이고 폐를 쓰면 운동과 같은 효과를 얻는다.

어떤 사람들은 자신의 신체가 감당할 수 있는 육체적 활동을 당연하게 여기지만, 부상이나 나이, 만성 통증, 퇴행성 질환으로 인해 모든 사람이 똑같은 범주의 운동 선택권을 갖는 것은 아니다. 하지만 나는 진심으로 누구든 운동할 수 있다고 믿는다. 예를 들어, 서 있거나 걷는 데 어려움이 있거나 혹은 깁스를 하고 있거나 지지대에 의지해야 하는 상태라면, 의자를 이용한 에어로빅을 고려해 볼 수 있다. 의자 에어로빅은 말 그대로 의자에 앉아 팔이나 다리를 움직이는 운동이다. 또한 침대에서도 요가를 할 수 있고, 집에서도 간단하게 덤벨을 쓰거나 저항 밴드를 끼고 앉아 근육을 강화할 수 있다. 온라인을 통해 이런 운동법을 알려 주는 영상들을 찾아보자. 다만 새로운 신체 활동을 추가하기 전에 꼭 의사나 물리 치료사와 상의할 것을 권한다.

새로운 뇌세포를 만드는 방법

내 고객 모두의 흥미를 끄는 하나의 인지적 개념이 있다. 바로 '신경 생성neurogenesis'. 새로운 뇌세포를 성장시키는 능력이다. 누군들 더 많은 뇌세포를 원하지 않을까? 하지만 내가 고객들에게 해 주는 말을 반복하자면, 새로운 뉴런을 성장시키고 인지적 적성과 지능을 높이고 싶다면, 무엇이든 유산소 운동을 해야만 한다. 연구 결과에 의하면 유산소 운동이 신경 생성을 자극하는 가장 효과적인 방법이기 때문이다. 스웨덴 샬그렌스카 대학

병원Sahlgrenska University Hospital, 솔크 생물학 연구소Salk Institute for Biological Studies의 과학자인 프레드 게이지Fred Gage와 그의 동료들은 성인이 학습과 기억에서 중요한 역할을 담당하는 뇌의 영역인 해마에서 새로운 뇌세포를 성장시킬 수 있다는 사실을 발견하는 데 도움을 준 선구적인 연구를 이끌었다.[5] 이들은 쳇바퀴를 이용한 쥐의 경우, 쳇바퀴 사용을 하지 않았던 쥐에 비해 해마 신경 생성, 신경 가소성, 새로운 학습이 더 많이 자극되었다는 점을 발견했다.[6] 연구적 관점에서 볼 때 이는 곧 신경 생성의 탄생이 신체 활동에서 비롯되었다는 의미다.

그 이후로, 연구는 유산소 운동이 기억과 학습을 담당하는 해마에서 새로운 뉴런의 수를 두 배 혹은 세 배까지 증가시킬 수 있다는 것을 보여 주었다.[7] 운동이 어떻게 이러한 영향을 미치는지 우리가 완전히 이해하지는 못하지만, 신체 활동이 뇌를 자극하여 뇌유래신경영양인자BDNF: brain-derived neurotrophic factor를 생성한다는 것은 확실히 안다. 운동은 또한 뇌의 혈액이 해마에서 뉴런 형성을 촉진하는 특정 단백질을 방출하도록 만든다.[8]

신경 생성을 위한 최고의 운동: 단순히 몸을 더 움직이기만 해도 증가하는 뇌 순환과는 달리, 신경 생성은 주로 달리기와 다른 지속적인 유산소 활동과 같은 특정 형태의 운동에 의해 자극받는다. 동물 대상 실험에서 러닝머신을 6~8주 동안 뛴 쥐의 뇌에서, 같은 시간 동안 전력 질주나 다른 고강도 인터벌 훈련을 한 같은 배에서 나온 다른 쥐들보다 새로운 뉴런이 가장 많이 증가

되었다. 중량만 진 쥐의 경우(중량을 이고 수직 사다리 오르기), 그저 무게 추를 드는 것(즉, 무게를 지고 수직 사다리를 오르는 것)만 한 쥐는 계속 앉아만 있던 대조군과 비교해 눈에 띄는 뉴런 생성이 발생하지 않았다.[9]

더 커지고 더 똑똑해진다

정기적으로 운동하는 사람이 소파에 앉아 뒹굴기만 하는 사람에 비해 인지력 테스트에서 높은 점수를 얻는다는 점은 여러 연구에서 드러났다.[10] 하지만 어떻게 운동이 우리를 더 똑똑하게 만드는 걸까? 뇌 순환의 활성화와 신경 생성 자극에 도움이 되는 것 외에, 신체 활동에는 그 이상의 이점이 있다.

규칙적인 운동은 기억과 학습을 담당하는 뇌의 영역인 해마의 크기를 증가시킨다. 해마가 클수록 뇌는 기억을 더 잘 간직하고 새로운 정보와 기술 습득력도 높아진다. 해마의 크기를 증가시키는 데는 우울증과 알츠하이머와 같은 신경 퇴행성 장애로부터 뇌를 보호하는 효과도 있다.

뇌의 다른 영역과 마찬가지로 해마도 나이가 들면서 줄어든다. 기억력과 인지 능력이 나이가 들면서 저하되는 이유이기도 하다. 그러나 연구는 운동이 노화로 인한 해마의 축소를 예방하고 심지어 크기를 늘릴 수도 있다는 사실을 보여 준다. 학자들에

따르면, 운동은 실제로 해마의 크기와 기능을 유지하는 데 몇 안 되는 '입증된' 방법 중 하나다.[11]

신체 활동은 또한 뇌 전체에 걸쳐 회백질을 증가시킨다. 회백질이 뭐가 그렇게 대단하냐고? 회백질은 사고하고 논증하고 기억하는 뇌의 전반적인 능력을 향상시킨다. 더 두껍고 건강한 회백질은 알츠하이머와 기타 신경 퇴행성 질환을 예방할 수 있다. 연구에 따르면, 집안일과 정원 가꾸기와 같은 일상적인 활동 또한 더 많은 회백질을 만들 수 있으며, 헬스장 밖에서라도 운동하는 사람들이 아예 운동하지 않는 사람들보다 회백질이 더 많다고 한다.[12]

그러면 백질은 어떨까? 신체 활동은 여기서도 뇌의 절반 이상을 차지하는 신경 섬유의 부피와 연결성을 증가시키는 놀라운 작용을 하는 것으로 밝혀졌다.[13] 운동은 또한 뇌의 좌우 반구 사이의 연결성을 향상시켜 창의력, 언어 능력, 기억력 회복, 집중력, 그리고 근육 간 공조를 증가시킨다.

두뇌 크기를 늘리고 더 똑똑해지기 위한 최고의 운동: 아마 여러분은 달리기나 걷기와 같은 지속적인 유산소 활동이 해마와 다른 회백질을 만드는 데도 가장 좋을 것이라고 추측할 것이다. 최근의 연구들이 요가가 해마의 크기를 증가시킬 수 있다는 점을 보여 주는 반면,[14] 중량 운동이나 다른 형태의 저항 훈련이 실제로 회백질 성장을 촉발할 수 있는지에 대해서는 여전히 의견이 분분하다.[15]

뇌의 연결성에 관한 한, 장거리 달리기는 뇌의 시냅스의 수와 변이를 증가시키는 가장 좋은 방법이다. 다수의 연구에서 육상 선수의 뇌 스캔 결과, 집행 기능과 운동 통제와 관련된 네트워크 간의 연결성이 더 높다는 것이 밝혀졌다.[16] 이는 조깅이나 달리기를 할 때 우리가 길을 찾고, 주변의 자극에 반응하고, 도로 상황을 분석하고, 순차적인 근육 운동 능력을 발휘하면서 뇌가 다중 작업을 하도록 강요하기 때문이다.

운동이 스트레스를 이긴다

만약 여러분이 체육관에 들르거나, 긴 산책을 통해 땀을 흘리며 긴장된 하루를 마무리한다면, 좋은 운동이 얼마나 스트레스를 줄이고, 긴장을 가라앉히고, 삶에 대한 기분을 좋게 할 수 있는지 알고 있을 것이다. 그것은 운동이 교감 신경계에 영향을 미치는 연쇄적인 신체 효과를 유발하기 때문이다. 운동은 스트레스 호르몬인 코르티솔을 생성하지만, 인지 기능을 손상시키기보다는 뇌에 활력을 불어넣는다. 또한 운동은 엔도르핀과 신경 전달 물질인 도파민, 세로토닌, 가바GABA, 노르아드레날린의 생성도 증가시키며, 이 모든 호르몬이 사람의 기분을 끌어올리고 스트레스를 줄여 준다.

시간이 지남에 따라 운동은 또한 코르티솔을 더 잘 조절할 수 있는 신체를 만든다.[17] 연구에 따르면 운동을 무제한으로 할 수 있는 동물들은 원하는 만큼 움직일 수 없는 동물들보다 투쟁-도피 반응이 적다.[18]

여기 운동과 스트레스에 관해 두려움을 안겨 주는 연구가 하나 있다. 그에 따르면 만약 우리가 운동을 하지 않는다면 심지어 뉴런의 형태가 바뀌고 우리를 불안과 긴장에 더욱 민감하게 만드는 새로운 변이가 생겨날 수 있다고 한다.[19]

스트레스를 줄이기 위한 최고의 운동: 우리를 행복하게 하는 어떤 움직임이든 스트레스를 관리하는 데 좋다. 친구들이 좋아하는 운동, 혹은 추천받았지만 내가 좋아하지 않는 운동 같은 건 잊자. 좋아하지 않는 운동을 억지로 하다 보면 스트레스만 증가하고 운동의 이점은 누릴 수 없다.

연구에 따르면 좋아하는 운동을 하는 것 이상으로, 달리기 클럽이든 요가 교실이든 댄스 레슨이든 무리를 지어 운동하는 것이 혼자 하는 운동보다 스트레스를 더 많이 줄인다. 과학자들은 집단 운동의 사회적 이득과 정서적, 정신적 지지가 운동의 스트레스 감소 효과를 강화시킨다고 말한다.[20]

요가, 태극권, 필라테스처럼 움직임이 호흡 운동과 결합된 저충격 운동은 더 깊은 수준의 차분함과 평온을 가져올 수 있다. (심호흡의 이점에 대한 자세한 내용은 218쪽을 참조하라.) 정원 가꾸기와 같이 비전통적인 형태의 운동 또한 극심한 스트레스와 싸우는 데 효과적인 것으로 나타났다. 사실, 실내에서 조용히 책을 읽는 것

보다 정원 가꾸기가 더 스트레스를 줄인다는 연구 결과도 있다.[21]

올바른 운동법은
어떻게 운동선수의 뇌를 교정하는가

나는 사람들이 자신만의 안전지대 밖으로 나와 새로운 시도를 하는 모습을 지켜보면서 항상 용기를 얻는다. 클리블랜드 브라운스Cleveland Browns와 그린베이 패커스Green Bay Packers의 오펜시브 라인맨이었던 랜스 제노Lance Zeno와 상담하면서도 겪은 일이다. 랜스는 대학 리그부터 프로 리그까지 두루 거치며 평생 운동을 했지만 그는 주로 가벼운 유산소 운동과 중량 운동에 집중했다.

랜스의 뇌 스캔을 보고 난 후 나는 그의 머릿속 전기 폭풍을 줄여야 한다는 걸 알 수 있었다. 또 그는 밤에 잠을 잘 자지 못하고 자주 스트레스를 받았다. 대부분의 선수와 마찬가지로 그 역시 고등학교, 대학교, 프로 리그까지 거쳐 온 선수 생활이 자신의 인지 기능에 미칠 영향을 걱정하고 있었다. 처음 그를 만났을 때, 랜스는 교육 대학원 과정을 밟는 중이었고, 그가 기억하는 UCLA의 어려웠던 학부 과정보다 훨씬 더 힘들었다.

식단 변화와 새로운 영양 보조제 요법에 더하여, 나는 랜스에게 요가, 스트레칭, 명상을 운동 요법에 포함시키도록 권했다. 우선 그는 일주일에 두 번 요가 수업을 듣는 것으로 시작했다. 처음에는 기존의 안전지대를 약간 벗어난다는 느낌 정도였다. 하지만 스트레스가 줄고 집중력이 높아지며 밤에도 잘 잘 수 있게 되자, 그는 요가에 집중적으로 매진했다.

몇 달 동안 자신의 경과를 살펴본 후, 랜스는 요가가 그가 과거에 했던 어떤 운동보다 신체적, 정신적, 정서적 건강을 증진시키는 데 도움이 되었다고 내게 말했다. 요가를 하면서 그는 더 많은 에너지를 얻었고, 균형감도 좋아졌으며, 관절 통증을 덜 느끼게 되었고, 학업과 일상생활에서도 더 기민해졌다. 그의 운동 루틴에 요가를 추가하여 체중도 약 13킬로그램 더 줄일 수 있었다.

요즘도 랜스는 여전히 일주일에 두세 번 요가를 한다. 그리고 최근 들어 요가 수업이 끝날 때면 언제나 자신이 재충전되고, 더 긍정적인 느낌을 받는다고 덧붙였다. 심지어 로스앤젤레스 외곽의 청소년 센터의 비행 청소년들에게 직접 요가를 가르치기 시작했다. 그는 요가의 힘을 증명하는 일화로, 전직 갱단 멤버였던 어느 10대 청소년이 한 얘기를 들려주었다. 요가가 주는 행복감은 길거리의 마약과 비슷하지만 더 온화하고 더 오래 지속된다고 말이다.

Brain Tip 비록 본인의 안전지대 밖에 있거나 자신이 좋아하지 않을 것 같더라도 새로운 종류의 운동을 실험해 보라. 때로는 가장 꺼려지는 운동이 우리에게 가장 필요한 운동일 수도 있다.

운동이 해결책이 아닌 문제를 일으키는 경우

운동은 만성 스트레스에 대항하는 가장 좋은 방법이지만, 너무 오래, 너무 자주, 너무 심하게 할 경우엔 역효과를 낼 수도 있다. 만약 이미 한계량의 운동을 하고 있다면, 지나치게 길거나 격렬한 운동은 코르티솔 과부하를 유발할 수 있음을 명심하자.

건강에 나쁜 코르티솔 수준으로 인한 증상에는 불면증, 피로, 체중 증가, 불안, 집중력 저하 등이 포함된다. 만약 이런 증상이 의심된다면 전문의를 찾아가 코르티솔 수치 검사를 받아볼 것을 권유한다. 너무 자주, 너무 강한 강도로 운동하고 있는 경우라면 명상과 호흡처럼 스트레스를 줄이기 위한 다른 대안을 찾아야 한다(7장에서 더 자세히 알아보자).

몸을 움직이면 마음도 움직인다

운동이 기분을 교정해 주는 방법 중에 스트레스 감소만이 유일한 것은 아니다. 신체 활동은 슬픔, 안정감, 지루함, 불만족, 낮은 자존감, 심지어 우울함까지도 개선할 수 있다. 실제로 규칙적인 운동 루틴은 일부 임상적 우울증 환자를 항우울제만큼이나 효과적으로 치료할 수 있다.[22] 운동은 집중력을 높이는 신경 전달 물질을 자극함으로써 리탈린ritalin, 아데랄adderall과 같은 처방약과 유사하게 작용하여 ADHD를 치료하는 것으로 나타났다.

충분한 유산소 운동을 해 본 사람이라면, 신체 활동이 얼마나 사람의 기분을 좋게 만들어 주는지도 알 것이다. '러너스 하이runner's high(격렬한 운동 후에 느껴지는 행복감 – 옮긴이)'라고도 불리는 이 현상은 운동 후 뇌가 세로토닌, 도파민, 노르에피네프린과 함께 엔도르핀을 방출한 후에 일어나며, 이로 인해 우리는 더 만족스럽고, 긍정적이고, 평화로운 감정을 느낀다. 신체 활동은 또한 뇌유래신경영양인자BDNF의 증가를 유발하는데, 이 분자는 우리를 더 행복하고 낙관적으로 느끼도록 돕는 신경 생성 자극을 책임진다.[23] 연구에 따르면 심지어 5분간의 짧은 운동조차도 기분이 더 좋아지는 데 도움이 된다.[24]

기분을 돋우기 위한 최고의 운동: 선호하는 운동이 무엇이든 그것은 여러분의 기분을 나아지게 할 것이다. 혹시 중량 운동을 더 선호한다면, 좋은 소식이 있다. 유산소와 저항 운동 모두 뇌에서 기분을 좋게 만드는 효과를 발생시키는 것으로 드러났다.

하지만 한 가지 경고할 것이 있다. 너무 빨리 또는 너무 격렬하게 시작하지는 말 것. 대화가 힘든 수준의 속도나 강도로 운동을 시작해 버리면 운동의 기분 개선 효과가 약 30분 정도 지연될 수 있다는 연구 결과가 있다.[25]

야외 운동이 두 배나 더 좋다

사무실 근처 산책이나 러닝머신 걷기도 훌륭하지만, 나무, 들판, 호수, 강, 또는 녹지나 푸른 자연을 볼 수 있는 곳에서 운동할 경우 햇빛의 혜택인 비타민 D 생산량을 증가시킬 수 있다. 흔히 '친환경 운동'으로 알려진 자연에서의 운동은 도시나 교외 환경에서의 운동보다 분노, 불안, 우울증, 슬픔, 스트레스를 더욱 감소시키는 것으로 나타났다.[26] 뇌 스캔을 보면 또한 자연에서 운동하는 사람들은 코르티솔 수치가 더 낮고 부정적인 생각과 깊은 고민이 있을 때 일어나는 뇌의 활동 수준도 더 적다고 한다.[27]

프랭크 이야기

걷기와 춤만으로 어떻게 인지 문제를 극복하고 45킬로그램을 감량했을까

프랭크가 처음 나를 찾아왔을 때, 그는 조울증, 우울증, 체중 증가 등으로 어려움을 겪고 있었다. 43세의 그는 집에 있는 러닝머신, 로잉머신, 노르딕트랙 실내 자전거를 빨래 걸이로만 쓸 뿐, 운동을 전혀 하지 않았다. 심지어 운동하고 싶은 마음이 생길까 싶어

《신이시여, 도와주세요! 악마가 저를 뚱뚱하게 만들었습니다Help Lord - The Devil Wants Me Fat》라는 책을 구입하기도 했지만, 그저 웃는 데 도움이 됐을 뿐 러닝머신을 걷는 데는 소용이 없었다. 그는 건축 조례 준수 조사관이라는 직업 덕분에 늘 걸어 다니기 때문에 별도의 운동이 필요하지 않다는 변명으로 자신의 운동 부족을 합리화했다.

그의 증상에 대해 듣고 뇌 상태를 이해한 후, 나는 프랭크에게 정서적 균형을 맞추고 조증을 완화하려면 직장에서 산발적으로 걷는 것 외에 지속적으로 유산소 운동을 하라고 권했다. 그에게 야외 걷기를 제안하여 우리는 함께 걷는 세션을 시작했다.

이후 프랭크는 일주일에 두세 차례씩 걷기를 시작했다. 처음에는 한 번에 30분씩 걷다가 45분, 한 시간으로 빠르게 운동 시간을 늘렸다. 허리 가방을 차고 고대 유물과도 같은 워크맨 카세트 플레이어로 음악을 들으면서 산책 거리를 더 늘릴 수 있었다. 프랭크는 새 곡이 시작되기 전까지 다음 교차로에 도달할 수 있는지 스스로와 내기를 하기도 했다. 결국에는 한 번에 세 시간까지 운동 시간이 늘어났다.

또 그는 줌바Zumba 댄스 수업도 듣기 시작했다. 보통은 프랭크만이 유일한 남자 수강생이었다. 이 유쾌한 강사는 누구나 프랭크를 볼 수 있도록 그를 맨 앞에 세웠고, 덕분에 더욱 열심히 수업에 참여하는 동기를 부여받을 수 있었다. 춤이 주는 신체적 자유가 너무나 마음에 들었던 프랭크는 마침내 DVD 세트까지 구입하여 집에서도 춤을 추기 시작했다.

신체 활동은 프랭크의 우울증과 조증 증상을 현저하게 감소시켰고, 부정적인 생각을 잠재웠으며, 근래의 그 어떤 일보다도 그의 기분을 더 효과적으로 개선시켰다. 지금도 그는 우울함에서 벗어나기 위해 긴 산책과 댄스 수업, 야외 정원 가꾸기 등을 실천하며, 베터 브레인 다이어트를 곁들인 덕에 허리가 18인치 줄었고 약 45킬로그램의 감량 효과도 얻었다.

> **Brain Tip** 우리가 즐길 수 있는 운동을 발견하는 것은 능동적인 사람이 되고 평생의 습관을 만들 수 있는 열쇠다. 걷기와 춤추기를 만난 이후 프랭크는 놀랍게도 그의 뇌와 몸을 변화시킬 수 있었다.

편안한 밤을 위한 낮 운동

밤에 잠을 못 자서 뒤척이면서도 낮에 운동을 하지 않는다면, 수면 문제를 스트레스가 많은 직업 탓으로 돌리지 말자. 여러 연구를 통해서도 알 수 있듯, 활발한 신체 활동은 빠르고 깊은 수면과 다음 날 아침의 상쾌한 기상을 돕는다.[28] 매일 10분씩만 운동을 해도 수면의 양과 질을 높이는 데 충분하다.[29] 운동은 또한 불면증, 수면 무호흡증, 하지 불안 증후군 같은 증상의 발생 위험을 줄여 준다.

수면 개선을 위한 최고의 운동: 미국 국립수면재단National Sleep Foundation에 따르면, 거의 모든 종류의 운동이 수면의 질과 양을 증가시키는 데 도움이 된다고 한다. 대부분의 연구가 걷기, 달리기, 사이클링 등의 유산소 운동을 대상으로 진행되었지만, 요가 역시 호흡을 진정시키고 땅에 몸을 눕힌다는 특성 덕분에 숙면을 취하는 데 효과적이라는 연구 결과가 있다.[30]

뇌가 운동하기에 가장 좋은 시간

생리학적 관점에서 아침 운동은 신체의 일주기 리듬, 즉 수면-기상 주기를 재설정하기 때문에 더 유리하다. 왜냐하면 운동은 우리의 중심 온도를 높여서 일어날 시간이라는 신호를 보내기 때문이다.[31] 자연적인 코르티솔 수치 또한 아침에 더 높으며, 아침에 일어나자마자 바로 운동하는 것이 코르티솔 수치의 균형을 잡는 데 도움이 된다. 마지막으로 아침에 야외 운동을 하면 흐린 날이라도 햇빛에 노출되는데, 이는 멜라토닌을 억제하고 기분을 좋게 하는 세로토닌을 자극한다. 그 결과 우리의 몸은 더 이른 저녁에 멜라토닌을 생산해 내도록 학습하게 되어, 더 빨리 잠드는 데 도움이 된다.[32]

연구는 또한 직장이나 학교에 가기 전에 운동하면 집중력이 향상되고 두뇌의 관념화, 창조, 학습 능력이 향상된다는 것을 보여 준다. 그럼에도 만약 여러분이 저녁 달리기, 일과 후 댄스 교실, 또는 퇴근 후 헬스장 가기 등을 선호한다면, 그것도 괜찮다. 과학은 과학이고, 운동하기에 가장 좋은 시간은 언제나 본인이 가장 운동하고 싶은 마음이 들 때니까. 다만 두뇌가 코르티솔을 비롯해 운동으로 생성된 활력을 주는 다른 화학 물질을 제거할 충분한 시간을 주기 위해, 적어도 잠자기 두 시간 전에는 신체 활동을 마무리하는 것이 좋다.

살을 빼면 얻게 되는 것들

텔레비전이나 컴퓨터를 가진 사람이라면 다 알겠지만, 운동은 살을 빼는 데 도움을 준다. 지방 감량을 위한 최고의 신체 활동이 무엇인지를 놓고 많은 사람이 왈가왈부하지만, 과학적으로 보자면 결론은 결국 몸을 움직여야 살이 빠진다는 것이다.

뇌 자체에 지방 세포가 포함되어 있지는 않지만, 과도한 지방의 존재는 정신에 커다란 영향을 미친다. 연구자들은 지방 세포가 뇌혈관과 다른 조직 및 세포와의 경계인 혈뇌 장벽에 침투할 수 있는 해로운 독소를 방출한다고 믿는다. 체지방이 너무 많으면 그만큼 독소도 많아진다는 뜻이다.[33]

뇌 안으로 들어간 지방 세포의 독소는 뇌를 장악하려 한다. 해마를 침범하여 그 기능을 방해하고 인지 시냅스를 끊어 오작

동을 유발한다. 그 결과 기억력 손상, 학습 저하, 전반적인 인지력 하락이 찾아온다.[34]

나는 과체중 혹은 비만인 성인의 경우, 고차원의 인지적 사고를 담당하는 전두엽 피질로 가는 혈류가 낮음을 증명하는 연구를 수행한 적이 있다.[35] NFL 선수들을 대상으로 진행한 연구에서 우리는 과체중이 전두엽 피질과 측두엽으로 가는 혈류량을 감소시켜 선수의 기분, 기억력, 전반적인 인지 수행에 부정적인 영향을 끼친다는 것을 발견했다.[36]

체중 감량은 분명히 우선적인 해결책이다. 하지만 과체중일 경우 단순히 더 많이 움직이기 시작하는 것만으로도 도움이 될 것이다. 과학자들은 운동하는 쥐들이 뇌에 지방의 침투로 인한 손상을 되돌릴 수 있고 심지어 해마 기능까지 정상화할 수 있다는 점을 발견했다. 또한 몸무게가 같더라도 활동적인 동물들이 주로 앉아 있는 동물들보다 인지력 테스트에서 더 높은 점수를 받았다.[37] 마찬가지로 인간에 대한 연구에서도 과체중과 비만인 사람이 두 달 동안 운동을 하면 뇌 순환이 증진되며 뇌의 일부 독성 효과 또한 해소된다는 점이 발견됐다.[38]

운동을 하지 않고 살을 뺄 생각을 한다면, 그래도 여전히 뇌에 도움은 되겠지만 운동을 병행하는 것만큼 다양한 효과를 거두긴 힘들다. 이와 유사하게, 어느 연구에 따르면 좌식 생활을 하는 마른 사람이 체중이 더 나가지만 신체적으로 건강한 사람에 비해 상대적으로 낮은 인지 기능을 보인다고 한다.[39]

살을 빼고 두뇌 건강을 증진시키는 최고의 운동: 1만 8000명 이상을 대상으로 한 최근의 연구에서는 조깅을 한 사람들이 체중을 가장 많이 감량하였으며, 시간이 흘러도 효과가 지속되었다는 결과가 나왔다.[40]

달리기는 어떤 점에서 그토록 좋을까? 우선 달리기는 전신 운동이고, 지방 연소 영역에서 심박수를 유지시키며, 접근성이 좋다. 피트니스 센터나 추가 장비, 훈련 파트너 없이 신발 한 켤레만 있으면 언제 어디서 할 수 있는 운동이기도 하다.

연구에 따르면 단거리 달리기와 같은 짧은 고강도 운동은 지방을 더 빨리 태우는 데 도움을 줄 수 있다고 한다. 고강도 인터벌 트레이닝HIIT으로 알려진 빠른 속도의 급가속 달리기가 같은 활동(예: 달리기, 사이클, 수영, 파워 워킹)을 오랜 시간 느리게 하는 것보다 훨씬 더 많은 지방을 태울 수 있다고 한다.[41]

인지 장애를 가진 사람을 돕는 법

신경 퇴행성 장애를 앓고 있는 사람들은 보통 운동을 우선시하지 않는다. 하지만 치매를 앓는 환자에게 운동을 장려하면 환자의 인지 건강과 전반적인 삶의 질을 극적으로 향상시킬 수 있다.

내 아버지는 파킨슨병으로 인한 경련과 균형 문제로 힘들어하실 무렵, 일주일에 서너 차례 30분에서 1시간씩 실내 사이클을 타러 체육관에 다니기 시작했다. 이미 진행 중이던 물리치료와 스트레칭, 중량 운동에 추가된 방법이었다. 그 덕에 몸의 긴장이 완화되었고 경련이 줄어들었으며, 근육 경직과 균형 문제에도 신체의 움직임이 많이 호전되었다. 정신적인 날카로움과 집중력도 좋아져서 신문 퍼즐을 더 빠르고 더 열심히 풀기 시작했다.

아버지의 사례에서도 알 수 있듯 뇌 이미지 연구 결과, 일정 수준의 사이클링 운동은 파킨슨병을 앓고 있는 사람들의 뇌에서 기능적 연결성을 향상시키고, 질병과 연관된 증상의 관리도 돕는 안전하고 저렴한 방법인 것으로 나타났다.[42] 유사한 연구에서도 초기 알츠하이머병이나 다른 형태의 경도 인지 장애를 가진 사람들이 매주 유산소 운동을 추가함으로써 뇌 용적을 증가시키고 인지 기능을 유지하는 데 도움을 받는 것으로 드러났다.[43]

5장

영양 보조제에 대한
모든 것

10대 후반에 나는 당시 살던 시카고 교외의 배링턴 힐스Barrington Hills 외곽의 피트니스 센터에서 안내 데스크 아르바이트를 하며 여름을 보냈다. 이 센터는 보디빌더들에게 인기가 많았다. 그들은 단백질 셰이크, 아미노산 파우더, 그리고 다른 영양 보조제들을 사용하여 근육을 만들고 빠르게 살을 뺐다.

보디빌더는 아니었지만 나도 모델 일을 하고 있어서 기름기 없는 단백질, 채소, 메트알엑스MET-Rx 셰이크를 먹었다. 그 당시에 특히 유행이었던 방법들로, 비록 오래지 않아 중단하긴 했지만 영양 보조제를 올바르게 섭취하면 꽤 효과적으로 몸을 변신시킬 수 있다는 점을 배우게 된 계기가 되었다.

대학원을 다니는 동안 나는 비타민, 미네랄, 산화 방지제, 아미노산, 기타 필수 영양소 등의 미량 영양소가 어떻게 신체뿐 아니라 뇌 질환과 관련된 증상들을 관리하는 데 도움이 될 수 있는지 궁금해졌다. 특히 파킨슨병을 연구하고 있었기에, 미량 영양소가 질병의 진행을 가속화하는 뇌의 산화 스트레스에 대항할 수 있을지에 관심을 가졌다. 그래서 나는 파킨슨병 환자들을 위한 지원 모임에 참석하기 시작했다. 환자들의 이야기를 듣고 많은 사람이 질병에 직면하여 얼마나 무력감을 느끼는지 알게 되면서, 연구를 통해 그들의 몸과 뇌에 대한 통제력을 되찾아 줄 방법을 찾으려고 노력했다. 환자들이 자기가 지배당한다고 느끼는 증상들을 효과적으로 관리할 수 있도록 돕고 싶었다. 이때까지만 해도 나는 내 연구가 10년 뒤 파킨슨병을 진단받을 아버지에게 도움이 되리라고는 상상도 하지 못했다.

2009년에 동료들과 함께 프로 운동선수들을 대상으로 임상 실험을 하고 나서야 비로소 영양 보조제가 뇌 기능에 미칠 수 있는 영향에 대해 제대로 이해하게 되었다. 선수들의 스캔 사진을 처음 봤을 때는 이미 대다수가 가벼운 뇌 손상과 인지 장애를 가지고 있었다. 소수만이 뇌에 충분한 혈류를 공급받고 있었고, 대부분은 인지 기능에 명백한 손상을 입은 상태였다. 우리는 특정 영양 보조제를 매일의 식단에 추가해 관류perfusion(뇌로 가는 혈류를 개선한다는 의미의 전문 용어)를 증가시키고 일부 손상을 되돌리고자 했다.

6개월 후 다시 선수들의 뇌 스캔을 찍어 보니 처음 찍었던 스캔과는 상반되게 집행 기능, 기억력, 시력, 협응에 중요한 영역에서 혈류 증가가 관찰되었다.[1] 신경 인지적 관점에서 우리의 최종 데이터는 다음과 같았다.

- 대상자 중 거의 절반에서 인지 기능과 능숙도가 50퍼센트 이상 증가함.
- 69퍼센트가 기억력이 향상됨.
- 53퍼센트가 집중력이 향상됨.
- 38퍼센트가 기분이 상당히 좋아졌다고 보고함.
- 38퍼센트가 동기부여의 현저한 향상을 보고함.
- 25퍼센트가 수면의 현저한 향상을 보고함.

흥분되는 결과였다. 동시에 클리닉의 연구진에게도 인생을 바꾸는 효과를 안겨 줬다. 이 결과를 복제하여, 비록 같은 수준의 인지적 손상을 입지 않은 사람에게도 동일한 영양 보조제를 소량으로 사용하면 뇌 혈류 및 신경 심리학적 기능을 개선할 수 있음을 알아냈기 때문이다.[2] 데이터와 임상 연구를 통해, 우리는 단순히 뇌에 적합한 영양 보조제를 추가하는 것만으로도 사람들이 뇌 건강을 변화시키고 심지어 손상에서 회복될 수 있다는 점을 계속해서 발견할 수 있었다.

인지 건강과 인지 성능에 우려를 가진 사람이라면 이 장에서 설명하는 영양 보조제 섭취를 고려해 보라고 권하고 싶다. 이름 있는 브랜드를 선택하고 복용 권장 사항을 따르기만 한다면 최적의 인지 건강과 인지 기능에 도움이 된다는 사실이 과학으로 입증됐기 때문이다.

물론 나는 모든 사람이 매일 열두 알 이상의 알약과 가루 영양 보조제를 사 먹을 시간이나 경제적 여유, 또는 믿음을 (아직) 가지고 있지는 않다는 점도 이해한다. 그래서 각자의 목표와 개인적 필요에 따라 선택할 수 있는 세 가지 단계를 설명하고자 한다.

- **선발 라인업:** 기본적인 뇌 건강을 위해 모두가 섭취해야 한다고 믿는 기본 영양 보조제들.
- **올스타팀:** 인지 건강을 꼭 증진시키고 싶다면 선발 라인업에 추가할 수 있는 영양 보조제들.
- **상비군:** 뇌진탕, 가벼운 외상성 뇌 손상, 혹은 인지 장애가 있는 사람에게 추천하는 영양 보조제들.

선발 라인업:
뇌를 바꾸는 6가지 영양 보조제

이 6가지 영양 보조제를 적어도 3개월 동안 매일 복용하면, 여러분은 뇌를 바꾸기 시작할 수 있다. 이렇게 말하는 이유는 내가 영양 보조제 기업의 주식을 가지고 있거나, 비타민 알약을 삼키기만 하면 기적적인 치료가 일어난다고 믿기 때문이 아니다. 오히려 정반대다. 어떤 영양 보조제의 경우 뇌나 몸에 끼치는 이점을 입증하는 과학적 연구가 뒷받침되지 않는다는 것을 나는 알고 있다. 심지어 영양 보조제가 뇌 건강과 기능에 미칠 수 있는 영향을 임상 실험 과정에서 직접 보기 전까지는 그 효능에 회의적인 쪽이었다.

따라서 나는 여러분이 열린 마음으로 이 목록에 접근하길 바란다. 신경 인지적 관점에서 볼 때, 과학이 뒷받침하는 엄선된 영양 보조제를 복용하는 것은 인지 건강을 위해 우리가 할 수 있는 최고의 투자 중 하나이기 때문이다.

오메가-3 지방산

이유: 오메가-3 지방산은 우리 몸의 모든 세포막을 구성하며 뉴런의 기본적인 작동에 필요하다. 또한 산화 스트레스와 싸우고 염증을 낮추어 암, 심장병, 우울증, 관절염, ADHD, 기타 신체적, 정신적 질환의 위험을 감소시킨다.

그러나 모든 종류의 오메가-3가 뇌와 몸에 놀라운 효과를 발휘하는 건 아니다. 위에 열거한 장점을 담당하는 오메가-3는 수산물에서 나오는 DHA와 EPA다. DHA와 EPA는 해산물과 해조류, 스피룰리나 같은 식용 조류에서만 발견된다. 최근의 어느 조사에서는 전체 미국인 중 거의 절반이 해산물을 자주 먹지 않는 것으로 드러났다.[3] 문제는 우리 몸이 자체적으로 DHA나 EPA를 만들 수 없다는 점이다. 이러한 이유들로, 전체 미국인의 90퍼센트에게서 해양 오메가-3 수치가 위험할 정도로 낮다고 추정된다.

더욱 심각한 문제는, 우리가 식물성 기름, 견과류, 씨앗, 기름진 고기, 가공식품에서 발견되는 지방인 오메가-6를 너무 많이 먹는다는 것이다. 우리 신체는 세포의 성장과 기능을 위해 일정량의 오메가-6 지방산을 필요로 하지만, 너무 많이 섭취하면 오메가-3 지방산의 섬세한 균형이 오메가-6 지방산으로 바뀌게 되고, 이는 결국 염증과 치매, 심장병, 뇌졸중, 기타 질병에 걸릴 위험을 증가시킨다. 따라서 오메가-6 섭취는 우리 몸에 더 많은 오메가-3의 필요성을 높인다.

과학적으로 살펴보면, DHA와 EPA가 풍부한 오메가-3 영양 보조제를 매일 복용하는 경우 뇌 순환이 증가할 수 있고, 새로운 뉴런 성장의 지원, 인지 개선, 염증 감소에 도움이 된다. DHA 영양 보조제는 또한 우울증, 불안, 당뇨병, 체중 증가, 고혈압, 암, 심장병, 그리고 알츠하이머병과 같은 신경 퇴행성 질환의 위험을 줄이는 동시에 세로토닌처럼 기분을 좋게 만드는 화학 물질을 증가시킬 수 있다.

방법: 수은 등의 중금속 검사를 마친 오메가-3 영양 보조제를 찾아라. 나는 개인적으로 겉면이 코팅된 어유魚油 영양 보조

브레인 리부트

제를 선호하는 편이다. 특유의 불쾌한 '생선 비린내'를 막는 데 도움이 되기 때문이다. 오메가-3 영양 보조제는 피를 묽게 할 수 있으므로, 만약 와파린warfarin 등의 혈액 희석제를 복용하고 있다면 오메가-3를 복용하기 전에 의사와 상담하자.

종합 비타민

이유: 뇌와 종합 비타민의 관계는 마치 자동차와 차고의 관계와 비슷하다. 꼭 필요하냐고 묻는다면, 아니다. 차고가 없어도 차는 가질 수 있지 않은가. 그러나 차고를 갖춘다면 차의 수명이 길어지고, 더 나은 기능을 발휘하며, 비바람으로부터 보호받을 수 있을 것이다. 종합 비타민은 이와 같은 효과를 뇌에 제공한다.

임상 실험 과정에서 우리는 NFL 선수들이 고효능의 종합 비타민을 복용하면 뇌 순환과 인지 기능을 방해할 수 있는 영양 결핍을 방지할 수 있다는 결과를 얻었다. 건강한 성인의 경우 매일 종합 비타민을 보충하면 노화의 시작을 5년 정도 늦출 수 있다는 연구 결과가 있다. 가벼운 뇌 손상이 있는 노인들도 매일 종합 비타민을 복용하여 인지 기능을 크게 높일 수 있다.[4]

균형 잡힌 식단이 모든 필수 영양소를 섭취하는 가장 좋은 방법 아닌가? 물론 그렇긴 한데, 균형 잡힌 식사를 하는 사람이 너무 적다는 게 문제다. 미국인 중 약 90퍼센트가 음식으로부터 충분한 비타민 D나 E를 얻지 못하며, 50퍼센트는 비타민 A와 마그네슘을 충분히 섭취하지 않는다. 음식에서 충분한 칼슘과 비타민 C를 섭취하는 미국인은 50퍼센트 미만에 불과하다. 아연, 엽산, 여러 비타민 B 또한 미국인의 표준 식단에서 부족하긴 마찬가지다.[5]

이미 건강한 식단을 따르고 있는 사람도 종합 비타민 섭취로 인한 혜택을 얻을 수 있다. 아무리 세상에서 가장 건강한 식단일지라도 처방 약, 위장 문제, 그리고 음주나 과도한 운동 등의 특정한 생활 방식으로 인해 발생하는 영양소 흡수 문제를 전부 해소할 수 없기 때문이다.

방법: 나는 과일과 채소 등의 자연식품 성분으로 만든 고효능 종합 비타민을 권한다. 설탕, 식용 색소, 건강에 좋지 않은 첨가물을 포함하고 있는 젤리나 캔디 형태의 종합 비타민제는 피하는 게 좋다.

프로바이오틱스

이유: 프로바이오틱스(활생균)는 우리 내장에 사는 건강한 박테리아다. 살아 있는 미생물은 요거트, 버터밀크, 미소된장, 김치, 템페, 살균되지 않은 사우어크라우트, 그리고 다른 발효 및 배양 식품에서도 발견된다. 라틴어와 그리스어로 '생명을 위한'이란 뜻을 가진 프로바이오틱스는 내장 속 불친절한 박테리아의 균형을 조절한다. 나쁜 박테리아로부터 벗어날 수는 없지만, 프로바

이오틱스를 더 많이 섭취할수록 전체적인 마이크로바이옴, 즉 수조 개의 박테리아, 균류, 그리고 신체 내의 다른 미생물들은 물론, 나아가 뇌와 신체의 나머지 부분들도 더 건강해질 것이다.

프로바이오틱스는 어떤 역할을 할까? 이로운 박테리아는 음식을 소화시키고, 면역 기능을 증진시키며, 피부를 매끄럽고 건강하게 유지하도록 도와준다. 프로바이오틱스는 또한 영양소 흡수에 매우 중요한데, 만약 체내에 충분한 양을 가지고 있지 않다면 식이 영양 보조제를 아무리 많이 먹어도 그만큼 흡수가 되지 않아 효과를 볼 수 없다.

인지적 관점에서 프로바이오틱스는 위장관이 도파민, 가바 GABA, 세로토닌을 포함해 기분을 좋게 만드는 신경 전달 물질을 생산하도록 도와주는데, 이 중 90퍼센트가 소화관에서 만들어진다. 이러한 이유로 프로바이오틱스 영양 보조제는 기분을 띄워 주고 불안과 스트레스를 낮추는 것으로 나타났다.

연구에 따르면, 프로바이오틱스 영양 보조제는 인지 기능을 보존하고 향상시키는 데도 도움을 준다.[6]

방법: 다양한 박테리아 종류를 포함한 고효능 프로바이오틱스를 찾아보자. 검사 결과 일부 프로바이오틱스 영양 보조제는 살아 있는 박테리아의 수를 겉면에 기재하지 않는 경우도 있었다. 반드시 효능이 검증되었거나 품질 보증서가 포함된 신뢰할 수 있는 브랜드를 선택해야 한다. 가짜를 골라내는 좋은 방법은 유통 기한이 적힌 영양 보조제를 선택하는 것이다. 프로바이오

틱스는 살아 있는 유기체이기 때문에 너무 오래 진열하면 균이 소멸해 버린다.

비타민 D

이유: '햇빛 비타민'으로 흔히 알려진 비타민 D는 뼈와 치아가 칼슘을 흡수하도록 돕는 지방질 영양소이며 적절한 면역 기능과 세포 성장에 필수적이다. 비타민 D 수치가 낮으면 염증과 인슐린 저항성을 유발해 체중 증가와 당뇨병을 일으킬 수 있다. 비타민은 또한 일부 유전자, 특히 암 발생에 관여하는 유전자가 발현되는 방식에도 영향을 미친다. 비타민 D의 부적절한 양은 또한 발암 위험성과도 관련이 있다.

뇌에서 비타민 D는 뉴런의 기능에 영향을 미치고, 우울증과 다른 기분 장애를 일으킬 수 있는 칼슘 수치의 완충을 돕는다.[7] 또한 이 영양소는 치매 및 알츠하이머병과 관련된 아밀로이드 플라크의 축적을 제거하는 데 도움을 준다.[8] 비타민 D가 충분치 않으면 염증 및 인슐린 저항성이 높아져 인지 장애와 대사 장애가 발생할 수 있다.

비타민 D를 얻는 가장 좋은 방법은 음식 섭취지만, 가장 많이 함유된 식품들(대구 간유, 연어, 참치, 쇠고기 간)이라고 해도 필요 함량에 미달된다. 계란 노른자도 강화 유제품과 함께 약간의 비타민 D가 함유되어 있다. 그럼에도 1회 식사로 한 번에 충분

한 비타민 D를 제공하는 유일한 공급원은 대구 간유뿐이다.[9]

이러한 모든 이유로 인해, 비타민 D는 기분을 조절하고, 우울증과 싸우고, 기억력을 향상시키고, 신경 퇴행성 장애 예방을 돕는 데 중요한 역할을 담당한다. 비타민 D 섭취는 암, 당뇨병, 골다공증, 기타 질병의 위험도 줄일 수 있다.

방법: 생물학적으로 활성화된 영양소 형태인 비타민 D3를 함유한 영양 보조제를 찾아라.

액체형 미량 미네랄 영양 보조제

이유: 건강에 좋은 미네랄이라고 하면 우리는 보통 칼슘, 마그네슘, 나트륨, 칼륨, 그리고 기타 다량 미네랄macromineral을 떠올리곤 한다. 하지만 미량 미네랄micromineral 또는 미량 무기질trace mineral이라고 알려진 완전히 다른 종류의 미네랄이 있으며, 우리 몸과 뇌는 주요 다량 미네랄만큼이나 이 미량 미네랄을 필요로 한다. 붕소, 크롬, 구리, 게르마늄, 요오드(아이오딘), 철, 망간, 몰리브덴molybdenum, 셀레늄selenium, 실리콘, 황, 바나듐vanadium, 아연 등이 미량 미네랄에 해당된다.

각각의 미량 미네랄마다 기능이 다르지만, 일반적으로 인지 기능에 중요한 효소, 호르몬, 세포의 생성을 돕는다. 일부 미량 미네랄은 체내에서 항산화 작용을 일으켜 염증을 줄이는 데 도움을 준다. 신경 전달 물질을 만들거나 몸과 뇌에서 독소를 제거하기 위해 필요한 미량 미네랄도 있다.

미량 미네랄이 너무 부족하면 심각한 부작용이 발생할 수 있다. 종류에 따라 여러 다른 형태의 결함이 발생하지만, 일반적으로 이러한 영양소가 적절한 수준을 유지하지 못하면 기분 문제를 촉발하고 정신 능력을 떨어뜨릴 수 있다. 아연의 수치가 떨어지면 집행 기능의 속도가 느려지고 기억력이 손상되며, 노화로 인한 인지력 저하 속도가 빨라진다.[10] 반면, 셀레늄이 부족하면 뉴런의 기능과 학습에서 지장이 초래된다.[11] 크롬 수치가 너무 낮은 경우엔 혈당 불균형, 신경 전달 물질 결핍, 우울증, 체중 증가가 나타날 수 있다.

미량 미네랄을 충분히 섭취하기 위한 가장 좋은 방법은 채소, 과일, 그리고 다른 신선한 식물성 식재료를 다양하게 섭취하는 것이다. 하지만 유감스럽게도 미국인 대부분은 충분한 양의 채소를 먹지 않고 있다. 채소를 많이 먹는 사람들도 다양한 종류를 골고루 섭취하지는 않는다. 또한, 농업 수확량이 늘어남에 따라 토양과 암석에 함유된 미량 미네랄의 양이 수년간 감소해 오고 있고, 그 때문에 채소의 영양 밀도도 수십 년 전과 비교해 낮아졌다. 이렇듯 영양분 섭취에 제약이 따른다면, 당신의 식단이 아무리 건강하고 다양하다 해도, 미량 미네랄이 함유된 영양 보조제의 도움이 필요하게 될 것이다.

혈액 검사를 통해 당신에게 필요한 미량 미네랄의 적절한 수준을 알아낼 수 있지만, 그리고 만약 기회가 된다면 그 또한 추

천하는 바이지만, 미량 미네랄 영양 보조제를 복용하는 것이야
말로 필수 영양분을 충분히 섭취함으로써 손쉽게 당신의 몸과
뇌를 지키는 방법이다.

방법: 액체 형태의 미량 미네랄 영양 보조제를 찾아라. 정제
나 캡슐 형태보다 흡수력이 좋다.

커큐민

이유: 인도 음식을 한 번이라도 먹어 봤다면, 당신은 커큐민이 익
숙할 것이다. 강황에 들어 있으며 황금빛을 내는 이 활성 화합물
은 강력한 뇌 건강 보조제로서 염증을 줄이고 인지 기능을 향상
시킨다는 사실이 잇단 연구를 통해 입증되고 있다.

인도에서는 수 세기 동안 약재로 사용돼 온 커큐민은 강력
한 항산화 작용을 통해, 산화 스트레스를 유발하고 뇌세포를 손
상시키는 활성 산소를 중화시킨다. 이 화합물은 또한 신체 고유
의 항산화 방어 능력을 향상시켜 미래의 스트레스 상황에 더 잘
대처하도록 한다.[12]

커큐민은 또한 강력한 항염 작용을 하는데, 염증 관련 유전자
를 활성화하는 분자를 차단하는 역할을 한다.[13] 더 나아가, 커큐민
은 건강한 뉴런의 생존, 성장, 유지를 담당하는 단백질인 뇌유래신
경영양인자BDNF를 자극한다.[14] 기분을 관장하는 주요 뇌 부위에서
BDNF가 최적화되면 항우울 효과와 함께 알츠하이머병 및 기타

신경 퇴행성 질환의 위험을 감소시키는 예방적 효과도 나타난다.

인지 검사 결과에 따르면 커큐민 영양 보조제는 기억력과 주의력도 향상시킨다.[15] 뇌 외에도 커큐민은 암, 관절통, 심장병을 예방하는 것은 물론 치료 효과도 가지는 것으로 나타났다.[16]

다만 단순히 강황을 넣어 만든 음식을 먹는다고 효과를 볼 수 있는 건 아니다. 강황에 함유된 커큐민의 양은 무게로 따지면 약 3퍼센트에 지나지 않을 만큼 소량이기 때문이다.[17] 뇌 건강에 영향을 미치는 요인들의 효능을 입증하는 연구는 영양 보조제 위주로 수행되어 왔다.

방법: 커큐민 영양 보조제를 구매할 때는 피페린piperine이 들어 있는지 확인하라. 후추에서 추출한 이 물질은 화합물이 혈류로 흡수되는 것을 돕는다.[18] 단, 와파린warfarin처럼 혈액을 묽게 만드는 성분의 약물을 복용하고 있는 경우에는, 커큐민이 들어 있는 영양 보조제를 섭취하지 않는 것이 좋다. 커큐민이 혈액 응고를 방지하는 성질을 가지고 있기 때문이다.

아스트리드 이야기

두뇌 게임을 위한 영양 보조제

59세의 아스트리드Astrid는 치매와 알츠하이머병을 앓는 시부모님을 돌보았다. 두 분 모두 세상을 떠난 후, 그녀는 남편과 세 딸,

그리고 손자를 위해 강해져야 한다는 압박감에 정신적으로나 정서적으로 진이 빠지는 것을 느꼈다.

30년 이상 골프 선수로 활약한 아스트리드는 최근 13, 14번 홀에서 집중력이 급격히 떨어진다는 느낌을 받았다. 그녀는 집중력을 향상시킬 방법을 강구해야 한다는 걸 알면서도, 효과 없는 영양 보조제와 치료에 더 이상 돈을 낭비하고 싶지는 않았다. 그녀는 이것이 내게 연락을 해 온 이유라고 했다. 인지 건강과 관련해 어떤 영양 보조제가 가장 좋은 임상적 증거를 가지고 있는지 알고 있는 사람이 필요했던 것이다.

뇌 스캔으로 본 아스트리드의 뇌는 매우 건강했다. 치매나 다른 인지 장애의 징후 같은 건 보이지 않았다. 그녀에게는 확실히 안도감을 주는 결과였고, 나에게는 이미 완벽한 상태의 뇌 건강을 영양 보조제만으로 개선시켜야 하는 새로운 도전이었다.

아스트리드는 수년간 종합 비타민을 복용해 왔지만, 딱히 인지 기능에 도움이 되었다는 생각은 하지 않았다. 나는 그녀에게 종합 비타민을 계속 복용하면서 동시에 오메가-3, 커큐민, 스피룰리나, 비타민 C와 D를 꾸준히 섭취하는 걸 추천했다.

3개월 후 아스트리드는 이전보다 정신 집중도 잘되고 더 기민해졌음을 느꼈다. 그 결과 골프 실력도 향상되었다. 집에서 손자들이 자제력을 잃고 이리저리 날뛸 때에도, 아스트리드는 이전보다 더 큰 인내심과 정신적 탄력성을 가지고 아이들을 돌볼 수 있었다.

아스트리드는 복용 시점에 따른 영양 보조제의 효능을 실험해 보기 시작했다. 골프 경기에 나서기 전에 특정 영양 보조제를 복용함으로써 그 효과를 알아보고자 한 것이다. 시행착오 끝에, 그녀는 스피룰리나를 복용했을 때 집중이 더 잘된다는 사실을 발견했고, 게임에 나서기 한 시간 전에 이 영양소를 섭취하기 시작했다.

아스트리드는 루틴을 지키지 않자 바로 티가 났다고 했다. 한 번은 다른 도시에서 경기를 치르게 되었는데, 깜빡하고 영양 보조제를 챙기지 못한 적이 있었다. 네 번의 경기를 치르는 동안 브레인 포그와 경기력 저하에 시달렸다.

아스트리드는 지금도 매일 스피룰리나, 오메가-3, 비타민 D, 그리고 커큐민을 복용하고 있다. 그녀는 이 식이 요법을 활용해 여섯 명의 손자와 반려견 두 마리를 포함한 대가족의 건강을 관리하고 있다. 오랫동안 영양 보조제에 회의적이었던 아스트리드의 남편도 아내가 영양 보조제의 효과를 톡톡히 보는 걸 확인하고 그녀의 방식을 따르고 있다.

Brain Tip 과학적으로 인지 기능 향상에 효과가 있다고 증명된 영양 보조제를 복용하면 당신 삶의 많은 부분이 큰 영향을 받을 것이다. 가족을 돌보고 경력을 관리하는 능력이 개선될 것이고, 좋아하는 취미를 추구할 수 있게 될 것이며, 움직임이나 기량 증가에 도움이 될 것이다.

올스타팀:
추가하면 좋은 5가지 영양 보조제

영양 보조제를 시작하려는 초보자들에게는 선발 라인업이 딱 알맞다. 하지만 당신이 뇌에 더 많은 투자를 하고 싶다면 아래 영양 보조제를 목록에 추가하는 걸 고려해 보라. 여기 열거된 다섯 가지 영양소는 모두 연구를 통해 인지 기능에 대한 효능이 입증된 것들이다.

비타민 B 복합체

이유: 비타민 B군을 일컫는 이 포괄적 용어는 우리 일상에 필요한 여덟 가지 필수 영양소를 포함하고 있다. 비타민 B 복합체는 음식의 에너지 전환, 혈액 세포 생성, 심혈관 건강, 적절한 에너지, 호르몬 생성, 콜레스테롤 균형, 대사 기능, 근육 건강 등 거의 모든 신체 활동에 필수적이다.

비타민 B 복합체는 중추 신경계에 매우 중요한 역할을 한다. 여덟 개의 비타민 B는 모두 혈액 뇌 관문을 통과할 수 있으며 인지 기능에 필수적인 역할을 한다. 뇌에 가장 중요한 비타민 B는 B6, B12, B9이며, 엽산(폴산염으로 표기되기도 한다)이라고 불린다.

빈혈이나 철분 결핍 문제를 겪은 적이 있다면 적혈구, 백혈구, 신경 전달 물질, DNA 생산을 돕는 엽산에 익숙할 것이다. 엽산은 또한 호모시스테인이라는 물질의 분해를 돕는데, 이 아미노산의 체내 혈중 농도가 높아지면 알츠하이머병에 걸릴 위험도 함께 올라간다. 엽산 수치가 낮아지면 뇌의 노화 속도가 증가하고 인지 장애가 유발될 수 있다. 엽산이 충분하지 않으면 기분도 함께 나빠지는데, B9이 부족한 사람은 임상 우울증이나 다른 정신 질환을 앓을 가능성이 크다.[19]

B12의 경우, 이 영양소를 충분히 섭취하지 않으면 기억력 문제가 일어나고, 뉴런이 손상되고, 노화로 인한 뇌 수축이 가속화된다.[20] 심리학자와 정신과 의사는 종종 환자들의 B12 수치를 검사하는데, 적절한 섭취가 이루어지지 않으면 우울증에 걸릴 위험이 두 배 증가할 수 있기 때문이다.[21] 또한, B12 수치가 낮으면 알츠하이머병에 걸릴 위험이 높아진다는 강력한 증거도 있다. 연구 결과에 의하면 이 영양소가 너무 부족하면 치매와 같은 증상도 유발될 수 있다.[22]

엽산과 B12처럼, B6는 세로토닌 같은 신경 전달 물질의 생성을 돕는다. B6 수치가 적당하게 유지되지 않으면 기억력과 집중력이 떨어지고 기분 장애를 앓게 될 가능성 또한 상당히 커진다.

인지 기능 장애와 기분 문제의 조짐을 깨닫기 위해 이러한 비타민 B 결핍을 꼭 임상적으로 확인할 필요는 없다. B6와 엽산은 여러 음식에 들어 있다. 하지만 나이가 들수록 인체의 영양분 흡수 효율은 떨어진다. 과체중, 음주, 약물 복용이 비타민 B를 감소시키기도 한다. 또한 당신이 채식주의자이거나 비건이라면 B12가 부족하기 쉽다. 비타민 B는 주로 동물성 제품에 들어 있기 때문이다.

방법: 여덟 개의 비타민 B가 모두 들어 있는 복합 비타민제를 찾아보라. 이 영양소는 함께 있을 때 더 효과적이다. 또한, 시아노코발라민cyanocobalamin 처럼 생체 활용도가 떨어지는 물질이 아닌, 메틸코발라민methylcobalamin 처럼 자연에서 얻은 생동위성bioidentical 형태인 B12이 포함된 것을 선택하라.[23]

비타민 C

이유: 사람들은 감기에 걸리거나 여타 호흡기 질환을 앓게 되면 많은 양의 비타민 C를 섭취한다. 하지만, 여러 가지 이유로, 자연의 가장 강력한 산화 방지제인 이 영양소는 1년 내내 보충해야 한다. 실제로 5년간 매일 비타민 C를 보충하면 혈청 수치가 최대 30퍼센트까지 상승하여 항산화 지수를 높일 수 있다는 연구 결과가 있다.[24] 비타민 C는 활성 산소와 싸우고 산화 스트레스와 치매와 관련된 염증을 대폭 낮추는 데 도움을 준다.

음식과 영양 보조제를 통해 비타민 C의 섭취량을 늘리면 기억력과 집행 기능이 향상되는 것으로 나타났다.[25] 비타민 C를 정기적으로 섭취하는 노인들에게는 인지력 저하 증상도 적게 나타난다.

딸기, 오렌지, 레몬, 아스파라거스, 아보카도, 브로콜리, 그리고 다른 과일과 야채에서 비타민 C를 얻는 것을 우선시하자. 하지만 음식만으로는 충분한 비타민 C를 얻기 어렵기 때문에, 특히 뇌에 더 이롭다는 연구에 따라 더 높은 수치의 비타민 C를 얻으려면 건강한 식단에 매일 영양 보조제를 추가해 보자.

방법: 우리 몸은 한 번에 일정량의 비타민 C만 흡수할 수 있다. 따라서, 하루 권장량의 절반은 아침에 나머지 절반은 저녁에 나눠서 복용하라.[26] 만약 와파린 같은 항응고제를 복용하고 있다면, 비타민 C를 보충하기 전에 의사와 상의하자.

마그네슘

이유: 미국인 대부분은 충분한 양의 마그네슘을 섭취하지 않고 있다. 신체와 뇌의 모든 세포에 중요한 마그네슘은 스트레스, 신경 전달 물질 생성, 근육 이완, 수분 공급 등 300가지 이상의 생화학 반응에 영향을 끼친다.

충분한 양의 마그네슘을 섭취하지 않으면 우울증, 불안감, 공격성, 과민성, 브레인 포그를 겪을 가능성이 치솟는다. 마그네슘 수치가 낮으면 당신의 뇌는 효율적으로 작동하지 않는다. 반면, 마그네슘 영양 보조제는 노화로 인한 인지력 저하를 방지하고 학습과 기억력을 증진시키는 것으로 나타났다.[27] 가벼운 수준의 뇌 손상이 있는 사람들은 마그네슘을 섭취함으로써 인지 기

능을 향상시킬 수도 있다.[28]

캐슈, 현미, 케일, 시금치, 아몬드, 검은콩, 퀴노아, 해바라기 씨 등 마그네슘을 함유하고 있는 식품은 많다. 하지만 음식만으로는 이 영양분을 충분히 섭취하기 어렵다. 미국인의 약 절반이 기본적인 마그네슘 일일 필요량을 섭취하지 못하고 있으며, 더 많은 수가 미달 수준이다.

방법: 유기농 구연산 마그네슘이나 아미노산 킬레이트amino acid chelates를 찾아볼 것. 둘 다 흡수력이 좋다.[29]

스피룰리나

이유: 우리는 이제 해양 오메가-3인 DHA와 EPA가 인지 건강에 매우 중요하다는 것을 알고 있고, 음식만으로는 이러한 필수 지방을 충분히 섭취하기가 어렵다는 것도 이해했다. 스피룰리나는 DHA와 EPA가 풍부한 남조류의 일종으로 오메가-3 섭취를 증가시킨다. 분말이나 알약 형태로 복용 가능하며 마그네슘, 아연, B12, B6 및 엽산 등 이 장에서 권장하는 영양소도 많이 포함되어 있다. 스피룰리나는 또한 세로토닌을 생산하기 위해 우리 몸이 가장 필요로 하는 트립토판을 포함한 아홉 가지 필수 아미노산을 모두 가지고 있다. 연구는 스피룰리나가 건강한 내장 박테리아를 유지하고, 혈당을 낮추고, 체중 감량을 돕고, 활성 산소를 파괴하는 것을 도울 수 있다고 한다.

방법: 여러분은 대부분의 식품 가게에서 스피룰리나를 찾을 수 있다. 만약 파우더 형태의 영양 보조제를 선택했다면, 물이나 스무디에 넣어 섭취하자.

코엔자임 Q10

이유: 코엔자임 Q10 또는 조효소 Q10은 항산화제 영양소이며 에너지를 생성하고 몸과 뇌에 영양분을 공급하기 위해 세포 미토콘드리아에게 도움을 준다. 코엔자임 Q10은 산화 스트레스에 강력한 효능을 보이며 심장병, 암, 그리고 알츠하이머병과 파킨슨병과 같은 신경 퇴행성 질환의 위험을 감소시켰다.

우리의 뇌는 우리 몸속 산소의 20퍼센트를 소비하고, 코엔자임 Q10은 뇌가 연료를 잘 공급받고 높은 기능을 유지하게 함으로써 에너지 요구량을 유지하도록 돕는다. 동물을 이용한 연구는 코엔자임 Q10이 학습, 기억력 및 전반적인 인지 능력을 향상시킨다는 것을 보여 주며,[30] 현재 건강한 노인 인구를 대상으로 코엔자임 Q10이 뇌에 미치는 영향도 연구 중에 있다.[31]

코엔자임 Q10은 내장, 육류, 지방이 많은 생선과 같은 음식에서 발견되지만, 인지 건강의 가장 빼어난 결과를 발표한 연구는 고용량 코엔자임 Q10 영양 보조제로 수행되었다. 우리 몸은 항산화제를 저장할 수 없어 영양 보조제가 유리하고, 코엔자임 Q10 수치는 나이가 들수록 감소하는 것으로 보인다.

방법: 코엔자임 Q10의 일반적인 유비퀴논ubiquinone 형태보다는 생물학적으로 섭취가 가능한 유비퀴놀ubiquinol로 만든 제품을 선택하라. 영양분을 음식과 함께 섭취하면 흡수력이 높아진다.[32]

상비군:
치료에 도움이 되는 7가지 영양 보조제

만약 여러분이 외상성 뇌 손상을 입었거나 초기 치매를 앓고 있다면, 여러분은 뇌 기능의 회복을 지원하고 더 이상의 손상을 예방하기 위해 다음 일곱 가지 영양 보조제를 추가로 섭취하자.

포스파티딜세린

이유: 포스파티딜세린은 신체와 뇌에 있는 모든 세포막의 지방 성분이다. 이 물질은 건강한 신경 기능을 담당하며 신경 세포를 둘러싸고 있는 지방 피복인 미엘린을 구성하는 것을 돕고 우리의 뇌가 더 빠르고 효율적으로 메시지를 보낼 수 있게 도와준다. 세포막의 일부인 포스파티딜세린는 영양분을 전달하고 뉴런의 노폐물을 제거할 수 있다.

　뇌의 포스파티딜세린 수치는 나이가 들면서 감소하며, 세포 신호를 느리게 하고 기억력, 기분, 그리고 집행 기능에 영향을 준다. 그러나 영양 보조제를 복용하면 노화와 관련된 영양소의 감소를 멈추게 하고 심지어 역전시키는 것으로 나타났다.[33] 특히 포스파티딜세린를 보완하면 기억의 형성과 통합, 새로운 정보 학습 능력, 집중력, 의사소통, 문제풀이 등이 향상될 수 있다.[34] 연구에 따르면, 알츠하이머병에 걸린 사람들이 6~12주 동안 이 보조제를 복용하는 것 또한 이 질병의 일부 증상을 줄일 수 있을 것이라고 한다.[35]

포스파티딜세린은 단지 몇 주 동안만 복용해도 우울증을 억제하고 기분을 조절하는 것으로 나타났다.[36] ADHD에 대한 놀라운 연구에 따르면 포스파티딜세린을 섭취할 경우 질병과 관련된 과잉 활동, 충동적인 행동, 그리고 나쁜 기분이 상쇄된다고도 한다.[37]

포스파티딜세린은 주로 콩과 같은 일부 음식에서 발견되지만, 달걀노른자, 동물의 간, 흰 콩에서도 발견된다. 하지만 충분히 건강한 뇌 기능을 위해서는, 영양 보조제로 복용하는 것이 낫다.

방법: 콩이나 양배추와 같은 음식재료에서 추출한 포스파티딜세린 영양 보조제를 찾아보자.

N-아세틸시스테인

이유: N-아세틸시스테인, 또는 NAC는 신체가 콜라겐과 같

은 단백질을 만드는 것을 돕는 아미노산 시스테인의 보충 형태이다. 우리의 몸은 활성 산소를 중화시키는 데 도움을 주는 항산화 글루타티온을 만들기 위해 N-아세틸시스테인이 필요하다. N-아세틸시스테인은 또한 신경 전달 물질인 글루타메이트 glutamate(글루타민산염)를 조절하는데, 글루타메이트는 일반적으로 뉴런들 사이에 신호를 보내는 것을 돕고 건강한 뇌 기능을 위한 가장 중요한 신경 전달 물질로 인정받고 있다.[38]

경미한 외상성 뇌 손상이나 초기 치매 환자의 경우 N-아세틸시스테인은 호모시스테인 수치를 상당히 낮춘다. 왜냐하면 수치가 상승할 경우 인지 손상, 기능 장애 및 알츠하이머병을 유발할 수 있기 때문이다.[39] N-아세틸시스테인은 또한 납, 수은, 그리고 뇌세포에 축적될 수 있는 다른 오염 물질과 결합한다. 마지막으로, N-아세틸시스테인은 혈관을 안정시키고 뇌에 산소를 빠르게 전달하는 것을 돕는 혈관 확장제이다.

방법: 만약 여러분이 이미 와파린과 같은 혈액 희석제를 복용하고 있거나 천식이 있다면 N-아세틸시스테인을 보충하기 전에 의사와 상의하자.

아세틸-L-카르니틴

이유: 아세틸-L-카르니틴, 또는 ALC는 뇌세포가 에너지를 생산하도록 돕는 아미노산 카르니틴의 보충 형태이다. 앞서 소개

한 NAC와 마찬가지로, 아세틸-L-카르니틴은 활성 산소와 염증을 퇴치하는 항산화제이기도 하다. 이 영양소는 또한 뇌진탕이나 가벼운 외상성 뇌 손상을 입은 사람들에게 필수적이며 뉴런 손상을 치료하는 데 도움을 준다. 연구는 또한 다량의 아세틸-L-카르니틴을 영양 보조제로 섭취하는 사람들이 반응 시간, 기억력, 인지 기능을 향상시킨다고 밝혔다. 이 영양소는 또한 치매에서 비롯될 수 있는 인지 장애와 함께 노화와 관련된 뇌 감퇴를 예방하는 것으로 보인다.[40]

우울증과 같은 감정의 문제를 가진 사람들에게 아세틸-L-카르니틴은 에너지를 주고 기분을 좋게 하는 신경 전달 물질, 노르아드레날린, 세로토닌의 수치를 증가시키는 것으로 나타났다.[41] 아세틸-L-카르니틴을 보충하면 처방약만큼 효과적으로 가벼운 우울증과 싸울 수도 있다.[42]

방법: 갑상샘에 문제가 있거나 와파린과 같은 혈액 희석제를 복용하고 있다면, 섭취 전에 의사와 상의하라.

후퍼진 A

이유: 중국의 이끼 식물에서 유래된 이 천연 화학 화합물은 알츠하이머병의 잠재적인 치료제로서 더욱 유망한 연구를 축적하고 있다.[43] 연구는 시간이 지남에 따라 영양 보조제를 복용하는 것이 건강한 개인과 알츠하이머병 그리고 다른 형태의 치매 환자

모두에게 기억력과 정신 기능을 향상시킬 수 있다는 것을 보여준다. 후퍼진 A는 신경 전달 물질인 아세틸콜린의 생산을 증가시켜 작용하는데, 이는 인지 기능, 주의력, 각성 수준을 향상시키는 것으로 나타났다.

방법: 만약 여러분이 베타 차단제나 항경련제를 복용 중이거나 이미 알츠하이머병이나 다른 형태의 치매 진단을 받았다면, 후퍼진 A를 복용하기 전에 의사와 상의해야 한다.

빈포세틴

이유: 후퍼진 A와 마찬가지로, 빈포세틴은 빙카 식물의 씨앗에서 나온다. 이 추출물은 미국에서 영양 보조제로 간주되지만, 일본, 유럽, 멕시코, 러시아의 일부 지역에서는 뇌졸중이나 다른 뇌혈관 질환을 가진 사람들의 뇌 혈류, 신경 대사 및 전반적인 인지 기능을 증진시키는 데 도움이 되는 약물로 처방된다.[44]

뇌 손상이나 다른 인지 장애가 있는 사람들에게 빈포세틴은 뇌의 포도당과 산소 소비 증가를 도와준다. 이 추출물은 또한 혈관 확장제로 혈관을 열고 뇌 순환을 빠르게 하는 역할을 한다. 추출물에 대한 연구를 수행한 과학자들은 경미한 인지 장애를 가진 사람들에게 빈포세틴을 추천한다.[45]

방법: 이미 혈압이나 혈액 희석제를 복용하고 있다면 빈포세틴을 복용하기 전에 의사와 상의하라.

은행잎 추출물

이유: 은행나무의 잎에서 추출한 이 영양 보조제는 수세기 동안 중국 의학에서 강력한 해독제로 귀중하게 여겨져 왔다. 오늘날 이 추출물은 유럽에서 알츠하이머병과 치매를 치료하기 위한 약으로 사용되고 있다.[46] 연구에 따르면 이 영양소는 알츠하이머병과 관련된 증상과 뇌관류 결손 개선에 어느 정도 좋은 영향을 준다.[47] 은행잎 추출물은 또한 건강한 사람들의 기억력과 인지력에 도움을 준다.[48]

은행잎 추출물은 혈액 순환을 개선시켜 혈관을 넓히고 혈액의 끈적임을 줄여 뇌로 가는 혈류를 증가시킨다. 또한 많은 건강 전문가들은 일반적인 혈액 순환용 영양 보조제로 추천한다. 또한 활성 산소가 세포에 해를 끼치기 전에 파괴하는 것을 돕는 강력한 산화 방지제이기도 하다.

방법: 은행잎 추출물은 순환에 강력한 영향을 미치기 때문에, 만약 와파린, 아스피린, 항혈소판제, 당뇨병 약, 비스테로이드성 진통제, 항경련제, 항우울제, 그리고 간과 관련된 약물을 포함하여 혈액에 침투하는 약을 복용하고 있다면 꼭 전문의와 먼저 상의를 하고 복용해야 한다.

알파리포산

이유: 알파리포산은 산화 스트레스로부터 뇌세포를 보호하는 데 도움을 주는 산화 방지제이다. 지용성 또는 수용성인 대부분의 산화 방지제와 달리, 알파리포산은 둘 다여서 혈뇌 장벽을 더 쉽게 넘고 다른 유형의 조직에서 효과적으로 작용할 수 있다.

알파리포산은 중금속에 노출된 뇌세포를 맑게 하고, 노화와 관련된 신경 전달 물질 생산 둔화 문제에 맞서 싸우는 것으로 나타났다.[49] 알츠하이머병이나 다른 형태의 치매가 있는 일부 환자들은 알파리포산을 보충하여 기억 상실을 예방하고 전반적인 인지도를 향상시킬 수 있었다.

알파리포산은 보통 붉은 고기, 시금치, 브로콜리, 감자, 그리고 효모와 같은 음식에서 적은 양으로 발견되기 때문에 영양 보조제는 이 강력한 항산화제의 최적의 양을 얻는 유일한 방법이다.

방법: 만약 여러분이 당뇨병이나 다른 혈당 문제를 가지고 있다면, 복용하기 전에 꼭 전문가의 상담이 필요하다. 알파리포산이 혈당 수치를 낮출 수 있기 때문이다. 또한 알파리포산은 일부 화학 요법 및 갑상샘 약물의 효능을 억제할 수도 있다.

영양 보조제로 뇌 살리기

존은 고등학교 시절 미국 대표였으며, NFL에서 4년간 오펜시브 라인맨으로 활약했다. 당연히 그도 수년간의 선수 생활을 통해 심한 타격을 입었으며, 자신의 뇌 건강에 대해 심각하게 걱정했다. 존은 많은 선수들처럼 만성 외상성 뇌병증CTE을 걱정했고, 5년 후, 10년 후, 25년이 지나 퇴행성 뇌질환과 관련된 증상을 보이기 시작할 때까지 방관하고 싶지 않다고 내게 말했다.

내가 존을 상담하기 전부터 그는 이미 매일 종합 비타민과 비타민 C, D, E 등 영양 보조제를 산발적으로 먹고 있었다. 하지만 그는 자신의 몸을 지탱하기 위한 조치였다며 이젠 뇌를 위해 더 많은 일을 하고 싶다고 말했다.

NFL 선수들에 대한 우리의 실험이 성공한 후, 나는 존에게 우리가 선수들에게 주었던 (159쪽, 부상자 전용 영양 보조제 단락에서 언급한) 모든 영양 보조제와 높은 효능의 종합 비타민, 더 많은 오메가-3 지방산, 은행잎 추출물과 알파리포산을 정기적으로 섭취할 것을 권고했다.

존은 1년 이상 매일 영양 보조제를 복용하면서 '베터 브레인 다이어트'를 따르고 웨이트 트레이닝을 비롯해 달리기, 고강도 인터벌 트레이닝을 계속했다. 한 번에 8~15알을 복용했음에도 불구하고 존은 영양 보조제 섭취에 문제를 못 느꼈고, 마치 포크나 나이프처럼 아침, 저녁으로 항상 잊지 않으며 식사의 일부분으로 여겼다.

6개월 후, 존은 내게 자신이 더 많은 정신적인 명료함과 집중력을 갖게 되었고, 기억력이 더 선명해진 것 같다고 털어놓았다. 그는 아무도 그에게 식이 요법, 운동, 스트레스 감소와 함께 특정 영양 보조제가 뇌 건강에 그렇게 영향을 미칠 수 있다는 사실을 가르치지 않았다는 것을 믿을 수 없다고 했다.

영양 보조제를 복용한 지 18개월이 지난 후, 존은 그 요법이 뇌 건강에 눈에 띄는 변화를 가져왔다고 말했다. 그의 인지 능력은 눈에 띄게 향상되었고, 그는 더 날카로워지고 집중력을 느꼈다. 그는 심지어 과학적으로 효능이 입증된 홍경천(가지돌꽃)과 같은 불안 조절에 도움이 되는 다른 영양 보조제들도 실험하기 시작했다.

Brain Tip 홍경천은 수 세기 동안 불안과 피로를 덜어주는 데 도움을 주는 약초로 알려져 있다. 스트레스 해소, 기분 전환, 에너지 강화에 특히 탁월한 효능을 보인다. 홍경천은 산화 방지제이기 때문에 스트레스의 영향으로부터 뇌를 보호하는 데 도움을 준다.

영양 보조제의 효과를 극대화하는 8가지 비법

❶ **투자를 아끼지 말라.** 영양 보조제는 싸지 않다. 저렴한 선택지를 찾을 수는 있지만, 포괄적인 요법을 택하려면 불가피하게 비용

이 든다. 하지만 투자라고 생각해 보자. 지금 약간의 돈을 쓰면 나중에 엄청난 의료비를 절감할 수 있을 것이다.

❷ **온라인 쇼핑.** 나는 내가 원하는 브랜드, 사양, 복용량 및 가격을 더 쉽게 찾을 수 있는 영양 보조제를 온라인으로 쇼핑한다. 많은 온라인 쇼핑몰에서는 매달, 3개월, 또는 6개월마다 영양 보조제를 재구매할 경우 할인을 제공한다.

❸ **인증된 제품을 찾아보자.** 영양 보조제는 수십억 달러 규모의 산업으로 미 식품의약국FDA의 규제를 받지 않는다. 스스로의 몸을 보호하기 위해 미국약사협회USP: United States Pharmacopeia의 파란색과 노란색 마크나 국제식료품평원NSF International 또는 'ConsumerLab.com'의 인증 마크가 있는지 확인해 볼 것. 세 기관 모두 성분의 질과 효능에 대해 독립적으로 영양 보조제를 테스트하고 있다. 또한 제품의 강도, 구성, 품질 및 순도를 보장하는 GMP(양호 제조 공정) 시설에서 만든 제품을 찾아야 한다.

❹ **올바른 브랜드를 위한 조사.** 영양 보조제를 구입하기 전에 성분 분석표를 꼼꼼히 조사하자. 최고의 브랜드라면 무조건 성분 분석표를 붙여 놓았을 것이다. 나는 개인적으로 순수 영양소나 과학적으로 실험한 화합물만을 사용하는 회사에서 구매하는 편이다. 어떤 브랜드가 과학적 실험을 거쳤는지 알아내기 위해서는 조금 더 노력을 기울여 온라인 검색을 해야 할 것이다.

❺ **첨가물은 피하라.** 만약 여러분이 건강을 증진시키는 유일한 목적으로 매일 영양 보조제를 복용하고 있다면, 여러분의 신체나 뇌에 동시에 해를 끼칠 수 있는 어떤 것도 포함하지 않도록 확실히

해야 한다. 인공적인 색, 맛, 설탕, 그리고 면역 체계 기능을 손상시킬 수 있는 영양 보조제에 종종 첨가되는 화합물인 스테아린산 마그네슘Magnesium Stearate이 포함되어 있는지 확인하라. 글루텐, 콩, 옥수수, 또는 유제품을 함유한 영양 보조제는 종종 질이 낮은 경우가 있음을 명심하자.

❻ **영양 보조제를 올바른 방법으로 보관할 것**. 영양 보조제를 직사광선과 열, 에어컨, 그리고 극도의 추위로부터 멀리 떨어진 서늘하고 건조한 곳에 보관하자. 오메가-3와 같은 많은 영양 보조제들은 산소에 오래 노출되면 상할 수 있기 때문에 꼭 뚜껑을 닫아 보관해야 한다. 마지막으로, 유통 기한에 주의할 것. 영양 보조제는 시간이 지남에 따라 효력이 떨어질 수 있다.

❼ **최소 3개월은 먹어 볼 것**. 영양 보조제는 처방약이나 수술과 다르다. 증상을 개선하거나 인지 기능에 영향을 미치기 전에 몇 달이 걸릴 수 있다는 것을 명심하자. 절대 쉽게 포기하지 말 것.

❽ **항상 의사와 상의할 것**. 이 장 전체를 통틀어 언제나 전문가, 전문의와 상의할 것을 첨언하였으나 사실 모든 이들은 새로운 영양 보조제를 복용하기 전 의료 전문가의 상담을 거쳐야만 한다. 어떤 영양 보조제는 내가 보충하고 싶은 영양분을 방해할 수도 있기 때문에, 이미 복용하고 있는 다른 건강 보조제나 처방전 없이 살 수 있는 약과 함께, 자신이 갖고 있는 의학적 걱정이나 특정한 건강 목표에 대해 반드시 전문가와 논의해야 한다. 수술 전에는 의사에게 반드시 복용 중인 영양제에 대해 이야기해야 한다.

6장

뇌 건강을 위한
수분 공략법

브레인 리부팅을 위해서는 단순히 물을 많이 마시는 것보다 더한 노력을 기울여야 한다. 고성능 스포츠카가 효율적으로 달리려면 고급 휘발유가 필요한 것처럼, 뇌 역시 최고의 인지 기능을 얻기 위해서는 깨끗한 물을 필요로 한다. 내 말을 믿어 보라. 나쁜 수분 섭취 습관의 부작용은 정말 잔인하다. 이 장을 읽고 나면 수분을 섭취하는 방법에 대해 재고하게 될 것이다.

박사 학위 막바지에 이르러 나는 박사 논문 연구 발표를 준비하기 시작했다. 당시 나는 물을 많이 마시지 않았다. 하루에 녹색 주스 몇 잔을 마셨고 과일과 야채를 많이 먹었기 때문에 그 정도면 수분 섭취가 충분하다고 생각했다. 첫 발표는 로스앤젤레스의 시더스-시나이 메디컬 센터였다. 미국에서도 꾸준히 최고의 병원 중 하나로 평가받는 곳으로, 청중 앞에 나가서 연구 논문을 발표하기 가장 두려운 병원 중 하나이기도 했다.

이전에도 다양한 발표를 했지만, 청중 앞에서 기절을 한 건 이번이 처음이었다. 병원의 신경외과 전문의 앞에서 내 임상 연구에 대한 이야기를 하고 있었는데, 순간 정신이 몽롱해지고 눈앞에 별이 보이기 시작했다. 나는 속으로 생각했다. '세상에, 이러다가 쓰러질 것 같아.' 그리고 정말 나는 기절했다. 그것도 발표 10분 만에! 다행히도 나는 내 뒤에 있던 의자 위로 넘어갔다. 그다음 기억나는 건, 내가 계속 발표를 이어 나가도 되겠냐고 물었다는 점이다. (병원 측에선 일정을 다시 잡는 게 좋겠다고 정중하게 나를 만류해 주었다.)

시간이 흐르고, 나는 왜 그런 일이 일어났는지 의문이 들었다. 내가 긴장을 했던 걸까? 그러기엔 그 전에도 수많은 발표를 해 왔기 때문에 말이 되질 않았다.

그다음으로 기절을 했을 땐 조금 더 상황이 심각했다. 당시 나는 연구 보조금을 받은 메릴랜드Maryland주 베데스나의 국립 보건원에서 논문을 발표하고 있었다. 사람들 앞에서 내 연구에 대해 발표를 하다가 그대로 쓰러져 버렸다. 몇 명의 의사들이 내 얼굴 위로 기웃거리는 가운데 바닥에서 일어났다. 의사 한 분이 나를 쳐다보며 이렇게 말했던 기억이 난다. "그래도 우리나라에서 가장 훌륭한 의료 시설에서 쓰러졌으니 다행이네요."

내게 문제가 있다는 걸 받아들일 수 있었다. 1차 진료 전문의를 만났을 땐 신경외과와 심혈관 검사를 받았다. 결과가 음성으로 나오자, 그는 내 수분 섭취 습관에 대해 물었다. 내가 지독한 탈수 상태일 가능성이 높다고 말이다. 매일매일 탈수 증상을 겪은 건 아니더라도 스트레스를 받을 때마다 수분과 전해질 부족에 스트레스가 가중되어 기절했을 가능성이 크다고 말이다. 문제를 해결하기 위한 노력을 하지 않으면 다음번엔 기절을 하다가 머리를 부딪칠 수도 있고, 창피함이 문제가 아니라 뇌진탕과 같은 더 심각한 문제를 일으킬 수도 있는 일이었다.

진료를 받고 나니 어디를 가도 머리가 띵했다. 심신 미약처럼 나는 어디든 물병을 가지고 다니기 시작했다. 제대로 된 수분 섭취에 주의를 기울이지 않으면 나쁜 일이 일어날 가능성이 크다는 사실을 살면서 처음 체감한 탓이었다.

그 후로 몇 년 사이, 딱 한 번 더 실신한 일이 일어났다. 당시나는 남아메리카에서 리얼리티 TV 쇼〈더 몰The Mole〉의 광고 촬영을 하고 있었다, 다시 말해, 어디서든 나와 함께했던 스테인리스 물병과 전해질 혼합 음료를 마시던 일상이 이어지지 못했다는 의미였다. 녹색 스크린 앞에 서 있다가 머리가 어질해지는 것 같은 익숙한 느낌이 들었다. 다행히 완전히 정신을 잃진 않았지만, 잠깐 촬영을 멈추고 누워 있어야 했다. 내 몸이 내게 신호를 보낸 것이나 다름없었다. 네가 나를 위해 노력을 하지 않으면 나도 너를 위해 일을 하지 않을 거야.

요즘 나는 스트레스가 될 만한 일에 들어가기 전 전해질이 들어간 물을 많이 마신다. 내가 뭘 하든, 어디에 있든 상관없다. 이젠 어떤 불편함을 감수하더라도, 여행을 가거나 발표를 하거나 TV 프로그램에 나갈 때면 물을 챙긴다. 적절한 수분 공급과 관련해서는 절대 모험을 해선 안 된다는 것을 몸소 배웠기 때문이며, 여러분 역시 물을 마시는 것뿐 아니라, 적절한 시기에 수분과 전해질의 균형을 맞추고, 수분 공급에 방해가 되는 고 카페인이나 액상 과당이 든 음료수를 피해야 한다는 뜻이다.

에이멘 클리닉에서 일하기 시작한 후, 나는 탈수가 뇌에 실제로 어떤 영향을 미치는지 볼 기회를 가졌다. 우리는 큰 대회를 앞두고 무게를 줄이기 위해 물까지 끊은 전문 보디빌더들의 뇌 스캔을 검토하고 있었다. 단지 몇 시간만 물을 마시지 않았음에도 뇌 순환이 현저하게 떨어졌다. 그들이 얼마나 건강한 상태인지를 고려해 보았을 때 말이다. 그들의 뇌 스캔을 보며 즉각적이고 심각한 탈수가 과연 뇌에 엄청난 영향을 미칠 수 있는지 알아낼 수 있었다.

뇌가 목이 마를 때 일어나는 일

모든 미국인의 4분의 3은 언제든지 만성적인 탈수 상태에 있다.[1] 대부분의 사람들이 지속적인 탈수 상태에서 돌아다닌다는 것을 의미하며 이는 어느 날 오후 물 한잔 마시는 걸 잊은 수준이 아니라 정말 만성 탈수를 뜻했다.

우리의 뇌는 약 75퍼센트의 물로 구성되어 있고, 최적으로 작동하기 위해서는 75퍼센트의 물로 유지되어야 한다는 사실을 이 통계를 더하면 된다. 심지어 체중 대비 1퍼센트의 수분 감소조차 기억력, 기분, 정신 에너지, 그리고 집중력을 방해하면서 인지 능력을 손상시킬 수 있다.[2]

몸무게의 2퍼센트에 해당하는 수분이 줄어들면 뇌가 둔감해진다. 더 느린 반응 시간, 단기 기억력 문제, 정신적 피로, 혼란, 불안, 그리고 기분의 손실을 갖게 될 것이다.[3] 경미한 탈수는 또한 운동 능력을 방해하여 사고 가능성을 높일 수 있다. 운전 중이거나, 보행 중이거나, 지속적인 주의를 요구하는 제조 또는 운송업에 일할 경우 정말 어마 무시한 결과가 아닐 수 없다.[4] 설상가상으로, 연구에 따르면 탈수가 기분에 미치는 영향은 수분을 섭취한 후에도 계속된다고 한다.[5]

탈수는 또한 뇌의 회백질을 수축시킨다.[6] 물을 충분히 마시지 않으면 인지 능력이 떨어져 같은 양의 정보를 처리하기 위해 뇌가 더 많은 일을 하게 된다. 당연히 수분 섭취량이 높은 사람들은 기억력, 운동 능력, 정신 에너지, 경각심, 그리고 집중력이 향상되면서 인지력 테스트에서도 더 높은 점수를 보인다.[7]

몸의 관점에서 탈수는 체중 증가를 포함한 모든 질병에 나쁜 소식이다. 연구에 따르면 매일 수분 권장량을 충족하거나 초과하는 사람들은 가벼운 탈수 상태의 사람들보다 포만감을 느끼고 칼로리를 더 많이 소모하는 것으로 나타났다. 이 신진대사의 상승 역시 놀라울 정도다. 연구에 따르면 하루에 약 500밀리리터의 물을 더 마시는 것만으로 에너지 소비를 30퍼센트까지 증가시킬 수 있다고 한다.[8] 그렇다, 물을 충분히 마시지 않으면 배가 더 고파진다는 뜻이다!

탈수 증세가 심해지면 어떻게 될까? 심한 탈수는 극심한 정신적 혼란과 함께 혈압이 급격히 떨어지기 때문에 기절로 이어질 수 있다. 때로는 열이나 호흡 곤란, 가슴 통증, 심지어는 발작까지도 일으킬 수 있다. 심각한 탈수는 정말 치명적이다.

많은 사람들은 덥고 습한 기후가 아니라면 수분을 잃지 않기 때문에 수분 섭취에 대해 걱정할 필요가 없다고 추측한다. 하지만 여러분이 온도 조절이 되는 방에서 근육 하나 움직이지 않는다고 해도, 생존을 위해서 계속해서 수분을 소비하게 될 것이다. 사실, 보통 사람은 숨 쉬는 것만으로 하루에 한 컵 이상의 수분을 잃을 수 있다! 우리는 또한 소변과 배변을 통해 매일 약 6컵의 물을, 땀을 통해 약 두 컵의 물을 배설한다.[9]

처방전이나 항히스타민제, 완하제, 제산제, 혈압약, 그리고 물약과 같은 처방전 없이 살 수 있는 약을 복용하는 것 또한 더 큰 탈수의 위험에 처하게 할 수 있다. 60세가 넘으면 갈증 인식이 낮고 신장의 노폐물 제거 효율이 떨어지기 때문에 탈수가 훨씬 쉽다.[10]

물은 어떻게 그녀의 인생을 바꿨는가

케이티는 아들이 뇌진탕 후 증후군 진단을 받은 직후 내게 연락을 했다. 당시 그녀의 아들은 16살 밖에 되지 않았지만, 고등학교 시절 와이드 리시버와 코너백으로 3년간 활약한 후, 심각한 브레인 포그와 만성 두통, 그리고 피로를 겪었고, 학교 공부에 집중하는 데 어려움을 겪었다. 12개월 동안 휴식을 취했는데도 그의 증상은 나아지지 않았다. 그녀의 아들이 식이 요법과 다른 습관들을 바꾸며, 신경학적 상태를 평가하기 위한 임상 실험, 인지 평가, 뇌 영상과 같은 기본 테스트를 받는 동안, 나 역시 케이티에게 특별히 맞춘 뇌 건강 프로그램을 연구하기 시작했다.

그녀는 신경학적으로 뭔가 이상하다고 했다. 불안감을 가지고 있었고, 두뇌가 흔들리는 고통을 받았으며 종종 어지러웠고, 잘 보지 못했고, 건망증이 있었다. 그녀는 또한 정보를 기억하고 컴퓨터 화면에 집중하는 데 어려움을 겪었다고 말했다. 53세의 나이였으므로, 이러한 증상들이 단지 나이 때문인지 궁금하다고 했다.

로스앤젤레스의 많은 사람들과 비슷하게, 케이티는 성공적인 엔터테인먼트 회사의 CEO로 일하며 스트레스를 많이 받는 직업을 갖고 있었다. 인생의 너무 많은 업무로 인해, 그녀는 목이 마르지 않으면 굳이 물이나 다른 액체를 마시지 않았다. 우리는 그녀의 하루 수분 섭취 습관을 계산해 봤고, 그녀가 평균적으로 1리터 이하의 물을 섭취하고 있다는 것을 깨달았다.

물 대신 케이티는 다이어트 크랜베리 주스와 비타민이 풍부한 물, 그리고 하루에 몇 잔의 커피를 마시고 있었다. 이것은 그녀가 신경학적 문제를 일으키는 것으로 알려진 많은 인공 감미료를 소비하고 있다는 것을 의미했다. 그동안 케이티는 이러한 음료 선택이 건강에 좋다고 생각했고, 건강 주스나 비타민이 풍부한 물이 뇌 건강에 최적이 아닌 설탕, 인공 감미료, 그리고 천연 향료로 가득하다는 것을 알지 못했다.

내 추천에 따라 케이티가 가장 먼저 한 일은 그녀의 사무실과 집에 있는 인공 감미료가 들어간 음료수를 모두 치우는 것이었다. 동시에, 그녀는 1리터짜리 스테인리스 텀블러 세 개와 과즙기 하나를 샀다. 여과된 물을 텀블러에 채워 어딜 가든 항상 들고 다니기 시작했다. 약간의 맛이 필요하면 물에 레몬이나 민트를 넣거나, 석류 주스를 한 잔 마셨다. 그리고 내 요청에 따라 그녀는 수분 섭취 일기를 쓰며 하루에 얼마나 마시는지, 어떤 종류의 음료를 언제 마셨는지 꼼꼼히 기록하기 시작했다.

커피 한 잔으로 하루를 시작하는 대신, 그녀는 갓 짠 야채 주스 한 잔으로 수분을 공급하기 시작했다. 아침에는 여전히 커피 한 잔을 마셨지만, 오후에 뭔가 따뜻하고 위로가 되는 음료가 필요해지면 녹차나 허브차를 마시곤 했다.

두 달 동안 케이티는 자신이 느끼는 모든 신경학적 증상을 호전시켰다. 어지러움, 브레인 포그, 불안, 기억 상실, 집중력 감퇴는 사라졌다. 대신, 그녀는 더 명확하게 생각하고, 첨예한 대화가 가능해졌으며 세부 사항을 기억할 수 있었고, 전반적으로도 더 행복하고 차분하고, 더 여유로워졌다. 또한 자신의 피부가 빛나고 젊어진 것 같다고도 했다. 이 모든 것이 만성 탈수에서 벗어났기 때문이었다!

8개월 동안 매일 아침 주스를 마시기 시작하면서 케이티는 'teamgrean'이란 해시태그를 달고 아침 야채 주스 한 잔이 주는 효과를 공유하는 인스타그램 계정을 개설하기도 했다. 그녀의 계정은 현재 수백 명의 팔로워를 끌어 모으고 있다.

오늘날, 우리가 처음 만났을 때 케이티가 가지고 있던 모든 인지적 걱정은 사라졌다. 우리는 임상 연구를 통해 수분 공급 습관의 변화와 수분 섭취 최적화를 이루어 냈고 뇌 건강의 나머지 결함도 해결할 수 있었다. 케이티는 일기장에 매일 수분 섭취량을 적고 있으며 이를 통해 자신의 수분 섭취량을 측정하고 책임감을 유지하는 데에도 도움을 받고 있다고 말했다. 그녀와 아들, 남편을 포함한 집안 모두가 이제 물을 더 많이 마시려고 노력하며 건강해지기 위해 꾸준히 애를 쓰고 있다. 케이티는 물을 더 많이 마시고 뇌에 도움이 되지 않는 음료수를 끊은 것이 자신의 삶과 가족의 삶을 변화시켰다고 말한다.

Brain Tip 다이어트 음료나 다른 인공 감미료가 포함된 음료로 수분을 공급하려고 하지 말 것. 향료가 첨가된 물에 불과해 보이지만, 화학 물질과 인공 감미료는 여러분의 수분 공급 목표를 방해하면서 인지 기능을 방해할 수 있다.

물은 하루에 얼마나 마셔야 할까

수분 섭취에 대한 정확한 지침은 없다. 대부분 개인적인 목표에 따라 다르다. 가장 일반적인 권장 사항은 의학연구소IOM에서 발표한 것으로 남성은 매일 3.7리터, 여성은 매일 약 2.7리터의 물을 섭취하는 것이다.[11]

의학연구소의 권고는 꽤 훌륭한 지침이다. 특히 우리 대부분이 안타깝게도 그 가이드라인에 미치지 못하기 때문이다. 일부는 권고를 초과할 수도 있다. 가령 나는 키 약 180센티미터에 매일 운동을 하는데, 이 말인 즉슨 나는 내 성별 평균보다 물을 더 많이 마셔야 한다. 게다가 더운 날씨에 일을 하거나 운동을 하거나 밖에서 시간을 보내면 1시간 만에 약 500밀리리터의 땀이 배출되므로 더운 기후에 사는 사람들 역시 물을 더 많이 섭취해야 한다.

만약 당신이 규칙적으로 운동을 한다면, 수분 공급의 필요성도 증가한다. 높은 고도에 있으면 산소가 적기 때문에 체내 수분이 고갈되어 숨을 더 빨리 쉬게 되고 숨을 내쉬면서 수분을 잃게 된다. 또한 임산부, 어린이, 노약자 들도 특정 수준의 수분 공급이 필요하다.

먹는 것에 따라 수분 공급에도 영향을 미칠 수 있다. 평균적으로 체내 수분 섭취의 20퍼센트는 음식에서 나오지만, 식단에 따라 섭취하는 양이 적거나 더 많을 수 있다. 채소와 과일은 수분 함량이 높고 물보다 수분을 더 잘 공급한다. 수분 공급에 도움을 주는 루테인lutein, 제아잔틴zeaxanthin과 같은 천연 화학 물질과 함께 설탕, 전해질, 그리고 최적의 체액 양을 조절해 줄 수 있는 미네랄 소금 등이 함유되어 있기 때문이다.

무엇을 먹든, 물을 마시는 것을 우선시해라. 그것도 엄청나게 많이. 여러분이 과도한 양의 채소, 과일, 그리고 수프를 먹더라도, 음식은 여러분이 섭취하는 총 수분 양의 최대 40퍼센트까지만 차지할 수 있다.[12] 대학원 시절 내 일화를 아직 기억하리라 믿는다. 나는 분명히 많은 양의 채소를 먹었음에도, 제대로 수분을 공급받지 못했다.

그렇다면 당신이 충분한 물을 마시고 있는지 어떻게 알 수 있을까? 가장 쉬운 방법은 소변의 색을 살펴보는 것이다. 약간 비위 상하게 들릴 수도 있지만, 화장실에서 잠깐 색을 체크하는 것만큼 수분 공급을 평가하는 데 좋은 방법은 없다. 대부분 소변은 그저 노란색이라고 추측할 수 있겠으나, 사실 소변은 광범위한 색조를 띄고 있다. 이 모든 것이 우리에게 수분 공급과 전반적인 건강에 대해 많은 것을 말해 줄 수 있다.

예를 들어, 만약 여러분의 소변이 매우 연한 볏짚색이거나 맑다면, 최적으로 수분을 공급받는 상태란 뜻이다. 그러나 소변이 꿀색보다 진하다면, 약간 탈수 상태이고 가능한 한 빨리 물을 마셔야 한다. 소변이 심각한 탈수를 나타낼 수 있는 호박색이나 주황색으로 변할 때까지 방치하지 말자.

명심해야 할 한 가지는 종합 비타민이나 비타민 B가 포함된 영양 보조제를 복용하면, 그 영양소가 당신의 소변을 밝은 노란색으로 변하게 할 수 있다는 것이다. 이는 탈수 상태라는 것을 의미하는 것이 아니라 여러분의 몸이 단지 과도한 비타민 B를 배출하고 있다는 것을 의미한다.

맛있는 방법으로 수분 공급하기

다음의 서른 가지 음식은 여러분이 먹을 수 있는 가장 수분을 많이 함유하고 있는 음식들 중 일부이며, 미국 농무부의 계산에 따르면 각각 100그램 당 최소 85퍼센트의 수분을 함유하고 있다.

- 오이
- 양상추
- 자몽
- 셀러리
- 토마토
- 애호박
- 수박
- 딸기
- 크랜베리
- 플레인 요거트
- 시금치
- 캔털루프 멜론
- 허니듀 멜론
- 케일
- 브로콜리
- 복숭아
- 당근
- 오렌지
- 파인애플
- 블루베리
- 청경채
- 가지
- 사과
- 양배추
- 라즈베리(산딸기)
- 살구
- 버터 양상추
- 육수를 이용한 수프
- 콜리플라워
- 피망

전해질과 스포츠 음료에 대한 진실

수분은 액체로만 채울 수 있는 건 아니다. 우리 몸은 수분을 유지하기 위한 전해질도 필요로 한다. 전해질은 영양분을 세포로 운반하고 노폐물을 밖으로 내보내는 동안 신체와 뇌 전체에 걸쳐 수분 균형을 맞추는 것을 돕는 일부 음료와 식품에서 발견되는 미네랄이다. 우리의 주요 전해질은 나트륨, 칼륨, 마그네슘, 염화물, 칼슘, 인산염을 포함한다.

우리가 운동, 땀, 설사, 구토, 심지어 고열을 통해 수분을 잃을 때, 전해질의 불균형이 일어난다. 일부 항생제와 하이드로코르티손 약물을 포함한 특정 약물, 갑상샘 질환이나 섭식 장애와 같은 의학적 문제 또한 전해질을 방해할 수 있다.

전해질 불균형의 결과는 결코 좋지 않다. 당연하다. 스트레스를 받을 때마다 기절을 할 테니 말이다. 여러분은 불규칙한 심장박동, 어지러움, 허약함 그리고 과도한 피로감에 시달릴 것이다. 전해질 불균형이 지속될 경우 신경계와 뇌 기능, 건강에 손상을 입는다. 개인적으로 나의 문제가 빨리 발견되어 다행이라고 생각한다. 물론 그 전에 두어 번 기절을 하긴 했지만 말이다!

충분한 물을 마시고 균형 잡힌 식사를 하는 것이 전해질 불균형을 막는 첫 번째 방어책이다. 만약 여러분이 나처럼 매일 운동을 한다면, 설탕이나 인공 감미료가 없는 물에 녹여 마실 수 있는 전해질 혼합물을 고려해 보라. 미네랄이 미량 함유되어 있고 상업용 스포츠 음료보다 설탕이 적은 코코넛 워터나 녹즙과 같은 천연 음료가 전해질 보충에 더 나은 선택이다. (이 두 가지에 대한 자세한 내용은 이후 자세히 설명하고자 한다.) 예를 들어, 우리가 잘 아는 스포츠 음료의 경우 600밀리리터 한 병에 34그램의 설탕이 포함되어 있는데, 이는 하루에 필요한 2000킬로칼로리의 70퍼센트에 해당하는 양이다. 이 정도의 설탕이라면 강도 높은 운동을 몇 시간 지속하지 않는 한, 배고픔, 체중 증가, 그리고 기타 부작용을 불러일으키며 인지 건강을 해친다.

과음의 위험성

미국인의 4분의 3은 충분한 물을 마시지 않으며 만성 탈수에 시달린다. 하지만 때때로 수분을 섭취하겠다고 너무 많은 물을 마셔 결과적으로 물에 취하는 현상에 시달리기도 한다. 기본적으로 너무 과도한 수분을 섭취할 경우 전해질 수치가 희석되고, 세포가 부풀어 오르며 두개골의 압력이 증가할 수도 있다. 때로 과도한 수분 섭취는 두통, 어지러움과 과민 반응을 일으켜 결국 메스꺼움과 구토를 유발하기도 한다.

혈액이 과다 수분으로 인해 너무 많은 나트륨을 잃을 경우, 저나트륨혈증이라고 알려진 위험한 상태에 빠질 수 있다. 저나트륨혈증은 뇌가 너무 부풀어 올라 발작, 혼수상태, 그리고 심지어 죽음에 이르게 할 수 있다.

우리 대부분은 저나트륨혈증에 대해 걱정할 필요가 없다. 하지만 당신이 운동선수이거나 설사를 앓고 있거나 갑상샘 기능 저하증, 심장병, 부신부전증 같은 의학적 질환이 있다면 조심하는 것이 좋다. 수분 섭취량을 모니터링하고, 설사 후나 장기간 운동하는 동안 전해질이 함유된 수분을 섭취하고, 나트륨 수치를 균일한 상태로 유지할 수 있도록 전문의와 상의하는 것이 좋다.

좋은 물과 나쁜 물

우리 뇌의 75퍼센트는 수분으로 이루어져 있다. 75퍼센트의 탄산음료, 주스, 우유, 커피, 아이스티, 와인, 맥주, 다이어트 음료가 아니라. 물은 최적의 뇌 수분을 위한 첫 번째이자 최선의 선택이다. 그리고 우리의 뇌는 물을 저장할 수 있는 방법이 없기 때문에, 뇌를 재수화하기 위해 계속 물을 마셔야 한다.

하지만 어떤 종류의 물을 마시느냐가 중요하다. 일단 수돗물부터. 미국 공공 수도의 상당 부분에는 인지 기능을 포함해 기본적인 건강을 해칠 수 있는 오염 물질이 포함되어 있다.[13] 수돗물에는 납, 비소, 비료, 살충제, 수은, 처방약, 심지어 우라늄과 같은 유해 방사성 물질이 포함되어 있는 것으로 밝혀졌다.[14] 천연자원보호협회Natural Resources Defense Council의 최근 연구에 따르면 공공 용수 공급 장치의 최상위 오염 물질에는 소독제,

납, 구리 및 클로로포름 검출량이 미국 환경보건국Environmental Protection Agency의 규정을 초과하는 수준이라고 한다.[15]

우리의 수돗물에는 박테리아와 다른 세균들을 죽이기 위한 염소가 포함되어 있다. 따라서 매일 수돗물로 마시고, 요리하고, 씻다 보면 노출이 더해져 중추 신경계가 손상되고[16] 암, 신장 질환, 피부 자극 등의 위험이 높아질 수 있다. 수돗물에는 불소가 함유되어 있어 충치를 예방할 수 있지만 뇌의 발달과 기능을 저해할 수도 있다.

그러나 안 좋은 소식이 하나 있다. 생수가 더 나은 건 아니라는 것이다. 흔히 수돗물에서 발견되는 암을 유발하는 동일한 화학 물질, 독소, 처방전이 필요한 약품 등이 생수에서도 더 많이 검출될 때가 있기 때문이다.[17] 생수에 대한 안전 규정이 공공 음용수 기준보다 덜 엄격하기 때문이다. 환경보건국에서 수돗물은 자주 감시하고 검사하는 반면, 시판 생수는 실험실 검사나 심지어 위반 보고도 필요 없는 식품의약품국FDA의 감독을 받는 까닭이다. 그런 이유로 수돗물의 성분이 무엇인지 인터넷을 통해 공개된 정보를 찾아야만 그 성분을 알 수 있고, 제조업체가 독립적인 테스트를 시행하지 않거나 공개하지 않는 한 생수에 어떤 성분이 들어 있는지 우리는 알 수 없다.

플라스틱 병 자체에도 문제가 있다. 플라스틱 병은 플라스틱 입자와 비스페놀 A와 같은 해로운 에스트로겐 화학 물질이 포함되어 있으며 물에 이런 성분이 녹을 수 있다.[18] 이런 화학 물질들은 결국 뇌세포를 손상시키고, 기억을 방해하고, 기분장애를 초래할 수 있다.[19] 비스페놀 A가 없는 플라스틱이라고 해서 더 나을 것이 없고 여전히 에스트로겐 물질을 누출시킬 수 있다.[20] 더군다나 미국 내에서 휴대성을 높이기 위해 자주 쓰이는 생수병은 분해되지 않는 쓰레기와 기타 다른 환경 유해 물질에 대한 환경 오염 우려를 낳는다.

이러한 이유로 나는 개인적으로 집에 있을 때는 유리병에 담긴 여과수만 마시고, 이동 중에는 스테인리스 용기에 물을 담아 마신다. 연구에 따르면 필터를 교체하거나 정기적으로 필요한 유지, 보수를 하는 정수기나 여과 시스템만으로도 일반적으로 수돗물에 포함된 오염 물질을 제거하는 데 매우 효과적이라고 한다.[21]

각자에게 맞는 물을 찾기 위해, 나는 온라인에 접속하여 정보를 찾아보거나 생수 회사에 전화하여 포함된 성분이 무엇인지 직접 찾아 나서는 번거로움을 감수해야 한다고 추천하고 싶다.[22] 수돗물에 포함된 해로운 화합물을 걸러 줄 수 있는 필터나 정수기를 찾을 수도 있다. 필터 선택에 대한 도움이 필요하다면 생수 필터와 같은 소비자 제품을 테스트하고 분석해 주는 독립 회사 'NSF International'의 웹사이트https://nsf.org를 방문하자. 무엇을 사든지 NSF나 수질 실험 혹은 수질 협회의 안전 및 효능 인장이 포함된 제품을 미리 확인하고 구입하는 것이 좋다.

나노 정수기로 걸러 낸 물은 구매 가격이 비싼 편이다. 그러나 대부분의 가정에서는 잡을 수 없는 미세한 나노입자까지 걸러 줄 수 있다는 점에서 장점이다. 또한 나노 정수기로 수돗물을 걸러 마실 경우 일반 물보다 더 많은 산소를 함유한다.

뇌 건강을 위한 물 선택, 탄산수가 아니라 생수로

요즘 탄산수가 엄청난 인기를 끌고 있다는 건 알지만, 가급적이면 피할 것을 권하고 싶다. 탄산수는 이름부터 그렇듯 우리가 마시는 알칼리성 물보다 훨씬 산성이다. 탄산이 포함된 모든 음료는 따라서 속쓰림, 가스, 붓기를 유발한다.

당신의 뇌 건강을 위한 최상의 물

나를 아는 사람들은 물에 대한 나의 집착도 잘 알고 있다. 그런 내 생각에 가장 좋은 물은 오염 물질이 없고 산성보다는 약간의 알칼리성인 순수한 물이다. 일반 수돗물보다는 pH 농도가 높아야 한다는 의미이다. 알칼리성 음식과 음료는 혈류에서 산을 중화시키는 것을 돕는다. 검증된 증거가 있는 것은 아니지만, 대다수의 건강 전문가들은 우리 몸의 산이 낮을수록 질병 위험도 낮다고 믿는다. 알칼리성 물을 마시는 동물들이 더 오래 산다는 연구 결과도 있다.[23]

만약 여러분이 맹물을 좋아하지 않는다면, 물에 레몬즙을 첨가해 보라. 레몬 물은 비타민 C와 식물 영양소의 주입을 도와주고, 보통의 H_2O를 몸과 뇌에 더 나은 연료를 공급할 수 있는 생명수로 바꿔 준다. 따라서 나는 수질이 확실하지 않은 식당이나 다른 곳에 나갈 때마다 물에 레몬을 넣어 달라고 부탁한다. 소량이더라도 과일은 물에 영양분을 공급하는 데 도움을 준다. 만약 레몬을 좋아하지 않는다면, 맛과 영양을 위해 오렌지, 수박, 산딸기, 오이, 민트 등 과일이나 채소를 첨가해도 괜찮다.

당신이 기억해야 할 3가지 음료

몸이 선호하는 수분 공급 방법이라고 해서 물이 우리가 마실 수 있는 유일한 음료인 것은 아니다. 대부분의 음료에 설탕, 인공 감미료, 혹은 다른 첨가물을 포함하고 있지만, 뇌에 매우 이로운 소수의 음료수가 있다. 여기 내가 좋아하는 세 가지를 소개하고자 한다.

❶ **코코넛 워터:** 코코넛 워터를 자연의 스포츠 음료라고 생각하자.

자연의 코코넛에서 만든 음료에는 합성 당이나 인공 색소가 없을뿐더러 상업용 스포츠 음료 제품에서 발견할 수 있는 다른 첨가물이 없는 전해질을 함유하고 있다.

코코넛 워터에는 산화 스트레스와 싸우는 데 도움이 되는 비타민 C와 같은 항산화 물질도 들어 있다.[24] 또한 이 음료는 혈당,[25] 혈압[26] 그리고 몸에 좋지 않은 콜레스테롤과 트리글리세라이드[27]를 낮출 수 있다. 개인적으로 코코넛 워터는 설탕이나 인공 감미료 없이도 풍미를 높여 주는 상큼한 맛이 난다.

❷ **차:** 나는 항상 차를 마신다. 맛을 좋아할 뿐만 아니라 차를 만들고 마시는 행위 자체에서 매우 편안함을 느낀다. 아마 그런 이유로 수 세기 동안 아시아의 일부 지역에서 다도 의식이 전해져 내려왔을 것이다. 내가 좋아하는 차는 유기농 녹차, 페퍼민트, 카페인이 없는 시나몬 향 홍차이다.

차는 또한 뇌에 놀라운 이점을 가지고 있다. 녹차, 홍차, 우롱차를 마시면 인지력 저하를 최대 50퍼센트까지 억제할 수 있다는 연구 결과가 있다.[28] 녹차는 불안감을 낮추고 기억력을 높여 주며 주의력을 길러 주고 전반적인 뇌 기능과 연결성을 향상시킬 수 있다는 연구 결과도 있다.[29] 매일 녹차를 반 컵 정도만 마셔도 신체의 스트레스 호르몬인 코르티솔 생성을 저해하여 치매와 우울증에 걸릴 위험을 낮출 수 있다.[30] 정기적으로 녹차를 마시는 사람들은 우울증 발병률이 21퍼센트나 낮아진다는 연구도 있다.[31] 연구진은 녹차를 마시는 것이 일주일에 2.5시간의 운동을 하는 것과 동일한 스트레스 감소 효과를 갖고 있다고 밝혔다.

당신은 차의 놀라운 인지적 장점들이 부분적으로 녹차에서 주로 발견되지만 또한 홍차, 백차, 우롱차에도 산화 방지제인 에 피갈로카테킨 갈레이트EGCG: Epigallocatechin Gallate가 포함되어 있다. EGCG는 염증과 싸우는 동안 산화 스트레스로부터 세포를 보호하는 데 도움을 주며[32] 근육 이완과 각성과 관련된 뇌파를 생성하는 것으로 나타났다.[33] 이러한 이유로 차 중에서도 특히 녹차는 암, 심장병, 당뇨병, 비만, 알츠하이머병과 같은 신경 퇴행성 질환 등 다양한 질환을 예방하는 데 도움을 준다.[34]

녹차, 홍차, 백차, 그리고 우롱차에는 중추 신경계를 이완시키는 데 도움을 주는 아미노산인 L-테아닌L-theanine도 포함되어 있다. 커피에서 발견되는 카페인 양보다는 적은 카페인 함유량으로 각성을 높이고 기분을 개선하는 데에도 도움을 준다.[35]

연구에 따르면 허브 차는 알츠하이머병과 같은 신경 퇴행성 질환을 퇴치하는 등 뇌에서 보호 역할을 한다. 건강을 위해 우유, 설탕, 인공 감미료는 가급적 타 먹지 않을 것을 권한다.

❸ **야채 주스:** 나는 개인적으로 야채 주스를 좋아하고, 무슨 일이 있어도, 심지어 여행 중에도, 필요하다면 약혼자 마크를 내보내서 주스를 사오라고 할 만큼 매일 한 잔씩은 꼭 챙겨 마신다. 야채 주스는 주로 녹즙기를 이용해 신선한 녹색 채소를 짠다. 주스에는 비타민, 미네랄, 항산화제, 효소, 그리고 식물 속에 함유된 물질은 파이토케미칼phytochemical 등이 풍부하게 함유되어 있으므로 영양 밀도가 높은 음료로도 손색이 없으며[36] 주스에는 식물에 녹색을 띄게 하는 엽록소도 포함되어 있어 혈액의 해독과 산소 공

급, 염증 감소에 도움을 준다.

우리의 몸은 또한 미량 영양소를 채소에서 흡수하는 것보다 주스로 만들어 마셨을 때 더 잘 흡수한다. 야채를 주스로 만들면 세포벽과 녹말이 파괴되어 영양분의 흡수를 용이하게 만들기 때문이다. 게다가 녹즙과 같은 야채 주스는 섬유질을 포함하고 있지 않으므로 미량 영양소와 결합하여 흡수되지 않고 우리의 소화기관을 잘 통과할 수 있다.

주스가 꼭 녹색 채소를 대체하는 것은 아니다. 맛있게 수분을 섭취하고 건강에 이로울 수 있는 선택지라고 여기는 게 좋다.

나는 매일 집에서 적어도 470밀리리터 이상의 야채 주스를 내려 마신다. 케일, 샐러리, 시금치, 근대, 루콜라, 브로콜리, 밀싹, 파슬리, 오이, 양배추 등 내가 좋아하는 녹색 채소를 마음껏 넣으면 그만이다. 내 주스의 주재료가 채소이긴 하지만 거기에 블루베리, 산딸기, 딸기, 망고, 파인애플, 복숭아, 배, 사과 등을 넣어도 괜찮다. 야채 주스를 만들 수 있는 좋은 팁을 몇 가지 소개하고자 한다.

- 주스가 과일보다 더 많은 녹색 채소를 포함하고 있는지 확인할 것. 과일을 더 많이 넣으면 많은 설탕과 칼로리를 넣는 것이다.
- 산소 노출을 통한 영양분 손실을 막기 위해 내리고 30분 이내에 마실 것.
- 녹즙을 내기 전에 꼭 세척을 하고 살충제나 다른 독소가 없다는 것을 확실히 하기 위해 유기농 과일과 채소만 사용할 것.

- 최적의 다양한 미량 영양소를 위해 과일과 채소의 종류를 가끔씩 바꿔줄 것.
- 녹즙기에 투자할 것. 믹서를 사용하면 섬유질이나 과육을 제거할 수 없다. 쉽게 마실 수 있는 주스가 아니라 걸쭉한 퓨레가 되어 버린단 뜻이다.
- 카페에서 주스를 살 경우엔, 갓 내린 주스를 내어 주는지, 설탕, 감미료, 다른 대체 혼합물이 들어가지는 않는지 꼭 확인할 것.

나는 브레빌Breville사의 착즙기를 쓰는 중이지만, 어떤 기종이든 자신에게 맞는 모델을 찾아보자. 여기 여러분이 집에서 시도해 볼 수 있는 내가 가장 좋아하는 레시피 두 가지가 있다.

아침 수분 공급용 부스터: 나는 매일 아침 운동 전 이 주스를 마신다. 필요한 재료는 샐러리 4~5줄기. 껍질을 벗긴 오이 반 개에서 한 개. 이탈리아 파슬리 반 컵, 어린 시금치 반 컵, 레드 케일이나 일반 케일 2~3줄기. 약간 달콤한 맛이 나는 걸 선호하면 청사과 한 개를 추가하자. 고수를 반 컵 추가하면 해독 영양소를 훨씬 늘릴 수 있다. 맛있게 드시라!

오후의 나른함을 깨우는 부스터: 이 주스는 내가 바쁜 하루를 보낼 때 마시는 아침 주스의 축약판이다. 빠르고 쉬운 에너지 드링크가 필요할 때 마시는 주스이다. 우선 샐러리 6~7줄기, 레드 케일 혹은 일반 케일 2~3줄기, 그리고 배 한 통을 넣는다. 정말 쉽고 맛있다!

커피에 대한 진실

커피 한잔 후에 잠이 깨고 정신이 드는 이유는 커피의 카페인 때문이다. 카페인은 혈압과 심박수를 높이고, 스트레스 호르몬의 분비를 촉발하며, 부신계를 활성화시키고, 우리의 중추 신경계를 자극한다. 그러나 커피의 카페인은 신체와 뇌가 소화하기엔 너무 많은 양이며 내면의 스트레스와 불안감을 증가시킨다.

커피에서 얻을 수 있는 항산화 효능은 고맙지만 하루 종일 커피를 마시면 몸의 스트레스 반응과 중추 신경계를 끊임없이 자극한다. 여러분의 몸과 뇌는 항상 각성 상태에 놓이고 때문에 시간이 지남에 따라 뇌 순환이 감소하고, 회백질과 신경 생성이 줄어들고, 집행 기능과 기억력이 저하될 수 있다.

커피는 뇌에 가장 필요한 것 중 하나인 수면을 방해한다. 연구에 따르면 모닝커피를 마시지 않는 것만으로도 수면 주기에 효과를 줄 수 있다고 한다.[37] 이것이 카페인을 전혀 마시지 않는 사람보다 섭취하는 사람이 더 피로감을 느낀다는 연구 결과가 나온 이유 중 하나이다.

커피를 로스팅하는 과정에서 고농도로 신경계에 영향을 미칠 수 있는 화학 물질인 아크릴아미드도 생성된다.[38] 커피는 또한 대다수의 사람들에게 부족하고, 뇌 건강엔 필수적인 마그네슘의 흡수를 막는다.

만약 나의 클라이언트가 각성을 위해 커피가 필요하다고 말한다면 나는 주저 않고 식이 요법, 수분 보충, 운동, 영양 결핍과 같은 다른 부분을 먼저 살펴볼 것을 제안한다. 대부분의 사람들은 커다란 머그컵 커피 한 잔 대신 같은 양의 물을 마셨을 때 하루의 성과가 좋고 기민함도 느낀다고 말한다.

커피 대신 마시는 스파이시 티

나는 이 건강한 차를 자극이 필요하거나 뜨거운 음료가 생각날 때마다 마신다. 이 차는 뇌 건강에 좋은 미네랄이 풍부하고 차이티chai tea 맛도 난다.

만드는 법: 뜨거운 물 1컵을 끓인다. 불을 끄고 무가당 유기농 코코넛 파우더 2tsp(테이블스푼), 액상 미네랄 1tsp, 차가 버섯 추출물 파우더 1tsp, 선푸드Sunfood사의 골든 밀크 슈퍼 푸드 파우더 1tsp(선택 사항)을 넣는다. 파우더가 없다면 대신 강황, 계피, 생강, 소두구, 혹은 블랙 페퍼로 맛을 낼 수도 있다. 달달한 걸 좋아하면 액상 스테비아를 몇 방울 넣어도 좋다.

커피를 포기한 NFL 명예의 전당 선수는
어떻게 각성 효과를 얻을 수 있었을까

샌디에이고 차저스San Diego Chargers(2017년 연고지를 로스앤젤레스로 옮겨 지금은 로스앤젤레스 차저스가 되었다 - 옮긴이)와 미네소타 바이킹스Minnesota Vikings에서 뛰었던 명예의 전당 오펜시브가드 에드 화이트Ed White가 뇌 진단을 받기 위해 나를 찾아왔을 때, 그는 이미 예순 둘이었다. NFL에서 17년을 보냈고, 그 기간 동안 수많은 디비전 챔피언십을 우승하고, 프로볼에 4번 출전하고, 슈퍼볼에서 뛰면서, 에드는 건강에 대해 걱정했고, 예전만큼 신경이 날카롭지 못하다고 걱정했다.

나와 함께 했던 많은 선수들처럼, 에드는 그가 섭취하는 음료가 자신의 뇌에 어떤 영향을 미치는지 거의 신경을 쓰지 않았다. 우리가 함께 한 후로 나는 이 전직 미식축구 스타가 물을 너무 적게 마시고 카페인과 액상 과당을 너무 많이 마신다는 것을 금세 깨달았다. 에드는 하루에 많게는 네 잔의 커피를 마신다고 했다. 썩 건강하지 않은 습관이라는 것도 인정했다. 그리고 자신은 목이 마를 때만 물을 마시고 가급적 탄산음료를 즐긴다고도 털어놓았다.

커피가 어떻게 중추 신경계를 방해하고 인지 건강을 해치는지 설명을 듣고 나서야 에드는 즉시 뇌를 위해 수분 섭취 습관을 바꾸려고 했다. 하루에 네 잔씩 마시던 커피를 우선 한 잔으로 줄이겠다고 결심했으며, 요즘 그는 이 한 잔에 일반 커피 절반, 디카페인 커피 절반을 섞어 마신다고 한다.

커피 대신 에드는 차를 더 많이 마시기 시작했다. 커피의 맛과 내리는 의식 자체를 좋아했으므로 나는 에드가 차를 마시는 것도 좋아할 거라 예상했다. 둘 다 풍부한 맛과 블렌딩 그리고 우려내는 방식이 비슷하기 때문이었다. 에드는 차를 좋아했고 녹차와 오렌지 차 같은 허브 차를 직접 블렌딩해서 마시기 시작했다. 그는 더 신선하고, 더 맛있는 차를 우릴 수 있도록 찻주전자까지 구매했다.

동시에, 에드는 탄산음료를 마시는 것을 멈추고 1리터짜리 스테인리스 물통을 사서 얼음과 생수를 담았다. 장소를 옮길 때마다 물병을 가지고 다녔으며 하루에 몇 통이나 비웠다. 잠에 들 때도 침대 옆에 병을 두고, 잠에서 깰 때마다 물을 마셨다.

이러한 습관과 식이 요법, 운동, 그리고 영양 보조제 섭취 같은 방법들이 결합되어, 몇 주 만에 에드의 정신 활동을 바꿀 수 있었다. 처음에는 커피를 포기하는 것이 어려웠지만, 그는 곧 그것이 필요 이상의 습관이라는 것을 깨닫기 시작했고, 커피를 끊자 정신이 훨씬 명료해지고 초조함이 줄어들었다. 게다가 녹차를 마시며 얻는 차분한 에너지도 마음에 든다고 했다.

수분 섭취가 늘면서 에드는 정신적으로 훨씬 날카로워지고, 집중력이 높아졌으며 전반적으로 건강해졌다. 수분 공급이 제대로 되자, 매일 한 시간씩 집 근처 산을 탈 만큼 체력이 올랐다. 그는 물이 식욕을 억제하고, 자신의 예술 작품에 집중할 수 있도록 도움을 주며, 손주들과 함께 놀 때도 100퍼센트의 에너지를 다

브레인 리부트

쓸 수 있다고 말했다.

<blockquote>
Brain Tip   많은 사람들이 출근길에 블랙커피나 카페라테를 사러 카페에 들리는 것을 루틴으로 삼는다. 습관이 되었기 때문에 커피를 끊기가 더욱 어렵다고 생각한다. 따라서 에드처럼 당신의 오랜 일상을 다도로 대체하여 변화를 만들어 보자.
</blockquote>

7장

건강한 두뇌의
스트레스 해소법

진실을 받아들일 시간이다. 우리는 모두 스트레스를 받는다. 미국인의 80퍼센트 이상이 매일 스트레스를 받고 있으며,[1] 수치상으로 미국인은 세계에서 가장 스트레스를 많이 받는 국민이다.[2]

하지만 규칙적인 스트레스는 만성 스트레스와 다르다. 규칙적인 스트레스에 대처하는 여러분의 뇌는 타이어에 펑크가 난 자동차와 같은 반면, 만성적인 스트레스를 받는 뇌는 전원이 나가고 기름이 부족하고 벨트가 닳거나 갈라진 자동차로 국토를 횡단하는 것과 같다. 엔진이 터지는 건 아마도 시간문제일 것이다. 인지적 관점에서 스트레스는 신경 세포를 죽이고, 회백질을 수축시키며, 사고력을 흐리게 하고, 노인성 기능 저하, 치매, 알츠하이머병 등의 위험을 크게 높인다.

솔직히 인정해야겠다. 나는 불안감이 높은 사람이다. 어렸을 때부터 그랬다. 5살 때, 발모벽이라고 알려진 신경 장애 진단을 받았고, 내가 받는 스트레스가 무엇이든 간에 신경질적으로 머리카락을 뽑았다. 사람들이 동전만 한 탈모를 가진 금발 아이를 쳐다볼 때마다, 엄마는 더더욱 화를 냈다.

결국 불안과 관련된 발모벽에선 벗어났지만, 대학원에 다니며 스트레스가 증가했고, 하루 종일 수업을 듣고 연구실에서 시간을 보내면서 수면 일정에 지장을 받았다. 당장의 안도감을 주는 운동으로 압박감을 이겨 보려 했지만, 잠자리에 들면 하지 불안증후군으로 다리를 걷어차고 휘저었고, 이를 갈았다. 매주 침을 맞고 명상을 통해 스트레스 수치를 줄이는 방법을 실험하면서, 그 외에 다른 방법을 이용해 잘 지내 보려고 노력했다.

꾸준히 뇌 습관을 실천해 왔다는 사실이 자랑스러웠던 나는 에이멘 클리닉에서 일을 시작하며 내 자신의 첫 뇌 스캔 결과를 보기도 전에 설레어 있었다. 스트레스와 관련해 불안감이 높았던 기간이 있었다는 건 알았지만 뇌의 건강을 유지하기 위해 나는 건강하게 먹고 매일 운동을 하고, 양질의 영양제도 섭취하고 있었다. 그럼에도 불구하고, 놀랍게도, 스트레스와 관련된 부분에서 나의 뇌는 상당한 전기 활동을 보였다. 결국 스트레스를 낮추기 위해 일주일에 여러 번 요가를 시작했고, 불안감을 줄이기 위한 영양 보조제 섭취 습관을 손보아야 했다.

요점은 이렇다. 더 나은 뇌 건강을 위해 식이 요법을 따라하고, 매일 운동을 하고, 내가 추천하는 온갖 영양제를 다 먹고, 계속해서 수분을 섭취하고 눈이 침침해질 때까지 스도쿠 퍼즐을 풀어도, 스트레스를 많이 받으면 뇌 기능과 건강을 효과적으로 증진시킬 수 없다.

1장에서 보았듯이 스트레스는 뇌 순환을 저해하고, 새로운 뇌세포의 성장을 방해하며, 시간이 지남에 따라 인지 기능을 방해할 수 있는 새로운 신경 경로를 과잉 활성화시킨다. 너무 많은 스트레스는 또한 뇌의 해마를 수축시켜 기억의 형성과 기능을 제한하는 한편, 감정 처리와 관련된 뇌 영역인 편도체에 대한 연결의 강도를 증가시켜 우리가 더 많은 공포와 불안을 경험하게 한다. 이러한 변화들은 또한 오래 지속될 수 있으며, 분명하게 생각하고, 문제를 해결하고, 현명한 결정을 내리고, 집중하며, 시간이 지남에 따라 행복하고 건강해지는 우리의 능력을 제한할 수 있다.

스트레스는 정신적, 감정적 차원으로만 느끼는 것이 아니다. 우리는 또한 당뇨, 관절염, 고혈압과 같은 만성 질환과 너무 많은 당 섭취, 너무 적은 수면, 충분하지 못한 운동, 그리고 수분 공급 부족과 같은 건강하지 못한 습관으로도 초래할 수 있다. 게다가, 우리 모두는 음식과 물의 독소뿐 아니라 대기 중의 오염과 방사성 물질로부터 오는 환경적인 스트레스에 직면한다.

우리가 모든 스트레스 요인을 통제할 수는 없다. 하지만 충분한 수면을 취하고 요가, 명상, 심호흡과 같은 특정 치료법을 연습함으로써 스트레스를 줄일 노력을 시작할 수는 있지 않겠는가?

양질의 수면이 뇌 건강에 미치는 영향

거의 99퍼센트의 확률로 나는 어디서든, 언제든 머리만 닿으면 잠에 든다. 책상에 고개를 박고 졸고, 비행기나 자동차 조수석에서도 자고, 소파에 누워 편안하게 잠에 들기도 한다. 심지어 나는 영화 〈터미네이터〉를 보다가 잠든 적도 있다! (영화는 정말 재밌었지만, 내 뇌가 언제 작동을 멈추고 싶어 하는지를 보여 주는 지표가 되기도 했다.)

문제는 나머지 1퍼센트다. 전혀 잠이 오질 않는다. 한숨도 못 잔다. 그 대신 밤새도록 침대에 누워 있는 것이다. 내 일상과 완전히 동떨어진 것이지만, 패턴이 있다. 바로 다음 날 큰 발표와 같은 스트레스를 주는 행사가 있는 전날 밤 항상 일어나는 일이라는 것이다.

잠에 들 수 없어도 자책하지는 않는다. 자책은 잠들지 못할 가능성만 높일 뿐이다. 대신, 나는 몸을 편안하게 하고 휴식을 취할 수 있도록 하기 위해 내가 할 수 있는 것에 집중하려고 노력한다. 나는 침대에 누워 눈을 감은 채로, 불을 켜거나, 책을 읽거나, TV를 보거나, 핸드폰을 보지 않는다. 할 수 있다면 마음을 정리하면서 명상을 하거나 몸이 편안해지는 데 집중하려고 노력한다. 이 모든 것은, 나는 뇌가 필요한 휴식을 취하기 위해 더 깊은 이완의 상태로 전환할 순 없어도 언제든 수면에 들 수 있게 만들어 몸에 유익한 일을 하고 있다고 스스로를 설득하는 과정이다.

이런 연습에도 불구하고, 잠을 자지 못한 다음 날이면 여전히 정신적으로 충격을 받는다. 생각이 잘 안 나고, 아이디어를 내기가 힘들고, 짜증을 더 많이 낸다. 목소리 톤도 변한다. 나는 원래 낙천적인 성격이지만, 잠을 자지 않을 때는 탄력적이고 낙관적인 태도를 유지하는 것이 훨씬 어렵다.

여러분의 뇌는 절대 멈추지 않지만, 수면은 뇌가 스스로 재충전하고 회복할 수 있는 유일한 시간이다. 수면 중에는 뇌척수액의 흐름이 증가하여, 기상 중에 쌓이는 해로운 독소와 노폐물을 씻어 낸다. 알츠하이머병 환자들에게서 발견되는 단백질인 베타 아밀로이드를 포함한 동물성 폐기물의 과도한 축적은 연구가 수면 장애를 질병과 연관시키는 한 가지 이유이다.[3]

또한 뇌는 우리가 자는 동안 단기 기억과 낮에 배운 새로운 지식을 장기 기억으로 통합한다. 그렇기 때문에 충분한 잠을 자지 못하면, 전날 들은 것을 다음 날 기억하지 못할 때도 있는 것이다. 이런 이유로, 하룻밤을 자거나 짧은 낮잠을 잔 후 기억력 검사를 하면 결과가 더 좋다.[4] 잠을 충분히 자는 학생들의 시험 결과가 더 좋다는 연구 결과도 있다.[5]

마찬가지로, 수면은 집행 기능, 즉 계획을 세우고, 올바른 결정을 내리고, 조직력을 유지하고, 집중력을 유지하는 능력에서 필수적이다. 잠을 너무 적게 자면 어떤 행동이 틀려도 옳다고 생각하고 좋은 결정을 내리지 못할 수도 있다. 또한 높은 수준의 사고를 수행하고 무작위적인 생각을 흥미로운 아이디어와 수백만 달러짜리 사업으로 바꾸는 데 도움이 될 만한 '창의력'의 순간을 얻으려면 적절한 수면이 필수다.[6]

충분한 수면을 취하지 않으면 뇌의 특정 부위가 과도하게 활동해 사고력, 집중력, 인지 능률을 저해하는 새로운 신경 경로가 생길 수 있다. 일곱 시간 미만의 수면은 스트레스와 불안감을 30퍼센트나 증가시키며[7] 충분한 휴식에 비해 우울증에 걸릴 위험을 열 배 이상 높인다.[8] 어떤 학자들은 심지어 우리가 매일 밤 60~90분 정도만 더 수면을 취해도 세상이 훨씬 행복한 곳이 될 것이라 말한다.[9]

부족한 수면이 뇌에만 영향을 주는 것은 아니다. 수면 시간이 적으면 체중 증가와 고혈압이 유발될 수 있으며, 피부에 주름을 지게하고, 감기에 걸릴 확률을 높일 뿐 아니라 자동차 사고, 암, 당뇨병, 그리고 조기 사망 등 치명적인 사망 위험을 증가시킨다.

그렇다면 우리는 정말 얼마나 수면을 취해야 할까? 주요 국립 보건 기관들은 하룻밤에 최소 일곱 시간을 권장하고 있으며, 일부 사람들은 활동 수준, 생활 습관 및 건강에 따라 최대 아홉 시간까지도 필요하다.

살면서 하루에 네 시간을 자고 성공한 CEO나 회장이 되었다는 신화는 익히 들었을 것이다. 그러나 네 시간의 수면 신화는 그저 신화일 뿐이며 한 가지 주의할 점이 있다. 전 세계에서 이렇게 짧은 수면을 취하는 사람은 1~3퍼센트에 달하는 극소수에 불과하며 하루에 여섯 시간 이하로 잠을 자며 아침에 상쾌함을 느낄 수 있는 건 그저 희귀한 유전적 돌연변이 때문이라는 것이다.[10]

짧은 수면을 취하는 사람들은 드물지만, 만성적으로 수면을 취하지 못하는 사람은 왕왕 찾아볼 수 있다. 실례로 미국인의 40퍼센트는 평균적으로 일곱 시간 미만의 수면을 취한다.[11] 더불어 대부분의 사람들은 자신의 수면 시간을 과대평가하며 수면이 부족한 사람들은 자신의 수면 시간을 부풀릴 가능성이 크다.[12] 충분한 수면을 취하지 않으면 자기 평가 능력을 포함하여 전반적인 판단력에 손상을 입기 때문이다.[13]

7시간 숙면을 위한 6가지 솔루션

❶ **수면 루틴을 세우자.** 수면량과 질을 모두 높이는 가장 좋은 방법은 주말을 포함해 매일 같은 시간에 잠자리에 들고 일어나는 것이다. 이렇게 하면 몸 안의 시계가 재설정되어 매일 밤 같은 시간에 지치게 되고, 같은 시간에 잠을 잘 수 있다.

❷ **온도를 낮추자.** 우리 몸은 수면을 시작하기 위해 중심 온도를 낮추기 때문에, 실내 온도를 낮추거나 창문을 열면 그 과정을 자극하는 데 도움이 된다. 이상적인 실내 온도는 15~19도이다.[14]

❸ **휴대전화, 태블릿, TV 및 노트북을 보지 말 것.** 아마 이와 같은 이야기를 자주 들었을 것이다. 그럼에도 불구하고 사람들은 불을 끄기 전이나 불을 끄고 나서도 전화를 자주 들여다보곤 한다. 하지만 스마트폰, 노트북, 컴퓨터, 태블릿, 그리고 텔레비전에서 방출되는 블루라이트는 뇌를 자극하여 수면을 방해한다. 잠자리에 들기 최소 90분 전부터는 이런 기계와 작별 인사를 하는 습관을 들이자. 여의치 않다면 블루라이트 차단 안경을 쓰거나 블루라이트 필터 애플리케이션을 이용해 보자.

❹ **수면 의식을 만들자.** 우리 집은 매일 밤 8시부터 실내의 조도를 낮추고 몸이 멜라토닌을 생성할 수 있는 환경을 조성한다. 매일 9시 30분쯤, 나는 애완견이자 구조견인 오스카Oscar를 데리고 마지막 산책을 한 후에 이를 닦고 세수를 하고, 읽기 좋은 책을 들고 침대로 들어간다. 불을 끄기 전 몇 분간 책을 읽는 습관이 있다.

❺ **잠에 들기 세 시간 전부턴 아무것도 먹지 않는다.** 저녁이나 간식을 잠들기 전에 먹으면 소화 불량을 일으킬 수 있고, 수면에도 방해가 된다.

❻ **수면 강화 성분을 이용한 목욕을 한다.** 잠이 안 올 것 같으면 사리염epsom salt으로 따뜻한 목욕을 해 보자. 사리염이 용해되면 마그네슘을 방출한다. 마그네슘은 근육과 신경을 진정시키고 이완시키는 효과가 있다. 목욕물에 라벤더 에센셜 오일 몇 방울을 떨어뜨

리는 것도 수면을 촉진하는 데 도움이 될 수 있다는 연구 결과가
나왔다.[15]

무호흡증: 조용한 살인자

수면 무호흡증은 잠을 잘 때 호흡 장애를 일으켜 뇌가 충분한
산소를 공급받지 못하게 한다. 이 질환은 미국에서 약 2500만
명(미국인 12명 중 1명)에게 영향을 미치며 인지 장애, 치매 및 알
츠하이머병의 위험을 상당히 높인다. 증상으로는 크게 코를 골
거나, 헐떡임, 아침에 목이 아프거나 건조하고, 낮에 졸음이 쏟
아지는 것 등이 있다. 수면 무호흡증이 의심되면 의사와 상의
할 것. 치료를 받자마자 말 그대로 하룻밤 사이에 인지 기능을
향상시킬 수 있고, 뇌의 기능 저하와 질병에도 예방 효과도 불
러온다.

크리스티 이야기

두뇌를 재구성하는 연습의 힘

1장의 크리스티를 기억할 것이다. 겉으로는 너무나 평온하고 차
분한 모습이었지만 뇌 이미지에서는 다른 전혀 이야기가 드러났

다. 침착한 성격에도 불구하고, 크리스티의 뇌 스캔은 불안과 관련된 영역에서 과도한 활동을 보여 주었다. 스트레스는 그녀의 뇌에만 영향을 준 것이 아니었다. 그녀는 최근에 궤양성 대장염 진단을 받았는데, 이는 그녀의 마음과 몸의 연관성이 그녀의 내장에서 깊이 작용하고 있다는 것을 의미했다.

크리스티의 이야기 중 우리가 1장에서 이야기하지 않은 한 가지 중요한 것이 있다. 바로 그녀의 나쁜 잠버릇이었다. 크리스티는 잠드는 데에 어려움을 겪었을 뿐 아니라 잠을 자면서도 어려움을 겪었다. 여섯 시간, 혹은 그보다 부족한 수면을 취하며 그녀는 뇌에 과도한 자극을 느꼈고, 아무리 자고 일어나도 늘 피곤함을 느꼈다.

나는 크리스티에게 일관된 수면 일정을 세워 보라고 조언했고, 그때부터 그녀는 밤 10시에 자고 아침 7시에 일어났다. 피곤함을 느낄 때까지 깨어 있기보다, 크리스티는 매일 밤 9시부터 잠을 잘 준비를 시작했고, 조명과 휴대전화를 끄고, 마음을 편안하기 하기 위한 라벤더 에센셜 오일을 바르고 잠들기 30분 전엔 마그네슘과 가바GABA를 복용했다. 또 장에 좋은 프로바이오틱스도 함께 섭취했다. 이런 일련의 의식으로 수면량과 질이 향상되었고 그녀는 하루 평균 일곱 시간의 수면을 취하기 시작했다.

일단 우리가 크리스티의 수면을 정상 궤도에 올려놓고 난 후, 나는 다음 단계를 밟자고 제안했다. 명상과 호흡을 통해 일상의 스트레스를 관리하는 것이다. 압박감을 느낄 때마다 크리스티는 '나는 차분하다'와 같은 긍정적인 문장에 집중하며 깊이 숨을 들이마시고 내쉬었다. 명상과 요가로 크리스티는 자신이 스트레스를 직접 통제한다고 느끼기 시작했다.

크리스티는 오늘날까지 요가, 명상, 그리고 심호흡을 계속하고 있다. 그녀는 또한 문제에 얽매이기 보다는 문제에 대한 해결책을 생각해 내는 것이 더 창의적이라고 말한다. 명상과 호흡을 할 때마다 마치 끓는 찻주전자의 뚜껑을 열고 김을 빼는 것 같다고 말한다. 또 부정적인 감정이나 불안감 같은 감정도 모두 해소되었다.

Brain Tip 크리스티의 스트레스를 줄일 수 있도록 야외에서 요가와 명상 연습을 하는 것이 큰 도움이 되었다. 연구에 따르면 명상, 요가, 심호흡 등을 하며 자연에서 20분가량을 보내면 마음을 진정시키는 데 크게 도움이 될 수 있다.[16]

평온하고 영민한 마음을 위한
3가지 두뇌 단련법

스트레스를 더 잘 조절하기 위해서는 뇌의 기능적, 구조적 변화로 이어질 수 있는 활동을 찾아야 한다. 연구에 따르면, 명상, 요가, 그리고 심호흡은 모두 뇌의 신경망을 다시 연결시키고 강력하고 장기적인 연결망을 만든다고 한다. 심지어 일주일에 몇 번 이런 활동들 중 하나를 하는 것만으로도 뇌에 상당한 영향을 미칠 수 있다.

1. 명상

명상을 해보지 않은 일부 사람들은 처음에는 회의적인 반응을 보인다. 나는 처음 명상을 접하고 궁금했다. 다른 많은 논리적이고 직선적인 사상가들처럼, 명상도 눈을 감고 연꽃 포즈를 취하며 마음속의 모든 생각을 잠재우는 것을 의미한다고 생각했다. 하지만, 나만의 명상 연습을 개발하고 명상이 뇌 기능에 얼마나 영향을 미치는지에 대한 연구를 한 후, 뇌 기능을 최적화하는 이 기술에 대해 완전히 새롭게 이해를 하게 되었다.

　명상의 정의는 너무도 제각각이고, 실천법에 대해서도 수많은 방법이 존재한다. 개인적으로 명상은 가만히 앉아 내면을 정리하고, 당면한 현재에 초점을 맞추어 좀 더 마음을 기울이는 공간으로 들어가는 연습을 하는 것으로 정의하고 싶다. 많은 사람들에게, 명상은 혼자 있을 조용한 공간을 찾고 여러분의 숨과 몸에 집중하는 것을 의미한다. 생각이 머릿속에서 계속 피어날 수도 있지만, 곰곰이 생각에 빠지는 대신 생각을 인정하고 그저 심호흡에만 집중해 보자. 일반적으로 이를 마음가짐 명상이라고 한다.

　마음가짐 명상이 뇌를 어떻게 변화시킬까? 매일 연습을 한다고 가정했을 때, 우리의 뇌파 상태는 주의력과 각성 중심의 베타 뇌파에서 조용하고 편안한 휴식 상태인 알파 뇌파로 바뀐다. 연구에 따르면 몇 주 또는 몇 달 동안 명상을 거듭하면 뇌의 기억을 담당하는 해마를 포함한 회백질이 증가하여 감정 조절이 쉬워진다.[17] 명상은 또한 뇌의 공포를 담당하는 편도체의 크기를 줄여 우리가 받는 불안감과 스트레스 자체를 줄여 준다.[18] 흥미롭게도, 명상은 크든 작든 모든 사건을 자신과 연관 짓는 자기중심적 혹은 자기 지시적 사고도 잠재울 수 있다.[19] 이런 자기 지시적인 생각은 걱정과 불안감을 증가시키지만 명상은 이런 종류의 고뇌를 제한할 수 있는 새로운 연결 고리를 만들어 낸다. 또한 스트레스 호르몬인 코르티솔과 염증 표지를 현저하게 줄이는 데 도움을 준다.

연구에 따르면 단 두 달 동안이라도 명상을 한 사람들은 그 후로 3년간 명상을 하지 않아도 스트레스와 불안감을 적게 받는다.[20] 명상은 또한 우리의 정신적인 명료함과 집중력, 그리고 좋은 결정을 내릴 수 있는 능력을 증가시키면서 우리를 더 똑똑하게 만든다. 마지막으로 명상은 알츠하이머병과 다른 신경 퇴행성 장애의 위험을 줄이면서 고혈압과 만성 통증을 포함한 많은 신체적 질병을 치유하는 데 도움을 줄 수 있다.

명상을 하는 방법: 사람들로부터, 소음으로부터, 눈에 보이는 방해로부터 멀리 떨어진 조용한 장소로 가서 5분에서 20분간 두 눈을 감고 앉는다. 숨을 들이마시고 천천히 내쉬며 호흡에 집중한다. 잡생각에 산만해져도 절대 화를 내지 말 것. 숨을 내쉴

때마다 부정적인 생각이나 감정을 밖으로 내보내며 있는 그대로 받아들이고 호흡에만 집중한다.

처음엔 명상이 불편해도 걱정하지 말 것. 평가를 내리기 전에 인내심을 가지고 여러 번 시도해 보겠다고 다짐하자. '헤드스페이스Headspace'와 같은 명상 애플리케이션을 다운받아 사용하는 것도 좋다. 대부분의 명상 초보자들은 저렴하거나 무료 애플리케이션의 도움을 받는다.

명상이 잘 맞는 사람들: 몇 분 동안 가만히 앉아 있는 게 편안한 사람, 아니면 머릿속에 생각이 너무 많은 사람들.

NFL 스토리

65세의 명예의 전당 스타는 어떻게 명상을 활용했을까

한때 미시간Michigan주의 명예의 전당 후보였으며, 하이즈먼Heisman상(매년 대학 풋볼 최우수 선수에게 수여하는 상 - 옮긴이) 후보이자, 미네소타 바이킹스의 1라운드 지명 선수, NFL에서 7년을 뛴 클린턴 존스Clinton Jones를 처음 만났을 때, 이미 슈퍼볼에 출전하던 전성기는 지난 후였다. 그는 60대 중반으로 척추 지압사로 일하고 있었고, 운동선수 시절과 다른 종류의 스트레스를 받았다. 직업과 생활에 대한 스트레스로 인해 마치 망망대해에 떠 있는 침몰하는 배 안의 쥐와 같은 불안함을 느끼고 살았다. 또 잠을 잘 자지 못했고, 잠에 들어도 여러 번 깨기 일쑤였다.

그의 수면 습관을 듣고 나니, 우리는 수면 무호흡증이 의심되었고, 클린턴에게 검사를 받아 보라고 권유했다. 클리닉에서 치료했던 많은 미식축구 선수들과 마찬가지로, 그 역시 수면 무호흡증을 겪고 있었으며, 치료를 위해 지속양압호흡CPAP 장치를 처방받았다.

잠을 오래, 깊이 자는 것이 클린턴에게 도움이 되었지만, 그 다음으로 우리는 그가 자신의 스트레스를 다스리는 데 도움을 주어야 했다. 몇 년간 이미 명상에 관심이 있었으므로, 나는 그에게 인지 건강을 증진시킬 것을 목표로 명상에 더욱 몰두하고 호흡 운동을 추가해 보라고 조언했다.

클린턴은 내가 상상할 수 있는 것보다 훨씬 더 열심히 내 조언을 따라 주었고 매일, 때로는 하루에 두 번 명상을 했다. 그는 불교와 힌두 문화에서 종종 사용되는 만다라와 같은 시각적인 물체에 초점을 맞추면서 소리를 내어 기도문을 외우는 등, 명상 기술을 발전시켰다.

클린턴의 연습 효과는 정말 고무적이었다. 65세의 전직 프로 운동선수가 매일 최대 2시간 동안 명상을 했다. 그의 노력은 곧장 스트레스 수준과 수면 패턴, 그리고 가장 중요한 삶에 대한 인식에 변화를 불러왔다. 며칠, 심지어 몇 주 동안 그를 괴롭히던 부정적인 생각들이 곧 스쳐 지나가는 고민에 지나지 않게 되었고, 그는 명상을 하든 안 하든 훨씬 더 여유를 가질 수 있게 되었다.

오늘날, 클린턴은 매일 아침과 밤에 최소 한 시간 동안 명상을 한다. 그는 명상이 없었다면 자신은 아마 살지 못했을 것이라고 내게 말한다. 명상은 육체적, 정신적, 감정적으로 균형을 유지하도록 도와주었고, 그는 명상을 통해 자신의 안에 있는 모든 세포를 변화시키고 경기장에서 보낸 모든 세월보다 더 많은 용기와 힘을 주었다고 믿는다.

> **Brain Tip** 명상에 대한 많은 고정관념과 오해가 있다. 명상이 꼭 뉴에이지(현대 서구적 가치를 거부하고 영적 사상, 점성술 등에 기반을 둔 생활 방식 - 옮긴이)만을 위한 것은 아니다. 프로 선수들을 포함한 많은 최고 경영자, 정치인, 유명인사, 운동선수들이 명상으로 치유받는다. 클린턴처럼, 여러분에게 효과가 있는 명상의 형태를 찾고 기꺼이 실험하고 열린 마음을 가져야 한다.

2. 요가

첫 뇌 스캔을 통해 스트레스 수준이 뇌에 어떤 영향을 미치는지 깨닫고 놀란 나는 출근 전 아침부터 빈야사 요가 수업을 듣기 시작했다. 일주일에 몇 번씩 60~90분 연습에 전념한 후, 마음속에 흐르는 수천 가지 생각이 아닌, 그 순간에 진정으로 존재하는 것이 어떤 의미인지를 깨우친 나 자신을 발견했다. 직장, 출퇴근, 아버지, 연애 생활, 또는 우리가 매달릴 수 있는 다른 모든 것들에 대해 걱정하는 대신, 나는 자세를 배우고 내가 할 수 있는 한 최선을 다해 자세를 잡는 데에만 집중했다. 나는 이를 부드러운 스트레칭의 한 형태로서도 좋아했다. 달리기 후에 내 몸이 절실히 필요로 하는 것이기 때문이다.

명상과 비슷하게, 요가는 회백질을 증가시키고[21] 요가를 할 때뿐 아니라 그 후 며칠 동안 뇌의 편도체의 크기를 줄여 준다.[22] 또한 요가는 불안감을 가라앉히는 것을 돕는 가바GABA의 생성을 자극한다. 요가의 효능은 단순히 휴식을 취하는 효과에 그치지 않는다. 한 연구에 따르면 한 시간 요가를 할 경우 가바GABA가 27퍼센트 증가한 반면, 같은 시간 동안 조용히 책을 읽는 것은 신경 전달 물질에 아무런 영향을 미치지 않았다.[23] 요가는 또한 코르티솔을 낮추고 세로토닌, 도파민, 그리고 다른 기분 좋은 호르몬을 증가시킨다.[24] 인지 조절을 담당하는 전두엽의 활동을 진정시키고,[25] 성인의 뇌세포 성장 능력을 담당하는 신경 생성과 관련된 단백질인 뇌유래신경영양인자BDNF의 생성을 증가시킨다.

요가를 하는 방법: 가장 간단한 방법은 공인 요가 강사나 스튜디오를 찾아서 몇 가지 수업을 들어 보는 것이다. 요즘은 많은 헬스클럽에서도 기본적인 요가 수업을 제공한다. 요가에는 수십 가지의 종류가 있고, 수업의 길이와 난이도가 다를 수 있으니 반드시 본인의 일정과 편안함 수준에 맞는 수업을 찾아야 한다. 스튜디오에 등록하거나 그룹 수업을 듣기 싫다면 언제 어디서든 쉽게 따라할 수 있는 수백 개의 애플리케이션과 온라인 강좌를

활용할 수 있다.

요가가 잘 맞는 사람들: 만약 몸을 움직일 때 특정한 자세를 취하는 것이 집중력과 진정에 도움이 된다고 생각하거나 단체로 하는 요가가 잘 맞는 사람들.

3. 심호흡

심호흡의 장점은 언제 어디서나 할 수 있고 곧바로 결과를 알 수 있는 점이다. 몇 초 만에 코르티솔 수치가 낮아지고[26] 혈압과 심박수 역시 동시에 떨어진다.[27] 다시 말해 위기 상황에서 거의 즉각적으로 마음을 진정시킬 수 있다는 것을 의미한다. 횡격막 호흡, 배 호흡이라고도 불리는 심호흡은 공포증, 멀미, 외상 후 스트레스 유발 정서 장애 등을 치료하는 데 사용되어 왔다.[28]

나는 뭔가 불안하거나 순간적으로 마음을 진정시켜야 할 때 심호흡을 한다. 나는 심호흡을 하면 마치 스위치를 끄듯, 뇌의 전기 활동을 멈출 수 있다.

심호흡을 하는 방법: 한 손은 배에 올리고 다른 한 손은 심장에 올린다. 코로 깊게 숨을 들이마시면서 숫자를 8까지 세고, 깊숙이 숨을 들이 마신 다음 4를 세는 동안 참는다. 입으로 천천히 숨을 내쉬면서 다시 숫자를 8까지 센다. 만약 8을 세는 것이 너무 부담스럽다면, 숨을 들이쉬고 내쉬는 시간을 6으로 줄인다. 이렇게 다섯 번에서 열 번 반복하라. 호흡을 하면서 눈을 감아도

괜찮다. 어떤 이들은 눈을 감았을 때 휴식이 더 배가 된다고 말하기도 한다.

마사지에 투자해야 하는 이유: 몸과 뇌를 위한 자기 관리

나는 항상 현미경이나 컴퓨터 앞에 웅크리고 앉는다. 아마 많은 직장인들이 공감할 수 있는 자세일 것이다. 특히 잘못된 자세로 너무 오래 앉아 있을 경우 다양한 단점이 있지만, 무엇보다도 목과 어깨에 긴장감을 준다. 당연히 뇌에도 좋지 않다. 잘못된 자세는 혈관을 수축시켜 뇌로 가는 산소의 순환을 감소시키고 두통, 브레인 포그, 그리고 다른 인지 문제를 일으킨다.

마사지는 코르티솔을 낮추고 교감 신경계를 진정시키며, 오래 앉아 있는 동안 발생한 긴장을 완화시킬 수 있다.[29] 좋은 마사지를 받으면 혈압, 심박수, 코르티솔이 감소하고 엔도르핀과 세로토닌의 생성을 증가시키며 언제 마사지를 받든, 그날 밤엔 숙면을 취할 수 있다.

마사지를 받을 형편이 안 된다면 좋은 소식이 있다. 우리 집에서 모퉁이만 돌면 있는 마사지 숍이 한 회당 25달러이다. 이는 대부분의 사람들이 매주 커피를 사는 것보다 적은 금액이다. 친구, 동료 또는 주치의에게 추천을 요청하거나 '옐프Yelp'

와 같은 온라인 커뮤니티 리뷰 사이트에서 가깝고 저렴한 마사지사를 찾아볼 수도 있다. 마사지를 매주 받을 필요는 없다는 점을 명심하자. 스트레스를 많이 받을 일이 생긴다면 한 달에 한 번 정도 마사지를 받아보자.

심호흡이 잘 맞는 사람들: 인터뷰나 여행. 대중 앞에서의 발표와 같은 행사 때문에 불안감을 겪는 사람들. 당장 스트레스를 풀어야 할 필요가 있거나 어디서든 불안감을 떨치고 싶은 사람들. 가령 운전 중이라던가, 가게에서 계산을 기다리는 중이라던가, 애인과 싸움을 하는 도중이라도 좋다.

스트레스와 긴장 해소를 위한 12가지 팁

여기 내 머릿속의 불안감을 낮추는 내가 가장 좋아하는 방법들 중 몇 가지를 소개하고자 한다.

❶ **조깅을 하라.** 달리기는 내가 가장 좋아하는 명상법이다. 조깅만으로도 내 마음을 조용하게 하고 생각을 정리하는 데 도움을 준다.

❷ **동물들과 시간을 보내라.** 다이아몬드는 잊어버리자. 개가 여자의 가장 좋은 친구니까. 만약 집에 털북숭이 친구가 없다면, 동물 보호소에서 봉사를 해 보는 건 어떨까.

❸ **가장 친한 친구에게 전화하라.** 가장 친한 친구와 전화통화를 할 때 마다, 몇 분만이라도 웃음이 터지곤 한다. 친구는 내 문제에 대해 다른 신선한 관점을 가져다준다.

❹ **해변(또는 호수, 강, 숲, 들판, 공원 또는 산)으로 가라.** 자연은 스트레스를 줄이고 긍정과 기분을 개선해 주는 과학적인 효과가 분명한 뇌 건강법이다.

❺ **가바**GABA **영양 보조제를 복용하라.** 나는 압박감을 느낄 때마다 신경 전달 물질 영양 보조제를 추가로 복용한다.

❻ **난방을 높이자.** 만약 찜질방이나 온수 욕조를 체험해 봤다면 근육과 정신을 엄청나게 편안하게 해 줄 것이라는 것을 알 것이다. 거품 목욕이나 전기 매트 같은 것도 좋은 대안이다.

❼ **기발한 책을 읽으라.** 동기 부여 책을 읽을 때마다, 나는 생각을 진정시키고, 관점을 바꾸고, 내가 더 나은 사람이 되도록 영감을 받는다. 지금 내 침대 옆 테이블 위에 있는 책은 달라이 라마Dalai Lama의《내면의 평화를 위한 책The Dalai Lama's Little Book of Inner Peace》, 그리고 앨리슨 데이비스Alison Davies의《개처럼 살아보기Be More Dog》이다.

❽ **아로마 테라피를 써 보자.** 라벤더 에센셜 오일을 손목에 바르거나 디퓨저에 넣어 과학적으로 검증된 향으로 신경을 진정시키라.

❾ **낙서를 하거나 그림을 그린다.** 창의성을 발휘하여 스트레스를 아름답고 긍정적인 무언가로 바꿀 수 있다. 나는 교감 신경계를 달래기 위해 말 그림을 그리곤 했다. 지금은 뇌, 꽃, 기하학적인 모양을 그린다.

❿ **행복한 추억을 다시 되새기자.** 약간의 디지털 기계 또는 물리적인 요소를 관리하자! 즐거움을 선사하는 사진 앨범을 꺼내 내 자신이 불안할 때마다 살펴보자.

⓫ **긴장을 풀어 주는 백색 소음을 들어 보자.** 부서지는 파도 소리나 옴 찬트Om chant를 듣곤 한다. 사람에 따라 클래식 피아노, 합창, 빗소리, 인간의 심장 박동 또는 나를 진정시킬 수 있는 다양한 소리를 찾아보자. 특히 빗소리, 심장 박동 소리는 애플리케이션에서 쉽게 찾아볼 수 있다.

⓬ **빛을 보자.** 밖으로 나가 햇빛만 받아도 뇌가 진정되고 활력을 불어넣는 데 도움이 된다. 내가 창문이 많은 방을 선호하는 이유이기도 하다. 창문이 없는 사무실이라면 자연광과 비슷한 빛을 내는 전구 조명을 설치해 보자.

8장

생각만으로
뇌를 바꿀 수 있다

나의 아버지는 긍정의 전형을 보여 주는 분이었다. 사람에 따라서는 아버지가 어떻게 그렇게 긍정적일 수 있는지 이해하지 못할 수도 있다. 전투 헬기 조종사로서 두 번이나 참전한 베트남 전쟁과 25년간의 소방관 생활을 통해 수많은 죽음과 트라우마를 마주해 왔기 때문이다. 이런 경험에도 불구하고 아버지는 낙관주의를 버리지 않았다. 아버지는 돌아가실 때까지, 모든 것이 끔찍해 보일 때에도, 항상 밝은 면을 보고 명랑하고 희망찬 모습을 유지하셨다. 다른 사람들에 대해서도 긍정적이었다. 누군가에 대해 불쾌한 언변을 늘어놓지 않았고, 모든 사람의 장점을 보려 노력했다.

나는 자라면서 아버지로부터 낙관주의의 강력한 이점을 배웠을 뿐 아니라, 긍정성이 더 행복하고 건강한 사람이 되게 한다는 점도 배웠다. 그 당시에는 낙관주의가 뇌 건강 향상에도 놀라울 정도로 큰 영향을 끼칠 수 있다는 사실을 깨닫지 못했다.

인생관이 인지 기능과 무슨 상관이냐 싶다면, 나도 이해한다. 나 역시 우리의 생각이 사람의 기분과 정신 건강뿐 아니라 뇌 기능에 얼마나 큰 영향을 미치는지 깨닫는 데에 꽤나 오랜 시간이 걸렸기 때문이다.

간단히 말하자면, 우리의 모든 생각은 인지 기능에 영향을 미친다. 부정적인 생각을 하면 명료성, 창의성, 집중력, 문제 해결, 의사 결정, 그리고 생각과 사고를 처리하는 전반적인 능력을 떨어뜨리는 호르몬, 신경 전달 물질, 구조를 활성화시키게 된다. 반면에, 긍정적인 생각을 하면 더 높은 인지 기능, 더 나은 의사 결정, 그리고 더 행복한 기질을 이끌어 내는 호르몬, 신경 전달 물질, 뇌 영역이 활성화된다.

긍정성의 힘은 장수長壽하는 사람들을 대상으로 한 연구를 통해서도 증명된다. 장수하는 사람들은 전 세계에 분포해 있다. 오랫동안 세계 각지의 장수 마을을 연구해 온 댄 뷰트너Dan Buettner는 그중에서도 1인당 노인 인구 수가 가장 많은 '블루 존Blue Zone' 다섯 곳을 선정했다. 그리스의 이카리아Icaria, 코스타리카의 니코야Nicoya, 이탈리아의 사르데냐Sardegna, 일본의 오키나와, 그리고 미국 캘리포니아의 로마 린다Loma Linda가 바로 그곳이다. 평균 수명이 100세인 각 지역의 노인들은 유전자도, 먹는 음식도 다르다. (그럼에도 대부분 채식 위주에 식물 성분이 풍부하고 자연식 중심의 식단이다.) 그리고 여러 습관과 종교적 믿음을 갖고 있다. 다만 그들 모두는 한 가지 공통점을 가지고 있는데, 바로 낙관주의자라는 것이다. 그들은 긴 삶의 대부분을 긍정적인 생각을 하며 보낸다.

연구 결과에 따르면, 낙관주의자들은 평균적으로 11~15퍼센트 더 오래 산다.[1] 과학자들에 의하면 긍정적인 사람들은 감정과 행동을 더 능숙하게 조절함으로써 나은 결정을 내리고 스트레스를 더 잘 다룬다.

하지만 결심만으로 어느 날 갑자기 자고 일어나 낙관주의자가 될 수 있을까? 그리고 정말로 생각을 바꾸는 것만으로 뇌를 바꿀 수 있을까?

한마디로 말하자면, 그럴 수 있다. 나는 사람들이 변화하고 그 결과 뇌가 건강해지는 것을 직접 목격했다. 어느 누구도 모든 부정적인 생각이나 자기 의심을 피해 갈 수는 없다. 그리고 대부분의 가치 있는 일들이 그러하듯, 자신의 생각을 바꾸는 데는 헌신과 인내가 필요하다. 하지만 그에 따르는 인지 능력과 성과에 대한 잠재적인 보상은 단언컨대 어마어마하다.

현실의 제리 맥과이어가
긍정적인 생각을 통해 얻은 것

많은 사람들은 리 스타인버그Leigh Steinberg의 이름 정도만 알고 있거나 관련 인물 정도로 알고 있다. 가장 성공한 스포츠 에이전트인 리는 영화 〈제리 맥과이어Jerry Maguire〉의 실존 인물이기도 하다. 오늘날 그는 트로이 애이크먼Troy Aikman, 워렌 문Warren Moon, 그리고 2020 슈퍼볼 챔피언 패트릭 머홈스Patrick Mahomes를 포함해 전 세계 300명 이상의 프로 선수들을 관리하는 '스타인버그 스포츠 앤 엔터테인먼트'의 CEO이다.

리와 함께 상담을 시작하던 2010년, 그는 알코올 중독에서 회복 중이었다. 파산 후 대부분의 재산을 잃은 상태였다. 돈독한 사이였던 부친이 세상을 떠난 지 얼마 되지 않았고, 결혼 생활은 파탄에 이르렀으며, 두 명의 아들은 실명으로 이어질 수도 있는 안구 질환을 진단받은 상태였다. 그는 인생의 밑바닥에 있었고, 어둠 속에 비치는 한 줄기 빛이 존재할 거라는 믿음을 갖지 못하는 상태였다.

우리가 만났을 때, 레이는 자신의 인지 건강을 살피고 싶어 했지만, 그러기 위해서는 일단 정신적 에너지의 대부분을 차지하는 문제부터 해결해야 한다는 것을 알았다. 그는 너무 부정적이었고, 부정적인 감정이 자신의 인지 기능에 어떤 영향을 미치는지 이해하지 못하고 있었다.

나는 리에게 부정적인 생각은 뇌세포를 손상시키고, 사물을

브레인 리부트

선명하고 정확하게 인식하도록 하는 능력을 손상시키는 새로운 신경 경로를 만들어 낸다는 사실을 알려 주었다. 이것이 그에게 강렬한 인상을 주었다. 한때 그는 세계 최고의 스포츠 에이전트였다. 하지만 생각을 명확하게 하지 못한다면 어떻게 예전의 명성을 되찾을 수 있겠는가?

상담을 진행하는 동안, 나는 리가 마음을 가다듬을mindful 수 있도록 돕는 데 전념했다. 자신을 힘들게 하는 문제는 잠시 옆으로 밀쳐 두고, 대신 지금 이 순간 어떤 일이 벌어지고 있는지에 집중하라고 했다. 상담 이외의 시간에 대해서는, 알코올 중독에 대처하기 위해 당을 섭취하기 시작한 그에게 음료수나 디저트 생각이 날 때마다 마음 가다듬기mindfulness 연습을 해 보라고 했다. 그는 또한 자신의 생각을 일기로 기록하기 시작했다.

나는 리에게 목표를 시각화하고 그것을 성취하는 자신을 그려 보라고 부탁했다. 목표 달성을 위해 노력하기 시작하면서 그의 내면에도 낙관의 불꽃이 일었다. 그는 곧 자신의 어두운 세계 어딘가에서도 빛이 깜박일 수 있다는 사실을 믿기 시작했다. 긍정적인 생각과 이미지는 그가 희망을 가지는 데 필요한 신경 경로를 재설계하도록 도움을 주었다.

리는 생각의 변화를 통해 삶을 변화시켰다. 우리가 처음 만났을 때, 그는 생각을 명확히 할 수 없었다. 몇 달 만에, 그는 세상을 있는 그대로 지각할 수 있다고 느꼈다. 그는 감사함을 재발견했고, 문득 삶의 감사함에 비하면 자신의 고민은 보잘것없다는 것도 깨달았다. 자기 절망으로 빠져드는 대신, 그는 자신이 가진 것들로부터 힘을 얻었다. 적어도 리는 건강하고, 그의 곁엔 가족이 있었으며, 원하는 삶을 다시 가질 도구를 갖고 있었다.

낙관주의와 근면함을 바탕으로 리는 다시 성공적인 에이전트가 되었고, 선수들을 확보할 30억 달러 이상의 투자금을 얻기 위해 회사를 재건했다. 또한 7억 5000만 달러를 자선 단체에 기부했는데, 이는 그가 다시금 감사함을 느끼게 된 결과였다. 그러나 리가 되찾은 자신의 모습에서 무엇보다 의미 있다고 느낀 것은 부모가 되어 금주를 유지하는 것이었다.

리의 모든 것이 항상 완벽할 수는 없을 것이다. 하지만 그는 이제 항상 완벽할 필요는 없다는 것을 알고 있다. 그것이 인생이다. 그는 이제 어둠 속에 머물지 않고 촛불을 켜고 해결책을 찾는 방법을 알고 있다.

Brain Tip 감사를 실천하는 것은 부정적 생각과 그것이 우리의 인지 능력에 끼치는 영향을 극복하는 효과적인 방법이다. 무언가에 감사하기 위해 꼭 부자가 되거나 유명해지거나 성공할 필요는 없다. 당신이 살아 있고 비교적 건강하다면, 그것만으로도 이미 축복받아 감사함을 느낄 수 있는 충분한 이유가 될 것이다.

사고방식이 뇌를 조종하는 방법

인간이 매일 평균적으로 얼마나 많은 생각을 하는가에 대해서는 수많은 추측이 이루어지고 있다. 어떤 연구는 우리가 매일

6만 개의 독립적인 생각을 한다고 주장하는 반면,[2] 디팩 초프라 Deepak Chopra 박사 같은 의식 전문가는 그 숫자가 8만에 다다른다고 주장한다. 그러나 우리가 매일 하는 수만 가지 생각의 90퍼센트는 반복적인 것이고 최대 80퍼센트는 부정적인 것이다.[3]

과거를 되새기든, 미래를 예상하든, 주변에서 일어나고 있는 일을 고려하든, 반복 사고는 같은 것에 대해 계속해서 생각하는 것을 말한다. 반복 사고도 긍정적일 수 있다. 예를 들어, 좋은 기억을 음미하거나, 기대하고 있는 어떤 사건을 상상하거나, 미래에 대한 준비를 할 때처럼 말이다.[4]

하지만 고민을 반추하거나 부정적인 생각을 계속해서 반복하면 우리의 뇌에 문제가 된다. 미래나 과거의 어떤 것이 우리를 슬프게 하거나, 죄책감을 느끼게 하거나, 불안하고, 분노하고, 암울하게 하지 않을까 끊임없이 걱정한다. 그리고 이런 종류의 생각들은 결국 우울, 불안, 그리고 뇌와 몸에 다른 문제들을 초래할 수 있다.[5]

많은 반복 사고는 부정적이지만, 우리는 반복적이지 않은 부정적 생각도 한다. 부정적인 생각은 뇌의 스트레스를 증가시켜 코르티솔과 내부 염증을 증가시킨다. 시간이 지남에 따라, 스트레스 호르몬과 염증의 증가는 해마를 손상시킬 수 있으며,[6] 이것은 생각하고, 정보를 떠올리고, 문제를 해결하고, 창의성을 키우고, 무언가를 최선을 다해 수행하는 능력에 영향을 미친다.[7]

부정성은 또한 사고와 운동 능력을 조절하는 소뇌와, 기억력 문제와 충동 조절 문제, 그리고 기분 장애와 관련된 측두엽 모두의 활동을 감소시킨다.[8] 더 안 좋은 점은, 부정적인 생각은 두려움을 관장하는 뇌 부위인 편도체를 과도하게 활성화시키는데, 이로 인해 암울한 감정이 들고 현재의 경험을 나쁜 기억으로 저장하게 된다.[9]

어쩌면 당연하겠지만, 부정적인 생각은 우울, 불안, 양극성 장애, 그리고 거의 모든 다른 기분 장애의 위험을 증가시키는 것으로 나타났다. 또한 부정적인 생각은 알츠하이머병과 다른 형태의 치매의 가능성도 높인다.[10]

우리가 하는 모든 생각은 뇌의 뉴런 연결과 시냅스 결합 강도를 새롭게 함으로써 새로운 신경 경로를 만든다. 반복 사고와 유사하게, 부정적인 생각을 많이 할수록 부정적인 신경 경로가 만들어진다. 부정적인 생각은 유전자를 바꿀 수도 있고, 염색체 끝에 있는 보호 캡인 텔로미어telomere를 줄여 세포들의 노화 속도를 빠르게 할 수도 있다.[11]

우리의 생각은 우리의 감정을 형성하고, 우리의 감정은 우리의 결정을 이끈다. 만약 여러분의 생각이 부정적이면, 여러분의 감정도 부정적인 관점에 근거하여 결정을 내리도록 할 것이다. 결과적으로, 부정적인 생각은 사람들이 나쁜 상황을 만들거나 악화시킬 수 있는 잘못된 결정을 하게 한다.

반복적이고 부정적인 생각은 또한 심장 질환, 당뇨, (신체적, 정신적) 장애, 암, 그리고 다른 만성 질환의 위험을 증가시킨다.[12]

좋은 소식도 있다. 긍정적인 생각은 정반대의 효과를 가지고 있다. 좋은 생각을 하면 스트레스가 줄고, 인지 기능이 높아지고, 기분이 좋아진다. 다시 말해서 낙관주의는 당신을 더 똑똑하고, 행복하고, 건강하게 만들어 준다. 그 효과는 너무 강력해서 긍정성은 통증 내성을 증가시키는 것에서부터[13] 감기에 대항하는 능력까지 모든 것과 연관되어 있다.[14]

긍정적인 생각은 뇌에서 코르티솔과 염증을 낮추고, 세로토닌과 도파민 같은 기분 좋은 신경 전달 물질을 증가시켜 차분함과 집중력을 증진하고 긴장을 풀게 한다. 긍정적인 생각은 또한 생각과 감정을 조절하는 전두엽 피질과 인지력 및 학습을 증가시키는 해마를 활성화시킨다.[15] 게다가 텔로미어를 늘리고, 노화를 늦추며, 더 나은 결정을 내리고 문제에 대한 해결책을 찾는 데 도움을 준다.

낙관주의는 또한 신체에 큰 영향을 미치는데, 사망률과 삶의 질을 높이는 동시에 만성 질환의 위험을 감소시킨다. 한 연구는 심지어 심장 질환 가족력이 있는 사람이라 하더라도 긍정적인 생각을 가지고 있다면 부정적인 생각을 가진 사람들보다 심장마비나 다른 심혈관 질환에 걸릴 확률이 3분의 1이나 낮다는 것을 발견하기도 했다.[16]

많은 사람들은 자신이 부정적인 생각보다 긍정적인 생각을 더 많이 한다고 믿고 있다. 사실 대부분의 사람들이 그렇게 주장한다. 하지만 실제로는 대부분 그렇지 않을 것이다. 경영대학원

학생들을 대상으로 실시한 연구에 따르면 학생들은 자신의 생각이 60~75퍼센트는 긍정적인 것이라 예상하고 답변했지만, 실제로는 부정적인 생각이 전체 생각의 60~70퍼센트를 차지했다.[17]

플라시보 효과: 긍정의 힘을 믿어라

아마도 플라시보 효과만큼 긍정의 힘을 잘 보여 주는 것은 없을 것이다. 플라시보 효과는 쉽게 말해서 위약이나 치료를 실제라고 믿어 긍정적인 결과를 예측한 이들의 상태가 호전되는 것을 뜻한다. 다시 말해, 어떤 것이 통할 것이라고 굳게 믿으면 긍정의 힘이 그것을 가능하게 만든다는 뜻이다.

플라시보 효과는 농담이나 장난이 아니다. 지난 수십 년 동안, 점점 더 많은 연구들이 플라시보 효과가 실제로 처방약과 특정한 의학적인 개입이 없어도 만성 통증, 우울증, 수면 장애, 폐경, 파킨슨병의 증상들과 같은 상태를 치료하는 데 효과가 있다는 것을 보여 주었다. 플라시보 효과는 심지어 심장병, 암, 관절염 치료에도 효과를 보인다. 조 디스펜자Joe Dispenza 박사는 저서 《당신이 플라시보다》에서 척추 여섯 군데가 부러지는 부상으로 인해 수술을 받고 신체 마비가 온 자신이 어떻게 단순히 마음을 이용하는 것만으로 회복될 수 있었는지 설명하고 있다.[18]

항간에서 플라시보가 어떻게 건강을 증진시키는지 이야기

되는 만큼, 플라시보에 대한 연구 또한 활발하게 진행되고 있다. 예를 들어, 뇌 이미지를 활용한 연구를 통해, 만성 통증과 알츠하이머병을 앓고 있는 환자들에게 가짜 처방약을 투약해도 실제 치료제를 복용한 것과 같은 뇌 영역이 활성화된다는 것을 발견할 수 있었다.[19] 다른 연구 결과에 따르면, 기분 장애를 치료하는 목적으로 처방된 항우울제가 가짜 처방약과 비교해 더 효과적이라는 근거를 찾을 수 없었다.[20] 비슷하게, 과학자들은 제약업계가 시중에 판매하는 강력한 진통제만큼 플라시보 처방약 역시 효과적으로 만성 통증을 줄인다는 충격적인 연구 결과를 발표했다.[21]

어떻게 플라시보가 이런 놀라운 효과를 낼 수 있을까? 환자의 기대치가 바로 첫 번째 이유이다. 처방약이나 치료가 효과가 있다고 믿고 기대할 때, 환자의 몸과 마음 사이에 강력한 연결을 만들어 낸다. 우리의 마음은 치유될 것이라고 생각하며 흥분하는데, 이 과정에서 신체는 치유 과정을 자극하는 엔도르핀과 다른 신경 전달 물질을 방출한다. 동시에 통증이나 고통이 곧 사라질 거라는 기대감에 코르티솔 수치가 떨어지게 되고, 이것이 몸에 치료 효과를 불러일으키며 기분을 끌어올리고 통증을 줄여 준다.[22]

하지만 플라시보는 치료나 치료와 관련된 절차가 효과적일 것이라 믿는 경우에만 발생한다. 즉, 의사가 말하는 처방약이나 치료 호전적인 결과가 일어날 것이라는 낙관적인 자세가 필요하다. 이러한 이유로, 낙관주의자들이 위약과 생활성 약물 혹은 치료법 모두에 좋은 반응을 일으킨다고 한다.[23]

NFL이야기

머릴 호지는 어떻게 생각의 힘으로 암을 이겨냈을까

전前 NFL 러닝백 머릴 호지Merril Hoge는 사실 내 클라이언트는 아니었다. 그래도 우린 몇 년간 친구로 지냈다. 나는 그가 긍정의 힘을 이용해 끔찍했던 암을 이겨내고 삶에 대한 새로운 열정을 품었다는 것에 감동받아 내 세션에 들어올 수 있도록 그를 설득했다.

1990년대 중반에 NFL을 떠난 후, 머릴은 38세의 나이에 2단계 비호지킨 림프종 진단을 받았다. 의사들은 화학 요법이 암을 치료할 수 있을지, 완전히 회복될 수 있을지 확신하지 못했다. 심지어 머릴조차도 암을 이겨 낼 힘이 과연 있을지 의문을 품었다.

그의 주치의는 6개월~1년간 집중 화학 요법을 받아 볼 것을 권했다. 효과가 있으리란 보장 없이 항암 치료를 받는다는 건 아주 고통스러울 것이란 조언도 함께 해 주었다. 죽음이 얼마 남지 않았다는 생각에 압박감을 느꼈고, 머릴은 질병과 죽음에 대한 생각에 사로잡혔다.

머릴은 자신의 병을 즉시 자녀들에게 털어놓았고 다가올 변화에 대비하기로 결정했다. 아버지에게 무슨 일이 일어나고 있

브레인 리부트

는지 알게 된 아홉 살 된 딸 코리Kori는 그의 목을 감싸고 얼굴을 들여다보며 말했다. "아빠, 어떻게든 살아남아요."

그 순간 머릴의 에너지가 달라졌다. 죽는 건 더 이상 그의 선택지에 없었다.

'살아남는다'는 말은 선수이자 아버지인 머릴이 가장 좋아하는 문장이었다. 딸에게 어떤 이유로도 변명을 붙일 수 없는 말을 들은 후, 그는 자신이 추진력과 용기를 잃었다는 것을 알았다. 방법을 찾지 못한다면 어떻게 암에서 살아남을 수 있을까? 그는 미식축구 경기장에서 장애물을 뛰어넘었던 것처럼 암에 대한 자신의 생각을 바꿔야 한다는 것을 깨달았다.

머릴은 행동을 취했다. 암으로 죽을 거라고 생각하던 그는 생각을 긍정적으로 바꿔 먹었다. "나는 비호지킨 림프종을 부숴 버릴 것이다." 어떻게 해야 좋을지는 몰랐지만 그건 문제가 되지 않았다. 죽음 대신 그는 암을 이겨 내겠다는 생각에 사로잡혔다. 그는 우선 자신의 장기가 건강하고, 깨끗하고, 암이 없는 건강한 상태라고 상상하기 시작했다.

머릴은 같은 병을 앓았던 사람들을 찾아봐야겠다고 생각했다. 자신의 편을 들어줄, 생명에 대한 의지와 증거가 필요했다. 의사의 도움으로 림프종에서 살아남은 몇몇 환자들을 만났고, 어떻게 암을 이겨 냈는지에 대한 그들의 이야기를 들었다. 그는 완치 환자들을 만날 때마다 용기를 얻었다. 물론, 몇몇은 여전히 민머리였고, 완치를 향한 엔드 존(골 라인과 엔드 라인 사이의 구역 - 옮긴이)으로 터치다운을 하러 가기 위해 안간힘을 썼지만, 그들 모두 게임에선 승리자였다.

자신의 변화한 태도와 함께 머릴은 6개월 후, 의사들의 예상보다 반년이나 빠르게 회복되어 ESPN 채널의 해설자로 돌아왔다. 머릴의 완치는 확고하고 대담하고 믿을 수가 없는 일이었다. 머릴 스스로도 완치를 믿을 수 없었지만 그건 그를 진단했던 의사들도 마찬가지였다.

17년이 지난 지금까지 머릴의 암은 재발되지 않고 있다. 그리고 그는 여전히 부정적인 생각을 자제한다. "살아남으라." 세상이 그에게 무엇을 던지든 간에, 그 말은 계속해서 그에게 영감을 주면서, 그가 강력함을 느끼고 그의 환경을 통제할 수 있도록 도와준다.

오늘날, 머릴 호지는 자신의 모든 목표를 적어 코르크보드에 고정시키고, 아침에 일어나고 밤에 잠들기 전 한 번씩 읽어 보며 그 목표를 이루기 위해 취해야 할 방법들을 생각한다. 그 코르크보드는 그에게 낙관주의, 시각화, 책임감, 행동을 한 번에 돌아볼 수 있는 자신만의 루틴이 되었다. 그는 매일 자신의 목표에 더 가까이 다가갈 수 있도록 노력하자고 스스로에게 말한다.

낙관주의는 머릴의 삶에 파급 효과를 가져왔다. 암이 인생의 최고점은 아니었지만 확실히 그에게 긍정의 힘을 심어 주는 데 도움이 되었고, 그로 인해 그는 더 행복해졌고, 더 명확해졌고, 더 창의적이고 자신이 하고 싶은 것과 되고 싶은 것에 집중할 수 있는 힘을 얻었다.

Brain Tip 불행한 상황이 우리를 포기하고 싶게 만드는 것은 당연하다. 하지만 불행은 우리 자신을 변화시킬 기회 또한 제공한다.

부정적인 생각에서 벗어나는 8단계

부정적인 생각을 하는 건 정상이다. 우리 모두 부정적인 생각을 한다. 나처럼 타고난 낙관주의자라 할지라도 말이다. 나 역시 지나친 분석을 하다 보면 부정적인 생각에 자주 빠지곤 한다. 과학자로서 자연스러운 일이긴 하지만, 과잉 분석이 (분석) 마비로 이어지고, 완벽하지 않다는 생각에 아무것도 할 수 없게 되면 문제가 생기는 것이다. 나는 5분이면 될 행사 준비에 과도하게 시간을 투자하거나, 모든 것이 완벽하게 이루어져야 한다는 강박 때문에 마지막까지 일을 미루기도 한다.

예를 들어, 나는 흠잡을 데 없이 일을 완수할 수 없을 것 같다는 불안감 때문에 새로운 프로젝트를 맡을 수 없다고 스스로에게 말한다. 요리책에서 묘사한 것과 똑같은 모양과 맛이 아니면 친구들에게 식사를 대접하지 않는다. 이런 생각들이 나를 마비시키고 새로운 목표와 꿈을 추구하지 못하게 방해한다.

이렇게 '난 못 할 거야'라는 생각으로 마비되면, 나는 부정적인 사고 패턴에 빠졌다는 것을 인식하고 그 상황을 의식적으로 재구성하려고 노력한다. 완벽할 수 없을 것 같아 새로운 프로젝트를 맡을 수 없다고 생각하는 대신, "나는 이 프로젝트를 할 수 있어. 이렇게 맡을 수 있어서 너무 신이 나. 완벽한 건 없어. 난 내가 모르는 것에 맞서고 싶고, 자신이 있고, 간절해"라고 말한다.

스무 명이 먹을 저녁 식사를 만들 수 없다고 생각하는 대신,

나는 스스로에게 이렇게 말한다. "음식이 요리책과는 다른 모양이거나 맛이 없으면 어때? 최악의 상황이라고 해 봤자 딱히 뭐가 있겠어? 친구들과 가족이 모여서 집에서 만든 식사를 함께 할 수 있는 것만으로 행복해. 필요하다면 언제든 동네 식당에 가서 조리된 음식을 사 올 수도 있어."

모든 부정적인 생각을 진정시킬 수는 없다. 사실 현실적으로 불가능하다. 그러나 삶에 접근하는 방식은 선택할 수 있다. 여기 부정적인 생각을 잠재우고 더 똑똑하고, 행복하고, 더 건강해질 수 있는 8가지 방법이 있다.

1. 당신의 머릿속을 기록하라

자신의 생각이 무엇인지 모르면 생각을 바꿀 수 없다. 설거지, 자동차 운전, 심부름, 출근, 강아지 산책, 또는 자율 주행으로 운전을 할 때 머릿속에서 일어나는 생각을 기록해 두면 부정적인 패턴을 식별하는 데 도움이 될 수 있다.

생각 일기를 쓰기 위해서, 하루 동안 여러분의 마음속에 떠오르는 생각, 이미지 또는 단어들을 가능한 한 많이 기록하라. 수만 개의 생각이 매일 우리의 머릿속에 들어오기 때문에, 아주 사소한 것이라도, 찰나의 것이라도 감정이나 기분을 바꾸는 것에 집중하자. 생각이 걱정, 슬픔, 불안, 부족, 또는 짜증을 유발할 때마다 기록하자. 또한 자동적으로 부정적인 생각을 내포하거나,

브레인 리부트

무언가를 할 수 없다는 생각이 들거나, '맨날' '절대' '해야 돼'와 같은 단어를 부정적인 맥락에서 사용할 때도 마찬가지다.

적어도 며칠에서 일주일까지는 일기를 쓴 후에, 패턴을 확인하고 어떤 부정적인 생각이 계속해서 다시 떠오르는지 확인하기 위해 일기를 읽어 보자. 혹시 스스로를 자책하는가? 사건 하나로 미래에 무슨 일이 일어날지 끊임없이 상상하는가? 가령 이직은 절대 불가능하다거나, 죽을 때까지 외톨이로 살 것 같다는 식의 생각으로 스스로에게 최후통첩을 날리는가? 이러한 생각들이 들었을 때의 상황적 유사점을 찾아보라. 직장에서나 직업과 관련된 문제일까? 혼자 있거나 친구, 가족, 배우자, 동료와 있을 때 부정적인 생각을 하는가?

보편적인 부정 사고를 식별하고 그렇게 된 이유를 목록화하자. 예를 들어 당신이 만약 늘 외톨이라는 생각이 들면 그 생각에 대한 증거를 적자. 그리고 항상 외톨이가 아닐 수도 있는 모든 이유를 나열하자. 누군가를 만날 수도 있고, 다른 사람이 당신에게 데이트 신청을 할 수도 있다. 새로운 친구를 사귈 수도 있고, 애인 대신 가족과 함께 살 수도 있다. 이렇게 반대의 경우를 떠올리다 보면 우리는 보통 우리의 부정적인 생각이 현실이 아닌 감정적인 과잉 반응에 기초하고 있음을 보게 된다.

2. 부정적인 생각을 버려라

몇 가지 일반적인 부정 사고를 식별한 후에, 생각에 빠지기 전 멈추고, 긍정적인 감정으로 재구성해 보자.

생각을 어떻게 재구성하는지의 여부는 생각 자체에 달려 있다. 예를 들어, 만약 내가 미흡하다고 생각된다면, 왜 이런 생각이 드는지 증거를 찾아보자. 자신을 다른 사람과 비교한다면, 우리 모두가 독특한 배경과 경험을 가지고 있다는 사실을 떠올려라. 그리고 내가 나와 비교하고 있는 사람 역시 스스로를 다른 사람과 비교하고 있을 거라는 점도 기억하다. (또한 5단계에서 말할 소셜 미디어는 늘 좋은 것만 자랑한다는 점도 기억하자.) 다시 생각을 바꾸자. "난 지금 이대로 괜찮지는 않아. 나도 남들처럼 한계가 있지만 남들처럼 꿈을 가지고 있고, 꿈을 이루기 위해 최선을 다하고 내가 될 수 있는 최고의 사람이 되기 위해 노력하게 되어 설레어"라고 말이다.

때때로 부정적인 생각을 진취적이거나 실행 가능한 것으로 재구성하는 것도 도움이 된다. 예를 들어, 만약 살을 빼지 않거나, 운동을 하지 않거나, 직장에서 프로젝트를 완수하지 못한다는 죄책감이 든다면 이렇게 생각해 보자. "난 못 할 거야. 그래서 난 실패자야" 대신에, "난 이런저런 단계를 거쳐서 이렇게 해 보려고 해(혹은 이렇게 하지 않으려고 해)"라고 말이다.

3. 생각을 통제하려고 하지 말자

부정적인 생각들은 자연스러운 것이고, 아예 통제하거나 완전히 멈추려고 하는 것은 도움이 되기보다는 해가 될 수 있다. 만약 매사 부정적인 생각을 할 때마다 스스로에게 "안 돼! 그렇게 생각하면 안 돼!"라고 외친다면, 오히려 자기 자신에게 걱정과 부정적인 감정을 더 안길 수 있다. 대신 부정적인 생각을 판단 없이 받아들이고 왜 자신이나 자신이 처한 상황에 대해 부정적으로 느끼는지 스스로에게 물어보라. 일기를 쓸 때와 마찬가지로 같은 단계를 거치는 게 좋다. 그 생각이 사실이라는 혹은 사실이 아니라는 증거를 찾자. 마지막으로 부정적인 생각을 긍정적인 것으로 재구성하자.

4. 마음 챙김을 연습하여 뇌를 차분하게 만들자

마음을 다독이는 법을 배우고 현재 나의 몸과 뇌에서 일어나고 있는 일에 관심을 돌리면 지나간 일에 대해 고민하거나 미래를 예측하려는 시도를 막을 수 있다. 마음 챙김은 우리의 생각을 진정시킬 뿐 아니라, 우리의 감정을 더 잘 인식하고 미래에 더 효과적으로 조정함으로써 해결책을 찾을 수 있도록 한다.

압박감을 느끼거나 부정적인 생각이 들 때마다 지금의 상황에서 벗어나 명상을 할 수 있는 조용한 공간을 찾는다. 나는 눈을 감고 내 호흡의 들숨과 날숨, 그리고 그에 상응하는 신체적인 감각에 주의를 기울이면서 내면으로 초점을 돌린다. 부정적인 생각이 내 머릿속에 들어오면, 나는 그것을 인정하고 내가 지금 하고 있는 일, 즉 조용한 공간에 혼자 앉아 내 생각을 신체에 집중하는 것에 다시 몰두한다.

앉아 있기 싫을 땐 밖으로 나가 뛰거나, 걷거나, 자전거를 타거나, 하이킹을 하며 마음 챙김을 수행한다. 반복적인 동작이 포함된 활동은 당신의 호흡과 걸음을 일치시키고, 그 움직임의 순간을 통해 나의 몸에 더욱 잘 집중할 수 있도록 도움을 준다.

5. 소셜 미디어, 텔레비전 및 뉴스 소비 방식을 재고해 보자

우리 대부분은 외부 정보와 소셜 미디어, 전화기, 컴퓨터, 태블릿 및 텔레비전에서 보는 정보에 끊임없이 연결되어 있다. 문제는 우리가 받아들이는 정보의 많은 부분이 부정적이고, 소셜 미디어의 경우 비교와 비관적 사고의 악순환을 일으킬 수 있다는 것이다.

소셜 미디어에 많은 시간을 쏟다 보면, 거기서 보게 되는 것들과 나를 비교하기 십상이다. 난 성공하지 못했어, 날씬하지 않아, 활동적이지 않아, 모험심이 부족해, 부자가 아니야, 충분히 사랑받지 못해 따위의 부정적인 생각이 들게 된다. 소셜 미디어에 더 많은 시간을 할애할수록 우리 자신의 삶에 대한 행복감과 만족감이 떨어진다는 연구 결과도 있다.[24] 소셜 미디어는 누군가의 가장 잘 편집된 삶을 보여 준다는 것을 기억하라. 우리는 타인의 힘든 시간, 불안감, 불확실성, 외로움, 실패에 대해서는 거의 보지 못한다.

소셜 미디어에 더 많은 시간을 보낼수록, 운동, 취미 추구, 가족 및 친구들과 어울리기, 그리고 삶에 의미와 행복을 가져다주는 다른 활동들에 쏟을 시간은 줄어든다. 소셜 미디어 소비는 또한 사회적 고립과 외로움, 그리고 우울감을 증가시킨다.[25]

뉴스도 이와 비슷한 효과를 낸다. 대부분 뉴스의 내용은 부정적이다. "세상에 널리 퍼지는 뉴스는 편집자가 만들어 내는 것이다"라는 말이 있는 것처럼, 연구에 따르면 특히 텔레비전 뉴스를 보는 것은 불안과 슬픔을 증가시키고 시청자는 뉴스 내용을 자신의 일처럼 여겨 과도하게 걱정하게 된다고 한다.[26]

신문보다 정서적 영향력이 큰 소셜 미디어와 텔레비전 시청 시간을 제한하자. 심지어 드라마나 리얼리티 프로그램과 같은 예능, 쇼 채널도 종종 부정적이거나 폭력적이고 스트레스를 증가시킬 수 있다. 만약 긴장을 풀고 싶다면, 친구들과 시간을 보내고, 좋은 책을 읽고, 목욕을 하고, 또는 운동하는 것과 같이 여러분을 진정 편안하게 해 줄 수 있는 행위를 하자.

6. 긍정적인 기분으로 하루를 시작하라

하루를 긍정적으로 시작하면, 나머지 하루도 그렇게 보낼 가능성이 더 높다. 이것이 바로 회사의 CEO, 사장, 그리고 과학자들처럼 세계에서 가장 성공한 사람들 중 일부가 바쁜 하루를 시작하기 전에 반드시 운동을 하고, 가족과 시간을 보내고, 명상을 하고, 책을 읽으며 아침을 보내는 이유다.

나는 매일 조깅에 나서거나 다른 종류의 운동을 하기 전 깨끗한 물 한 잔과 손수 내린 야채 주스로 하루를 시작한다. 운동이 끝나면, 5~20분 동안 명상을 하고 애완견 오스카를 안고 있는 시간을 보낸다. 이런 루틴은 육체적, 정신적, 감정적, 그리고 영적으로 나를 튼튼하게 해 주며, 내 앞길에 닥치는 어떤 일이든 처리할 수 있도록 준비시켜 준다.

7. 몸을 움직여라

4장에서, 우리는 이미 운동이 스트레스를 줄이고 자존감과 자신감을 향상시킨다는 것을 배웠다. 연구 결과에 따르면 운동은 또한 자동적으로 부정적인 생각의 순환을 끊는 데 도움을 줄 수 있다.[27] 나에게 운동은 가장 신뢰할 수 있는 긍정적인 사고의 원천 중 하나이다. 운동은 거의 항상 나의 기분을 북돋아 주고 내 자신과 전반적인 삶에 대해 더 나은 기분을 느끼게 해 준다. 마음 챙

브레인 리부트

김을 하지 못할 때에도 운동은 갈등을 극복하고 부정적인 생각을 뒤집을 수 있도록 나를 도와준다. 연구에 따르면, 우리는 또한 운동을 할 때 더 창의적이고 문제를 더 잘 해결할 수 있다.[28]

8. 쉬운 선택을 하자

우리는 모두 선택지를 가지고 있다. 낙관적인 태도를 가지고 자신의 문제에 대한 해결책을 찾거나, 부정적인 태도를 유지하며 처한 상황 속에서 허덕이며 정체되거나 악화되도록 할 수도 있다. 나에게 있어서 선택지는 명확하다. 부정적 사고는 아무런 도움이 되지 않는다. 결코 상황을 더 낫게 만들지 못할뿐더러, 보통은 그게 어떤 문제든 악화시킬 뿐이다.

부정적인 생각과 단둘이 머물지 말 것

당신이 기분 장애에 시달리고 있든 가능한 한 최고의 사람이 되고 싶든, 자격증을 가진 심리학자나 치료사는 부정적인 생각을 다루는 데에 도움을 줄 수 있다. 부정적인 생각에 가장 효과적인 치료법은 인지행동치료CBT: Cognitive Behavioral Therapy로, 비관주의를 유발하는 근본적인 생각과 행동 패턴을 다루는 데 효과가 있다.

인지행동치료는 부정적인 사고가 어디서 비롯되는지, 그것을 어떻게 긍정적인 확신이나 예방적인 해결책으로 재구성할 수 있는지를 이해하는 데 도움을 준다. 가족, 친구, 동료, 1차 진료 의사 또는 신뢰하는 다른 사람들의 추천을 통해 치료사를 찾아라. 또한 미국전문심리학회American Board of Professional Psychology에 접속하여 자신이 살고 있는 지역의 공인된 전문가를 찾아볼 수도 있다.[29]

9장

놀기만 해도
머리가 좋아진다

십자말풀이나 스도쿠와 같은 퍼즐이 뇌를 자극하고 인지력 감퇴를 막는 데 도움이 된다는 이야기를 들어 봤을 것이다. 뇌 과학자들이 인지 훈련이라고 표현하길 더 좋아하는 이러한 두뇌 게임은 나이가 들어 감에 따라 조금 더 명민해지는 것 이상의 효과를 불러온다. 인지 훈련은 기억력, 집중력, 이해력, 문제 해결력, 창의력, 심지어 지능을 향상시키면서 여러분의 인지력을 여러 측면에서 몇 달 안에 향상시킬 수 있는 놀라운 잠재력을 지니고 있다. 시작해 보고자 하는 마음이 생기지 않는다면 이런 정보는 어떨까? 두뇌를 이용한 게임은 인지적 손상을 치료하고(우리가 NFL 선수들을 대상으로 한 임상 실험 중에 발견한 것이다) 뇌의 노화 과정을 늦추는 데에도 도움을 준다.

당시에는 몰랐지만, 나는 두뇌 게임의 가정에서 자랐다. 어머니는 솔리테르Solitaire(혼자서 하는 카드놀이-옮긴이)와 진 러미Gin Rummy(둘이서 하는 카드 게임의 일종-옮긴이)를 즐겨 하셨고, 매주 브리지 카드 게임을 할 수 있는 이웃 친구도 만들어 주셨다. 우리 집 캐비닛에는 '사소한 추격Trivial Pursuit', '체커스Checkers'와 같은 보드게임, 그리고 내가 제일 좋아하는 '매드 립스Mad Libs', 루빅큐브 같은 3차원 퍼즐로 가득 차 있었다.

하지만 우리의 인지 훈련은 전통적인 게임으로 끝나지 않았다. 열렬한 예술가였던 어머니는 그림을 그리고, 조각하고, 직물을 엮는 데에 시간을 보내셨으며, 종종 나를 시카고 미술관Art Institute of Chicago에서 열리는 강좌에 등록시켜 주셨다. 어머니는 무언가를 만드는 것을 좋아하셨고 그것이 예술이든 제빵이든 나는 늘 어머니의 곁에서 그것들을 함께 배웠다. 부엌의 어머니 옆에 서서 식재료를 재고, 가족들의 레시피를 따르며, 요리 시간을 가늠하고, 요리법을 조금씩 수정하는 모습을 셀 수도 없이 많이 지켜보며 자랐다.

또 아버지를 통해 클래식 기타와 하모니카, 피아노, 플루트, 탬버린, 밴조, 그리고 아이들이라면 누구나 한번은 배운다는 리코더까지 무수한 악기를 접했다. 악보나 악기 연주법 등을 배우면서 악기를 조율하고 청소하는 법을 익히려고 노력했다.

이 모든 것을 통해 나는 끊임없이 내 인지 능력에 도전하고 새로운 기술을 접하고 다른 방식으로 생각할 수 있는 법을 배울 수 있는 가정에서 자랄 수 있었다. 그리고 그것이 바로 인지 훈련의 모든 것이었다. 새로운 뇌세포의 성장을 자극하고, 신경 경로를 강화하며, 현재와 미래의 나의 정신을 예리하게 벼르기 위해 전통적인 '게임'의 형태를 취할 필요는 없다.

인지 훈련의 이면에 있는 연구도 마찬가지로 인상적이다. 예를 들어, 최근의 한 연구는 비디오 게임을 10시간 이상 하는 성인들이 일부 손상에도 불구하고 뇌가 기능할 수 있는 능력인 인지 예비력cognitive reserve을 최대 3년까지 늘릴 수 있다는 것을 발견하였다.[1] 또 다른 연구 결과에 따르면 단지 몇 주의 두뇌 게임만으로도 최대 10년 후의 인지 기능에 영향을 미칠 수 있다.[2]

인지 훈련의 가장 흥미로운 이점은 잠재적으로 아이큐를 높일 수 있다는 것이다.[3] 이와 관련된 연구는 여전히 진행되고 있는데, 몇몇 연구는 두뇌 게임을 많이 하면 할수록 마음 역시 똑똑해 진다고 말한다.

두뇌 게임은 또한 나이가 들어도 새로운 뇌세포의 신경 생성을 촉진한다.[4] 도전적인 활동들은 또한 뇌 신경의 연결성을 증대시켜, 우리가 더 효율적이고 효과적으로 생각할 수 있도록 돕는 새로운 경로를 자극한다.[5] 그리고 알다시피, 두뇌 게임은 알츠하이머병과 다른 형태의 치매를 막는 데 도움을 줄 수도 있다.[6]

나는 에이멘 클리닉에서 NFL 선수들과 함께 임상 실험을 진행하면서 두뇌 게임이 인지 기능에 미치는 영향을 직접 목격했다. 뇌 재활 과정의 하나로, 우리는 실험을 통해 선수들에게 각자 개선해야 할 인지 영역에 개별화된 29개의 두뇌 훈련 게임이 포함된 30분간의 기본적인 신경 인지 평가를 했다. 그러고 나서 우리는 매일 선수들에게 집에서도 컴퓨터 프로그램을 사용하여 게임을 할 것을 권장했다.

두뇌 게임은 승부욕을 타고난 선수들의 관심을 끌었다. 우리는 6개월을 기준으로 성과를 평가하기로 하였고, 선수들은 집에서 게임을 하며 기술을 향상시키고 동기 부여를 받는 것에 전념했다. 두뇌 게임은 매우 효과적이었다. 선수 대부분의 인지 기능과 숙련도가 나아졌다. 거의 절반에 가까운 선수들은 50퍼센트, 혹은 그 이상 향상되었다.

두뇌 게임을 활용하는 4가지 팁

아마 여러분은 이미 평소에 인지 훈련을 하고 있을 것이다. 하지만 예리함과 건강함을 유지하기 위해 뇌는 끊임없이 새로운 방식으로 도전을 받아야 하고, 이때 필요한 것이 여러 종류의 인지 운동이다. 자, 브레인 리부팅을 위한 인지 훈련을 익히는 법은 다음과 같다.

❶ **새로운 것을 받아들이라.** 매일 같은 일을 하면 여러분의 뇌는 지루

해한다. 예를 들어 십자말풀이 퍼즐을 매일 하면 뇌가 도전에 익숙해져 결국 더 이상 성장에 필요한 자극을 받지 않게 된다. 마찬가지로, 바이올린을 몇 년 동안 연주했다면, 비올라를 배우는 것은 트롬본을 배우는 것만큼 뇌에 효과적이진 않다. 그러므로 도전을 통해 새로운 것을 받아들이며 젊고 건강한 뇌를 유지하자.

❷ **한가한 시간을 이용하라.** 비행기의 이륙이나 기차가 오기를 기다리거나, 매일의 통근을 생각만 해도 마음이 지루해진다. 이동 중에 인지 훈련을 하며 지루함을 두뇌의 훈련 시간으로 바꿔 보자. 공항에서 시간을 죽여야 할 때, 평소 쓰지 않는 손을 이용해 냅킨에 글씨를 써 보자. 자녀나 배우자를 태우기 위해 차에서 대기 중일 때는 두뇌 훈련 애플리케이션을 활용해 보자. (나는 'BrainHQ'를 제일 선호한다.) 운전 중이라면 1분 안에 단일 범주에서 최대한 많은 목록을 떠올려 보자. (예를 들어 개, 꽃, 유명한 예술가 이름 대기 등등.)

❸ **평소 하던 것과 다른 것을 해 보자.** 새로운 것이라도 컴퓨터로 하는 두뇌 게임만 하거나 십자말풀이만 하는 것은 여러 가지 활동을 하는 것만큼 인지 기능의 증진을 가져오지 않을 것이다. 전문가들은 이를 운동에 비유한다. 팔로만 아령을 들면 다리엔 힘이 들어가지 않고 심혈관계도 활성화되지 않는다.

❹ **호기심을 가져라.** 내면의 호기심을 자극하고 우리의 멋진 세상에 대해 더 많이 배우기 위해 성실하게 노력을 해 보자. 당신의 인지력과 건강뿐 아니라 순수한 기쁨과 지식에 대한 사랑으로 배워 보자.

두뇌 게임을 통해 마음의 여유를 되찾다

처음 재닛Janet을 만났을 때, 그녀는 불안과 불면증에 시달리고 있었고, 스스로 '끊이지 않는 초조한 마음'이라고 부르는 상태를 진정시킬 방법이 있는지 알고 싶어했다. 이 55세의 여성은 또한 성공적인 전자 미디어 회사의 CEO로서 과중한 업무에 시달렸고, 자신의 아버지가 진행성 신경 퇴행성 질병인 근위축성 측색 경화증ALS, 즉 루게릭병으로 사망한 후엔 자신의 신경 건강에 더 신경을 쓰고 있었다.

재닛의 뇌를 스캔해 봄으로써 그녀의 속마음을 알 수 있었다. 그녀의 뇌 특정 부분은 과도하게 활성화되어 있었는데, 조직, 공간 방위spatial orientation, 인지 처리, 주의력, 절차 기억(어떻게 일을 하고 임무를 완수하는지를 기억하는 능력)을 담당하는 영역에서 높은 베타파 활동을 보였다. 재닛의 뇌 스캔 결과는 그녀가 집중력, 기억력, 그리고 전반적인 지능을 끌어올리기 위해 뇌를 훈련할 필요가 있다는 점을 시사했다. 무엇보다도 불안을 줄이기 위한 조치가 필요했다.

재닛은 이미, 타이핑이나 문자 메시지가 아닌, 직접 손으로 하는 십자말풀이를 즐기고 있었다. 나는 그녀에게 십자말풀이를 절반으로 줄이고 단어 검색 게임을 시작하라고 제안했다. 단어 검색 게임은 그녀의 어휘력을 키우고 지능을 올리는 데 도움이 될 것이었다. 또한 평소 쓰지 않는 손으로 그림을 그리고, 색칠을 하고, 뜨개질을 하고, 글을 씀으로써 마음을 진정시킬 방법을 찾아보라고 격려했다. 재닛이 퍼즐을 좋아했으므로 나는 그녀에게 직소퍼즐을 제안했다. 내가 직접 경험한 바, 직소퍼즐은 아주 높은 수준의 불안도 진정시킨다.

함께 한 세션이 끝난 후, 재닛은 십자말풀이와 단어 검색 게임을 매일 하기 시작했고, 시간이 오래 걸리는 직소퍼즐은 주말에 하기 위해 아껴 두었다. 그리고 이런 것들이 마음 진정에 정말 도움이 된다는 것을 깨달았다. 이전에는 직소퍼즐 애호가라고 생각한 적이 없었지만, 그녀는 퍼즐에 푹 빠졌다. 처음엔 100피스짜리로 시작했던 퍼즐이 500피스에서 1000피스로 바뀌었고 결국은 3500피스 퍼즐로 발전했다.

마침내, 재닛에게 직소퍼즐은 일종의 활동적 명상이 되었다. 퍼즐을 맞추는 동안 마음은 더욱 평화로워졌고 정신은 또렷해졌으며, 지금 이 순간의 마음에 집중할 수 있게 되었다. 퍼즐을 맞추는 동안, 재닛은 의식적인 생각을 하지 않았음에도 불구하고 자신이 고민하던 문제에 대한 해결책을 발견하게 되었다고도 말했다. 부동산에 관심이 컸던 재닛에게 퍼즐은 마치 낡은 집을 보수하는 것과 같았다. 어느 조각이 어느 위치에 있어야 하는지를 고민함으로써 조화롭고 아름다운 구조물을 머릿속으로 그려 보는 일종의 게임과 같았다.

두뇌 게임을 시작한 지 몇 주 만에 자넷은 어휘력은 말할 것도 없고, 더욱 활력과 몰입이 느껴지고 집중력이 높아졌다고 말했다. 더 중요한 것은, 그녀가 몇 달 전보다 더 편안해졌고, 밤새 깨지 않고 푹 잘 수 있게 되었다는 점이다. 재닛은 인지 기능을 향상시키는 동시에 긴장을 풀고 스트레스를 줄이기 위해 게임을 사용하고 있었다.

두뇌 게임은 이제 재닛의 삶에 필수가 되었다. 그녀는 새로운 직소퍼즐을 시작하기 위해 퇴근을 고대하며, 게임을 하는 여덟 시간 동안은 자신을 잊고 온전히 게임에 집중할 수 있게 되었다고 한다. 또 영감을 얻기 위해 십자말풀이 책과 단어 검색 게임을 부엌 식탁 위에 쌓아 두고 매일 또는 밤 비행기를 타거나 잠을 잘 수 없을 때마다 한다. 게임은 재닛의 두뇌뿐 아니라 그녀 삶의 질도 바꿔 놓았다.

Brain Tip 두뇌 게임은 단순히 마음을 단련시키는 것이 아니라 스트레스를 해소하는 중요한 수단이기도 한다. 두뇌 게임의 효과를 극대화하기 위해 그림 그리기, 퍼즐 풀기, 악기 연주하기처럼 나에게 생소한 것들을 찾아보자.

예리하고 명석하고 건강한 정신을 위한 10가지 두뇌 게임

정신적 명료함, 주의력, 기억력, 일반적인 지능 수준 등, 누구나 특히 공을 들이고 싶거나 공을 들여야만 하는 인지 능력이 있다. 내 경우엔 항상 정신적 효율을 높이려고 노력한다. 그리고 정보를 빠르게 흡수할 수 있는 민첩한 정신도 중요시한다. 내가 읽는

브레인 리부트

책의 양을 고려했을 때, 나는 또한 책으로 읽은 내용을 기억하고 이해하는 능력을 향상시키기 위해 머리를 단련하려 노력한다. 여기, 최고의 두뇌 게임 열 가지를 소개하고자 한다. 이 중 당신에게 맞는 것을 찾아 당신이 가지고 있는 인지적 결핍이나 바람을 반대로 가장 큰 정신적 강점으로 탈바꿈시켜 보자.

❶ **지능을 높이고 싶다면, 매일 30분 책을 읽어라.** 우리는 모두 세 가지 유형의 지능을 가지고 있다. 그중 결정적 지능crystallized intelligence은 지식, 사실, 기량의 축적을 의미하고, 유동적 지능fluid intelligence은 우리가 무엇을 알고 있는지와는 상관없이 얼마나 잘 추론하고 문제를 해결하는지를 뜻하며, 감성적 지능emotional intelligence은 우리가 개인들과 사회적 상황에 얼마나 잘 반응하는지를 말한다. 전문가들은 읽는 행위, 특히 매일 적어도 30분 동안 책과 같은 긴 문장들을 읽는 행위가 이 세 가지 지능을 모두 활성화시킬 수 있는 가장 좋은 방법이라고 말한다.[7] 여러분은 이미 하루에도 많은 양의 이메일, 문자, 소셜 미디어 게시물, 업무 메모를 읽고 있을 것이다. 하지만, 연구에 따르면, 하루에 최소 30분 동안 이야기를 읽는 것은 뇌 전체의 활동을 증가시키며, 이런 독서가 전반적인 신경 연결과 백질 능력의 온전성을 증가시킨다고 한다.[8]

❷ **기억력을 향상시키고 싶다면, 매일 새로운 어휘를 익혀라.** 어렸을 때 부모님의 큰 사전을 책장에서 힘겹게 꺼내, 책장을 넘기며 새로운 단어를 찾아 익히곤 했다. 현재도 마찬가지다. 다만 무거운 사

전 대신 메리엄 - 웹스터 오늘의 단어 애플리케이션을 통해 매일 새로운 단어를 배운다. 예를 들어, 오늘의 단어는 'parvenu(벼락부자)'이다. 이 단어는 부나 권력과는 거리가 멀었지만 갑자기 지위에 오른 사람을 뜻한다. 너무 재밌다.

새로운 어휘를 익히면 작업 기억을 증가시킨다. 작업 기억은 기본적인 기억력과 전반적인 지능에 중요한 역할을 하는 단기 기억의 자산이다.[9] 작업 기억은 용량이 제한적이기 때문에 새로운 어휘를 익혀 확장하면 더 효율적으로 소통할 수 있고 시간이 지나도 더 많은 정보를 보유할 수 있는 새로운 방법을 만들어 낸다.[10]

❸ **만약 당신에게 시간이 5분밖에 없다면, 컴퓨터 두뇌 트레이닝 게임을 하라.** 나는 'BrainHQ'나 'Lumosity' 같은 두뇌 게임 애플리케이션을 쓴다. 언제 어디서든 간단히 플레이할 수 있다는 점이 큰 장점이다. 친구를 기다리거나, 운동 수업이 시작되기 전, 저녁을 먹으러 나가서 약혼자 마크가 메뉴를 읽는 동안에도, 항상 핸드폰을 꺼내 앱으로 간단한 게임을 한다!

내가 가장 좋아하는 두뇌 트레이닝 애플리케이션은 'BrainHQ'이다. 기발하고 사용하기 쉽고 재미있을 뿐만 아니라, 독립 개발자들이 꼽은 가장 인기 있는 컴퓨터 두뇌 훈련 프로그램 열여덟 개 중 가장 효과적인 인지 훈련 게임으로 꼽혔다.[11] 이 애플리케이션의 장점은 기억력, 탐색력, 공간 지향성, 인지 속도, 지능 혹은 집중 등 어떤 인지 기술을 연마하고 싶은지 내가 선택할 수 있다는 점이다.

❹ **치매가 걱정된다면, 새로운 언어를 배워라.** 언어는 진화가 인간 두

브레인 리부트

뇌에 준 가장 큰 선물이라는 사실이 이미 잘 알려져 있다. 흥미로운 연구 결과가 있는데, 새로운 언어를 배우면 몇 년 동안 치매를 막을 수 있다는 것이다.[12] 하나의 언어만 사용하는 사람들과 이중 언어를 구사하는 사람들을 비교했을 때, 하나 이상의 언어를 구사하는 사람이 하나의 언어만 구사하는 사람보다 평균적으로 더 늦게 치매에 걸린다는 사실을 발견해 냈다. 후자가 더 많은 정규 교육을 받는 경향이 있음에도 말이다.[13]

새로운 언어를 배울 시간이 없다고? 괜찮다. 꼭 힘들게 배우지 않아도, 외국어 단어를 암기하는 것만으로도 인지력이 저하되는 것을 예방할 수 있다. 내 아버지는 스웨덴 사람이었고(조부모 모두 스톡홀름에서 태어나셨다) 따라서 나는 정신을 맑게 하기 위해 새로운 스웨덴어 단어나 구절을 암기하는 것을 좋아한다.

⑤ 스트레스를 잘 다루고 싶다면, 아티스트가 되어 보자. 그림을 그리든, 조각을 하든, 사진을 찍든, 뜨개질을 하든, 직물을 짜든, 도자기를 만들든, 다른 예술적인 추구를 하든, 예술 행위는 다른 두뇌 게임들이 하지 않는 방식으로 인지 능력을 증가시킨다. 예를 들어, 시각 예술을 제작하면 뇌의 여러 영역에 걸친 기능적 연결을 증가시켜 스트레스에 대한 심리적인 회복력을 증가시킨다.[14] 예술가들은 또한 두뇌 양쪽에 더 많은 회백질을 가지고 있다. 이는 창조성과 관련돼 있는 것으로 알려진 두뇌 우반구에만 해당하는 사실이 아니다. 이는 뇌의 연결성을 증가시키며, 따라서 예술가들은 일반인보다 복잡성과 위기에 대처 능력이 더 뛰어나다고 한다.[15]

낙서는 비슷한 인지적 이점을 가지고 있는데, 특히 거꾸로 그림을 그리는 것이 많은 도움이 된다. 이상하게 들릴지 모르지만, 그림을 위아래 뒤집어 그리면 우뇌와 좌뇌의 통합이 용이해지고 정신적으로 더 능숙하게 민첩해진다. 전직 NFL 오펜시브 가드 에드 화이트(이전 NFL 이야기 참조)는 늘 쓰는 손으로 이미지를 거꾸로 그리고 쓰지 않는 손으로 이미지를 다시 바로 그리는 것을 좋아한다. 뇌에 정말 창의적인 도전이다!

❻ **노화로 인한 인지력 저하와 싸우고 싶다면, 자원봉사를 하라.** 대부분의 사람들은 자원봉사를 두뇌 게임으로 생각하지 않지만, 자원봉사는 훌륭한 두뇌 강화제이다. 연구에 다르면, 박애 행동은 해마 같은 뇌의 특정 부분에서 노화로 인한 뇌의 부피 감소를 예방하고 심지어 반전시키는 데 도움을 줄 수 있다고 한다.[16] 아흔다섯이라는 놀라운 나이까지 사신 나의 할머니는 45년 동안 병원에서 정기적으로 봉사활동을 하셨는데, 나는 할머니가 노년에도 그렇게 인지적으로 날카롭고 건강하셨던 이유가 봉사 때문이라고 생각한다. 정기적으로 자원봉사를 하면 스트레스, 우울감, 불안감이 낮아지고[17] 전반적인 삶의 질이 증진되며,[18] 이 모든 것이 노화로 인한 정신적 쇠퇴에 대처하는 데 도움이 되는 것으로 나타났다.

❼ **새로운 뇌세포가 생성되길 바란다면, 내면의 문학성을 두드려라.** 이야기, 시, 5행 희시, 러브레터, 일기, 혹은 무엇을 표현하든 창의적인 글을 쓰면 새로운 뇌세포를 성장시켜 해마의 크기를 키울 수 있다. 연구에 의하면, 이러한 현상이 일어나는 이유는, 글쓰기

가 단어를 찾아내고 새로운 아이디어를 만들도록 뇌를 지속적으로 자극하기 때문이다.[19] 또한 손으로 글을 쓰면 뇌의 여러 부분을 활성화시켜 사고력, 언어, 아이디어 생성을 향상시킨다.[20] 나는 무언가를 기억하고 싶을 때마다, 노트북을 사용하는 게 더 편리할 것 같은 강의나 회의 중이라도, 그 내용을 손으로 적는다.

❽ **집중력을 기르고 싶다면, 십자말풀이, 직소퍼즐, 스도쿠를 풀어 보자.** 이 세 가지 퍼즐 모두 문제를 풀기 위해 단어, 퍼즐 조각, 숫자에 집중해야 한다. 만약 충분히 빈번하게 풀이를 해 나간다면 집중력도 자연히 높아질 것이다. 실제 십자말풀이와 스도쿠를 정기적으로 하는 사람들은 자신의 나이보다 열 살가량 어린 사람들과 비슷한 인지 능력을 가진다는 연구 결과도 있다.[21] 컴퓨터 두뇌 게임처럼 특정한 시간 제한이 있는 일부 인지 게임과 달리, 어려운 퍼즐이나 숫자 게임에 몰입하여 몇 시간을 쉽게 보낼 수 있다. 내 약혼자 마크가 여러 종류의 복잡한 직소퍼즐을 사 줬고, 난 어서 빨리 주말이 되어 퍼즐을 풀고 싶은 마음뿐이다!

❾ **당신의 정신적인 명석함을 높이고 싶다면, 다른 길로 가라.** 새로운 길을 택할 때마다, 비록 그것이 보통 좌회전하는 신호에서 단지 우회전하는 것일지라도, 여러분의 두뇌에 새 도전이 되어 회백질 증가와 함께 집중하고, 생각하고, 기억하고, 배울 수 있는 능력을 증가시킨다. 그리고 이 모든 것이 정신적인 명석함을 향상시킬 것이다. 가장 강력한 증거는 10년 전 런던의 택시 운전기사들을 대상으로 실시했던 연구다. 운전기사들은 나이, 학력, 지능이 비슷하며 택시 운전을 하지 않는 사람들과 비교되었다.[22] 연구진은

2만 5000개가량의 거리에서 끊임없이 새로운 길을 찾는 택시 운전기사의 해마가 비교군보다 상당히 크다는 사실을 발견했다.

자신에게 익숙하지 않은 길을 택하면 정신은 더욱 명석해지고 명료해진다. 익숙하지 않기 때문에 집중력도 높아진다. 새로운 길을 택할 때마다 새로운 환경에 주목하고, 당신이 처한 현재와 당신이 하고 있는 것에 집중할 수 있게 만든다.

나는 항상 새로운 루트를 이용하려고 하는데, 내비게이션 애플리케이션을 이용하여 목적지의 다른 거리를 탐색하곤 한다. 이런 식으로 새로운 길을 선택하여 나는 믿을 수 없을 만큼 많은 새로운 식당과 강아지 산책로로, 우리 동네의 아름다운 곳을 발견할 수 있었고 내가 사는 곳, 내가 일하는 곳에 대한 감사함과 즐거움이 깊어졌다.

❿ **매일 뇌에 도전적인 간단한 과제를 원한다면, 무엇을 좋아하든, 어디에 있든, 어떤 도구를 가지고 있든, 그저 새로운 것을 시도해 보라.** 많은 두뇌 게임의 목적은 동일하다. 즉, 새로운 것을 배우는 것이다. 배움에 대한 방법을 굳이 자세히 설명하지 않더라도 테드TED 강연을 듣든, 새로운 레시피를 시도하든, 골프 레슨을 받든, 또는 전혀 모르는 주제에 대한 비디오를 보든, 새로운 기술을 추구하기 위해 할 수 있는 모든 것은 여러분의 뇌를 자극하고 인지 능력과 수행 능력을 향상시키는 데 도움이 될 것이다.

나는 《미국의학협회저널Journal of the American Medical Association》에서 제공하는 최신 신경학 연구에 대한 팟캐스트와 매일 그날의 소식을 요약해 주는 《뉴욕타임스》 팟캐스트 '데일리The Daily'

브레인 리부트

의 뉴스 코너를 좋아한다. 열정을 찾고 추구하면 더 건강한 마음
과 더 똑똑하고 건강한 뇌를 만들 수 있다.

선수들의 플레이와 운동 지능을
혁신적으로 변화시키는 비밀 두뇌 게임

신시내티대학교University of Cincinnati 미식 축구팀 베어캐츠Bearcats
에서 롱 스내퍼long snapper로 활약했던 존 빈센트Jon Vincent는 선
수 첫해에 처음으로 시각 신경 훈련NVT: neurovisual training을 접했
다. 이 훈련에 금세 깊은 인상을 받은 그는 진로를 바꾸어 신경
생물학 학사 학위를 따기로 결심했고, 졸업 후 신경 시각 산업에
종사하게 됐다. 우리는 LA의 젊은 하키 선수들을 위한 훈련 캠프
에서 만났다. 그곳에서 존은 신경과 및 안과 의사들과 함께 그 어
떤 고등학교 코치도 보여 주지 못했던 두뇌 훈련에 대한 강연을
선수들 앞에서 선보였다.

　시각 신경 훈련이란 정확히 무엇일까? 시각 신경 훈련은 시
뮬레이터, 컴퓨터 화면, 가상 현실 헤드셋을 사용하여 선수들의
눈동자 움직임과 전반적인 광학 기술을 사용하는 훈련법이다.
컴퓨터 프로그램과 게임은 복잡한 동작을 처리하고 흡수하는 능
력을 엄격하게 시험하는 동시에 순간순간 동작을 선택하고 반응
하는 능력을 향상시킨다. 남들과 다른 안구 운동인 이 훈련은 눈

의 운동 근육을 강화시켜 긴장, 두통, 흐릿한 시야, 이중 시야를 예방하는 데 도움을 준다.

하지만 시각 신경 훈련이 단순히 시야만 훈련하는 것은 아니다. 시각 훈련의 '신경' 부분도 마찬가지로 중요하다. 시각 신경 훈련은 두뇌를 집중적으로 작동시켜 눈과 뇌 사이의 중요한 경로를 강화하는 동시에 우리가 시각 정보를 처리하는 속도를 개선한다. 연구에 따르면 시각 신경 훈련은 주의력, 작동 기억, 시각 정보와 처리 속도를 증가시킨다.[23] 이러한 이유로, 전 세계의 재활 클리닉들은 외상성 뇌 손상 후 환자들이 더 빨리 회복할 수 있도록 돕기 위해 시각 신경 훈련을 사용한다.

오늘날 시각 신경 훈련은 선수들의 주변 인식, 역동적인 시각 능력, 깊이 지각, 손과 눈 조정, 의사 결정 및 집중력을 향상시키기 위해 국내 대학과 전국의 프로 스포츠 팀들이 사용한다. 시각 신경 훈련을 통해, 코치들은 이미 강인하고 빠른 선수들이 조금 더 빠르고 조금 더 멀리 나가는 능력을 기를 수 있다는 것을 깨달았다. 시각 신경 훈련이 10년 전 신시내티대학교에 처음 도입된 이후, 부분적으로 상황 인식 능력을 강화하는 훈련의 효과 덕분에 뇌진탕 사고의 80퍼센트가 감소했다.

존이 신시내티대학교에 다녔을 때, 그와 그의 팀 동료들은 프리시즌 6주 동안 매주 두 시간의 시각 신경 훈련을 완수해야 했다. 시즌이 시작되자 선수들은 단순히 유지 관리를 위해 매주 30분씩 훈련을 이어 나갔다. 이런 의미에서 시각 신경 훈련은 근력 훈련이나 컨디셔닝과 다르지 않았지만, 운동선수들은 몸을 움직이는 대신 그들의 뇌를 훈련시키는 데 몇 시간을 보내곤 했다.

존에게 시각 신경 훈련은 대학 운동선수로서의 성공에 매우 큰 영향을 주었다. 롱 스내퍼로서, 그는 자신을 쓰러뜨리려 사방에서 달려드는 100킬로그램 거구의 라인배커들을 따돌리려 끊임없이 노력했다. 시각 신경 훈련을 시작하기 전의 그는 펀트punt가 약점이었다. 그러나 훈련을 받은 이후로 그는, 상대가 눈앞에 나타나기도 전에 이미 주변 시야로 위협을 감지하기 시작했고, 경기를 끝낼 수 있는 위닝 태클을 민첩하고 효과적으로 피할 수 있게 되었다.

존은 현재까지도 정기적으로 시각 신경 훈련을 한다. 그 결과, 그는 더 명확하게 생각하고, 더 효율적으로 결정을 내리고, 빠르게 바뀌는 정보를 더 잘 이해하고, 더 쉽게 집중할 수 있으며, 무작위적인 생각에 의해 좌초되는 일이 거의 없다고 말한다.

Brain Tip 대학, 프로 스포츠팀, 재활 클리닉에서 사용하는 시각 신경 훈련 시스템의 비용은 꽤 비싸다. 하지만 내가 처음 이 훈련법을 접한 이래로 조금 더 저렴하고 접근이 용이한 가정용 훈련 기계가 폭발적으로 증가하고 있다. 개인용 훈련 기계가 필요하다면 해당 지역의 안과의에게 문의하여 제품 판매처를 찾거나 추천을 받아보자.

10장

지금 당장 시작하는
브레인 리부트

측정하지 않은 것을 바꿀 수 없다.

이것은 우리가 에이멘 클리닉에서 원칙으로 삼았던 격언이다. 생각해 보라. 만약 당신이 당신의 내면에서 무언가 잘못된 것이 있는지, 그것이 가벼운 문제인지 심각한 문제인지 모르고 있다면, 반대로 이미 잘 작동하고 있어서 건드릴 필요가 없는 것이 무엇인지 모르고 있다면, 뇌를 활성화하기 위해 무엇을 바꿔야 할지 어떻게 알 수 있을까?

단지 전반적인 건강을 확인하기 위해 복잡하고, 비싸고, 외과적인 방법을 사용할 필요는 없다. 평범한 사람이든 프로 축구 선수든, 클라이언트가 나를 찾아올 때 내가 가장 먼저 추천하는 것은 기본적인 혈액 검사다.

1차 의료 기관에서 받는 신체검사에서 의사가 처방하는 일반 검사법을 통해 당신은 자신이 대사 관련 기저 질환, 호르몬 불균형, 혹은 영양 결핍 문제를 가지고 있는지 확인할 수 있다. 이러한 것들에서 약간의 이상이 발견되는 것은 흔한 일이다. 예를 들면, 나는 항상 갑상샘 호르몬과 비타민 D 수치가 낮게 나온다(둘 다 기본적인 혈액 검사를 통해 알게 된 것이다). 대사, 호르몬, 영양 불균형은 대부분 별 다른 증상이 없고 급성도 아니며, 단지 피로감, 체중 증가, 기분 저하 등 미미한 부작용만 일으키기 때문이다.

기본적인 혈액 검사는 당신에게 겉으로 드러나지 않는 건강 불균형 문제가 있는지 알려 준다. 검사 절차는 쉽지만, 몇 가지 알아 두어야 할 사항이 있다.

의사가 환자에게 혈액 검사를 얼마나 자주 처방해야 하는지에 대한 보편적인 프로토콜이 없기 때문에, 꼭 의사의 손에 모든 걸 맡길 필요는 없다. 모든 환자에게 적용되는 표준 검사 절차도 없다. 어떤 검사가 필요할지 결정하는 것은 오로지 주치의에게 달려 있다. 하지만 당신이 신체적 증후에 대한 긴 목록을 만들어 병원을 찾지 않는 한, 아마 의사가 당장 갑상샘 검사, 호르몬 검사, 그리고 C 반응성 단백CRP 검사를 처방하지는 않을 것이다. 주치의가 이 검사들을 중요하지 않게 생각하는 것이 아니라, 대부분의 의사들은 환자로부터 따로 요청이 없는 한 추가적인 검사를 처방하지 않을 뿐이다.

그렇다면 당신이 가장 먼저 해야 할 일은 병원 예약을 하고 의사에게 특정한 혈액 검사를 처방해 달라고 요구하는 것이다. 이건 단지 일반적인 절차이다. 처음에는 의사에게 검사를 요청하는 게 반대의 경우보다 이상하게 느껴질 수 있겠지만, 명심하자. 이건 당신의 뇌, 당신의 몸, 당신의 건강을 다루는 일이다.

내 경험상, 의사는 능동적인 환자들에게 잘 응대한다. 대부분의 의사들은 생활 습관에 변화를 줌으로써 해결할 수 있는 문제임에도 병원을 방문해 약물이나 즉각적인 치료를 요구하는 환자들이 아니라, 그와는 정반대로 개인 차원의 염려, 특히 예방을 목적으로 하는 개인적 염려에 협조할 때 더할 나위 없이 기뻐한다.

기본적인 혈액 검사에 대해 한 가지 더 주의할 점이 있다. 우선, 분석에 필요한 혈액 검사 결과의 사본을 요청한 후, 필요하다면 다른 전문가와 공유하고, 당신의 의료 기록을 위해 보관하라. 많은 혈액 검사의 결과가 대부분 '정상'으로 간주되지만 그 범위가 상당히 광범위하다는 사실은 잊지 말자. 예를 들어, 남성의 테스토스테론의 정상 범위는 270~1070나노그램/데시리터ng/dL이다. 검사 결과가 275나노그램/데시리터가 나올 경우 검사 결과는 '정상'이겠으나 좋은 결과는 아니다. 그저 환자의 테스토스테론이 간신히 기능만 한다는 의미이며, 이럴 경우 1차 의료 기관의 의사는 이상한 점을 발견하지 못할 수도 있다. 개인 건강을 최적화시켜 줄 수 있는 훈련을 받은 전문가만이 도움을 줄 수 있는 것이다.

기본 혈액 검사 전에 챙겨야 할 5가지 사항

❶ **의사에게 혈액 검사를 요청할 수 있다.** 당신의 건강을 최적화하는 데 도움을 줄 수 있는 영양소의 결핍이나 불균형을 없애기 위해 1차 의료 기관의 의사에게 특정한 혈액 검사를 요청하는 것은 당연한 권리이다. 겁먹지 말고, 자신 있게 요구하자.

❷ **가기 전에 알아 둬라.** 사후에 보험 회사로부터 무방비 상태로 당하지 말자. 담당 의사에게 문의하거나 보험 회사에 직접 전화를 걸어 어떤 검사가 보험에 적용되는지 확인하라.

❸ **DIY를 피하라.** 미국의 어떤 주州에서는 온라인으로 혈액 검사 키트를 주문할 수 있지만, 나는 추천하고 싶지 않다. 테스트에 필요한 비용을 지불해야 할 뿐만 아니라, 자신의 결과를 직접 해석하거나 인간의 관점은 배제된 채 컴퓨터가 분석한 정보에 의존할 수밖에 없기 때문이다. 당신의 1차 의료 의사가 혈액 검사를 처방해 주지 않겠다고 한다면 다른 의사를 찾아가라.

❹ **먹거나 마시기 전, 아침에 검사 일정을 잡으라.** 많은 검사가 최대 12시간까지 금식을 요구한다. 사전에 금식이 필요한지 여부를 병원에 문의하고 권장 사항을 반드시 준수할 것.

❺ **정상이 아닌 최적의 상태를 찾자.** 의사에게 건강을 완전히 최적화하기 위해 노력하고 있다고 설명하고 비록 검사 결과가 정상의 범주 내에 있다고 하더라도 평균보다 낮은 수치가 있는지 알려 달라고 하자. 당신이 직접 결과를 평가하고 필요하다면 다른 의견을 얻을 수 있도록 혈액 검사 사본을 요청하자.

브레인 리부트를 위한 8가지 혈액 검사

❶ **포괄적 대사 검사:** 가장 기본적인 검사로서, 혈당, 전해질, 그리고 적절한 체액 균형과 혈액 여과 기능 상태를 보여 주는 화합물들을 측정한다.

검사를 받아야 하는 이유 높은 혈당은 뇌에 독이 되어 인지 기능을 방해하고 알츠하이머병과 다른 장애의 위험을 현저히 증가시킨다. 이 검사는 또한 적절한 체액 평형, 최적의 뇌 순환, 그리고 다른 신체적, 인지적 기능을 위한 충분한 전해질을 가지고 있는지 보여 준다.

반드시 추가로 요청해야 한다 신장과 간 기능을 나타내는 특정 혈액 단백질을 검사하는 포괄적 대사 패널 검사를 원한다고 명시하지 않는 한 대부분의 의사들은 기본적인 검사만을 실시할 것이다.

❷ **공복 혈당 검사:** 이름에서 알 수 있듯이, 검사는 여덟 시간 동안 동맥과 정맥으로 밀려드는 포도당의 양을 테스트한다.

검사를 받아야 하는 이유 포괄적 대사 패널 검사는 혈당 수치를 알려 주므로, 8~12시간 금식 후에 검사를 진행한다. 포괄적 대사 패널 검사를 받을 수 없다면 공복 혈당 검사를 통해 당뇨가 있거나 당뇨 전 단계에 해당하는지를 확인해야 한다. 높은 혈당과 인슐린 저항성은 때때로 제3형 당뇨병이라 불리는 알츠하이머병의 위험을 증가시킨다.

❸ **헤모글로빈 A1C:** 헤모글로빈 A1C는 적혈구에 당이 얼마나 결합되어 있는지를 측정한다. 이 검사는 지난 3개월 동안의 평균 혈

당을 평가하는 것이다.

검사를 받아야 하는 이유 이 검사를 통해 본인이 당뇨병 환자인지, 당뇨의 위험이 있는지 여부를 알아내고 약물로 관리할 수 있다. 당뇨는 매우 일반적이고 종종 검사만으로는 진단되지 않기 때문에 나는 당뇨를 진단할 수 있는 여러 가지 테스트를 추천한다. 미국인 3000만 명은 당뇨병을 앓고 있고, 그중 4분의 1은 그 사실을 모르고 있다. 8400만 명의 미국인은 당뇨병 전증을 앓고 있고, 그중 90퍼센트는 심각한 상태에 있다.[1] 이러한 이유로 질병관리센터CDC는 체중이 나가거나 규칙적인 운동을 하지 않거나, 당뇨병의 또 다른 위험인자를 가지고 있을지 모르는 45세 이상의 국민들에게 헤모글로빈 A1C 검사를 받을 것을 권고한다. 대다수의 미국인들이 과체중이고 비활동적이라는 것을 고려하면, 이 테스트는 거의 모든 사람들에게 필수적이다.[2]

❹ **리피드 패널 검사**: 지질은 물에 녹을 수 없는 지방이나 콜레스테롤과 같은 물질이다. 리피드 패널Lipid Panel 검사는 총 콜레스테롤, 중성 지방, 고밀도 지질 단백질, 저밀도 지질 단백질 등, 콜레스테롤을 구체적으로 측정한다.

검사를 받아야 하는 이유 중성 지방, 저밀도 지질 단백질, 총 콜레스테롤 수치가 높아지면 동맥이 막히고 뇌로 가는 혈류가 차단되어 산소와 영양분의 공급이 차단될 수 있다. 저밀도 지질 단백질 수치가 높으면 알츠하이머병 발병이 앞당겨질 수 있으며,[3] 혈액에 중성 지방이 너무 많으면 기억력과 집행 기능을 손상시킬 수 있다.[4] 좋은 소식은 고밀도 지질 단백질이나 콜레스테롤 수치가

높아지면 알츠하이머병과 다른 신경 퇴행성 질환을 예방하는 데 도움이 될 수 있다는 것이다.[5]

❺ **C-반응성 단백 검사:** C 반응성 단백질은 몸이 염증과 싸울 때마다 간에서 생성되는 물질이다. 이 검사를 통해 당신의 혈액에서 C 반응성 단백질 수치를 측정하여 당신의 건강을 해칠 정도의 내부 염증이 있는지 여부를 알 수 있다.

검사를 받아야 하는 이유 염증은 인지 기능을 축소하고 거의 모든 질병과 질병의 위험을 높인다. C 반응성 단백 검사는 또한 류머티즘성 관절염 같은 만성 염증성 질환을 가지고 있는지 여부를 측정할 수 있다. 기본 C 반응성 단백 검사나 리피드 패널 검사보다 심장 질환의 위험을 더 효과적으로 나타낼 수 있는 고감도 C 반응성 단백 검사를 선택하자.[6]

❻ **비타민 D 검사:** 최근 들어 의사들은 이 검사가 대부분의 환자들에게 얼마나 중요한지를 인식하게 되었다. 이름에서 알 수 있듯이, 검사는 혈액에 비타민 D가 충분한지 여부를 측정한다.

검사를 받아야 하는 이유 비타민 D가 부족하면 염증 수치가 치솟는다. 그 결과, 체중이 증가하고 당뇨병과 암에 걸릴 위험성이 증가하는 것은 말할 것도 없고, 인지적 기능 장애가 나타난다. 최근 연구에 따르면 비타민 D는 또한 치매와 알츠하이머병을 유발하는 아밀로이드 플라크 축적을 막는 데 도움이 되는 면역 체계를 자극한다. 또 비타민 D는 기분을 조절하는데, 수치가 낮을 경우 우울증으로 이어질 수 있다. 무수한 이점에도 불구하고, 미국인의 95퍼센트가 일일 권장 섭취량을 충족시키지 못하고 있다.

❼ **호르몬 패널 검사:** 성별에 따라 다른 검사를 실시하며, 충분한 성 호르몬이 생산되는지 확인한다. 여성 호르몬 패널은 일반적으로 에스트로겐, 프로게스테론, 소포 성숙 호르몬FSH, 테스토스테론/디하이드로에피안드로스테론DHEA을 측정한다. 표준 남성 호르몬 패널은 테스토스테론, 에스트라디올, 그리고 테스토스테론과 에스트로겐 생성을 돕는 스테로이드 호르몬인 DHEA를 잰다.

검사를 받아야 하는 이유 식이 요법, 신체 활동 수준, 수면 패턴, 처방전 약물 사용, 음식 공급과 환경의 독소에 대한 노출과 같은 많은 습관들은 우리의 호르몬 수치에 혼선을 야기할 수 있다. 호르몬 불균형이 일어나게 되면 기억력, 집행 기능, 기분을 손상시키는 동시에 염증, 스트레스, 세포 손상을 일으키며 뇌에 큰 피해를 줄 수 있다. 호르몬 불균형은 또한 피로, 체중 증가, 수면 장애, 성욕 장애, 기분 불순의 주요 원인이다.

❽ **갑상샘 패널 검사:** 갑상샘 호르몬이 전반적인 건강에 얼마나 많은 영향을 미치는지, 그리고 얼마나 많은 사람들이, 주로 여성들이 갑상샘 호르몬 불균형 문제를 겪고 있는지에 대해 더 많이 알려지면서 최근 갑상샘 검사가 중요해지고 있다. 검사를 통해 갑상샘이 얼마나 잘 기능하고 있는지, 그리고 트리요오드사이로닌T3: triiodothyronine, 티록신T4: thyroxinem, 갑상샘 자극 호르몬TSH을 포함한 여러 다른 갑상샘 호르몬의 양이 적절한지 측정한다.

검사를 받아야 하는 이유 갑상샘 호르몬 수치가 너무 낮으면, 우울증과 다른 기분 불순의 위험을 증가시키면서 여러분의 기억력,

집행 기능, 그리고 집중력을 방해할 수 있다. 갑상샘 기능 저하증 또는 낮은 갑상샘 호르몬 수치는 체중 증가, 피로, 근육과 관절 통증, 그리고 많은 다른 불쾌한 증상들을 유발할 수 있다. 반대로 갑상샘 항진증이나 갑상샘 호르몬 수치가 높으면 체중 감소, 빠른 심장 박동, 땀 흘림, 그리고 과민증을 일으킬 수 있다.

반드시 추가로 요청해야 한다　의사에게 표준 호르몬 패널 검사에 포함되어 있는 갑상샘 자극 호르몬 검사만이 아닌 전체 갑상샘 검사를 원한다고 말하라. 몸이 충분한 T3 또는 T4를 생산하지 않더라도 갑상샘 자극 호르몬 수치는 정상일 수 있다.

소방서장 켄의 이야기

혈액 검사로 중독 문제를 해결하다

59세의 소방서장 켄Ken은 우리가 만나기 전 이미 인생의 37년을 소방관으로 보냈다. 나의 아버지도 소방관이셨기 때문에 나는 그 직업에 대해 익히 알고 있었고, 수십 년간의 근무의 결과로 뇌와 몸이 처한 위험에 대해 많은 측은함을 느끼고 있었다.

　소방관들 사이에 중독이 만연해 있는 것을 알고 있었기에, 켄이 자신의 충동을 다스리려고 노력 중이라는 이야기를 듣고도 나는 놀라지 않았다. 그는 뇌를 더 잘 이해하기 위해 내게 도움을 요청했고, 중독을 다스리는 데 도움을 얻고자 했다. 당시에도 켄은 어지러움, 피로감, 근육 조절 어려움, 균형 감각 등의 문제가 있었고, 복무 초기부터 살이 찐 상태였다. 그는 또한 최근 범불안 장애 진단을 받았고 단기 기억 상실 증상이 나타나기 시작했다. 다른 사람을 구하기 위해 목숨을 건 사람에게 이런 증상들은 이제 그가 자신의 목숨을 구하기 위해 행동에 나서야 한다는 경각심을 불러일으켰다.

나의 첫 번째 권고는 기본적인 검사를 받아 보라는 것이었다. 그의 체질량지수BMI는 35로 임상적으로 비만이었고, 낮은 비타민 D 지수와 함께 높은 혈당, 혈압, 콜레스테롤, 그리고 중성 지방을 가지고 있었다. 또한 몸이 충분한 갑상샘 호르몬을 생산하지 않는 갑상샘 기능 저하증을 앓고 있었다. 그런 이유로 피로와 체중이 증가한 것이다.

과체중이고 항상 피곤했기 때문에, 켄은 수면 무호흡증이 있었고 지속양압호흡CPAP 기계 사용이 필요하다는 게 수면 검사에서도 드러났다. 그의 현재 식단을 추적하여 우리는 그가 주로 패스트푸드, 설탕, 탄산 음료를 먹고 마시며, 종종 잠자리에 들기 직전까지 먹는 행위를 멈추지 않는다는 점도 알아낼 수 있었다.

동시에 켄은 도박 중독을 해결하기 위해 치료 센터에 입원했다. 그가 심리적인 도움을 받는 동안, 우리는 그의 신경학적 증상을 다루기 위한 조치를 취했다. 검사 결과를 보면 체중, 콜레스테롤, 중성 지방, 그리고 혈압이 모두 심각한 수준이었으므로 일단 즉각적인 식단 점검부터 필요해 보였다. 우리의 목표는 그가 육류 소비를 줄이게 하는 것이었고, 나는 그에게 육류가 꼭 필요하다고 느낄 때만 유기농 육류를 먹으라 권했으며 가공 음식을 식물성 식단으로 아예 바꾸라 부탁했다.

우리가 식단을 업그레이드하는 동안, 켄은 규칙적인 운동을 시작했고, 마침내 9주간의 달리기 프로그램에 참여하여, 그의 63번째 생일 전에 첫 5킬로미터 마라톤 경주를 마쳤다. 그는 또한 하루에 최소 6000~1만 보 걷기를 목표로 삼았다. 마침내, 지속양압호흡 기계의 도움으로 평균 7.5시간의 지속적인 수면을 취하기 시작했다.

최근 한 번 더 실시한 혈액 검사에서 그의 노력과 헌신이 효과를 드러냈다. 켄은 현재 갑상샘 약물 외에 베타 차단제, ACE 억제제, 스타틴Statin, 또는 다른 처방약의 도움 없이 180킬로그램에서 100킬로그램으로 체중을 줄였다. 또한 혈당, 혈압, 콜레스테롤, 그리고 중성 지방도 정상 범위로 떨어뜨렸다.

체중이 안정된 지금 켄은 더 이상 지속양압호흡 기계가 필요 없다. 그는 BMI를 건강한 수준으로 만들기 위해 여전히 운동을 하고 있지만, 이제 신체에서 발생하는 모든 문제들을 더 잘 다룰 수 있고, 추적하기 위한 많은 전략들을 가지고 있다. 이제 켄은 예전보다 주도권을 쥐고 더 강하고, 행복하고 건강한 삶을 살고 있다.

Brain Tip 기본적인 혈액 검사는 건강과 삶을 바꿀 동기가 될 수 있다. 켄과 같은 많은 이들에게, 간단한 혈액 검사가 일련의 벤치마크를 제공하는 것이다. 체중이 감소하는 것처럼 건강한 수준의 검사 결과지를 받으면 보람도 있고, 인생이 바뀐다.

뇌를 살릴 수 있는 단 한 번의 검사

청력 검사를 받는다는 것은 당신의 뇌를 위해 할 수 있는 가장 중요한 단일 평가일 것이다. 《뉴욕타임스》에 따르면 '청력 상실은 치매 발생에 가장 큰 영향을 주는 변경 가능 위험 인자 modifiable risk factor 이다. 이는 흡연, 고혈압, 운동 부족, 사회적 고립이 가진 위험성을 뛰어넘는 것'이다.[7] 심지어 '정상'으로 여겨지는 약간의 청력 손실도 뇌의 기능을 둔화시켜 명료하고 이성적으로 생각하고 세부 사항을 기억하는 능력을 떨어뜨릴 수 있다.[8]

우리가 들어야 할 만큼 충분히 들을 수 없으면, 뇌는 더 열심히 일을 해야 하고 그로 인해 본질적으로 자신이 해야 할 기능을 완수하지 못한다. 청각 장애는 또한 사회적으로 사람들을 고립시켜 치매의 위험을 증가시킨다. 난청을 치료하지 않으면 실제로 5년 만에 치매 위험이 50퍼센트까지 올라갈 수 있고 우울증에 걸릴 가능성도 40퍼센트나 높아질 수 있다.[9]

좋은 소식도 있다. 청력 검사는 쉽게 받을 수 있다는 것이다. 우선 1차 의료 기관의 의사와 상의하자. 청력학자를 추천받을 수도 있다. 이미 난청이 있다면 보청기 사용을 고려해 보라. 어떤 사람들은 보청기의 모양, 느낌, 소리 등을 좋아하지 않지만, 보청기를 착용하는 것만으로도 뇌를 건강하고 잘 기능하게 하고 인지력 저하와 치매의 위험을 줄일 수 있다. 한편, 콘서트나 공사 현장같이 시끄러운 곳에서는 귀마개나 노이즈캔슬링 헤드폰을 착용하고, 헤드폰으로 음악이나 팟캐스트를 들을 때는 음량을 작게 유지해 청력 손실의 위험을 줄이도록 하라.

뇌 건강 목표를 현실로 이끄는 4가지 방법

많은 사람들은 무언가를 시작할 때 원대한 목표와 목적을 설정한다. 당신은 당신의 뇌를 바꾸고 싶다는 생각이 들면 그 변화가 지금 당장 일어나길 원한다. 그래서 식단을 점검하고, 매일 운동을 하고, 여덟 시간 수면을 유지하고, 아침에는 명상을, 퇴근 후에는 요가를 하러 가고, 몇 년간 유지되고 있는 체중을 낮추는 데 전념한다.

당신의 인지 능력과 성과에 변화를 주고 싶다면 야심차고 낙관적인 전망은 반드시 필요하다. 하지만 시간이 지나도 변화가 지속되길 바란다면 당신에게는 약간의 도움이 필요하다. 그게 없이는 당신의 신체적, 정신적, 인지적 건강에 영향을 미칠 만큼 의지력을 충분히 오랫동안 유지하기 못할 것이다.

새로운 생활 습관을 쟁취하는 것은 여러분의 결심이나 자기 수양 정도와는 아무런 관련이 없다. 연구에 따르면, 다이어트의 95퍼센트는 실패로 돌아간다. 대부분 빠졌던 살이 몇 달 혹은 겨우 몇 주 만에 다시 쪘다.[10] 이와 유사하게, 새해 결심을 완수하는 사람의 비율은 8퍼센트에 지나지 않는다.[11] 겨우, 8퍼센트다!

전념과 자기 수양이 중요한 게 아니라면 새로운 습관을 유지하기 위해 필요한 것은 무엇일까? 여기 여러분의 목표를 현실로 이끌고 새로운 습관을, 꾸준히 노력해야 하는 무엇이 아닌, 쉽고 즐거운 생활 방식의 일부로 만드는 네 가지 방법이 있다.

1. 작은 것부터 시작하라

연구에 따르면, 식습관, 운동, 수면, 그리고 다른 습관들에 대해 현실적이고 점진적인 목표를 세운 사람들이 처음부터 완전한 변화를 시도하는 사람들보다 목적을 완수할 가능성이 더 높다.[12]

예를 들어, 아침으로 설탕이 든 시리얼이나 베이글을 먹고, 점심으로는 샌드위치나 부리토, 저녁엔 약간의 커피나 스포츠 음료, 또는 술과 함께 피자나 포장 음식을 먹는다 치자. 그럼 가공식품, 카페인, 술, 설탕이 든 음료를 해산물, 콩류, 과일, 채소로 대체하는 건 쉽지 않을 것이다. 박탈감과 음식에 대한 갈망에 시달리게 될 텐데, 이런 것들은 쉽게 극복할 수 있다. 하지만 당신이 먹던 건강에 해로운 음식에 대한 만족스러운 대체물을 개발할 시간과 경험을 가지진 못할 것이다.

브레인 리부트

이 경우, 모든 걸 한꺼번에 포기하는 대신, 식단에서 대부분의 가공식품을 먼저 제거하고 이어서 모든 가공식품을 없애는 방식으로 하라. 다음으로, 일일 카페인 섭취량을 줄이기 위해 커피를 하루 딱 한 잔으로 제한하고 나중에는 하루에 커피 반 잔으로 줄여라. 가공식품과 카페인 섭취량을 통제할 수 있게 되었다면, 그 후에 음주량과 식품에 첨가된 합성 당 섭취도 줄이려고 노력하자.

다른 고려 사항도 있다. 어쩌면 당신이 식단, 체력 단련, 수분 보충, 수면 요법, 스트레스 관리, 그리고 영양 보조제를 한꺼번에 바꾸고 싶어하지 않을 수도 있다. 나의 클라이언트만 봐도 한 번에 여러 가지를 바꾸는 것을 좋아하는 사람이 있는가 하면, 동시에 두 가지 이상을 바꿔야 하는 상황에 처했을 때 당황하는 사람도 있다.

당신의 성향이 어떠하든 간에, 난 일주일에 하나씩 습관을 바꾸라고 권하고 싶다. 그리고 다음 주, 그다음 주, 계속해서 새로운 습관을 들이며 이미 바꾼 생활 방식을 유지하기 위해 노력하라. 10주가 지나면 아마도 총체적으로 여러분의 뇌와 전반적인 건강에 큰 영향을 미칠 수 있는 열 가지 작고 의미 있는 변화를 만들어 왔었다는 것을 알게 될 것이다.

2. 추적하기

당신이 먹는 음식의 칼로리, 걷는 걸음 수, 마시는 음료의 양, 그리고 당신의 수면 시간을 모니터링함으로써 당신의 목표를 달성하는 데 도움이 되는 건강 수치를 확인할 수 있다. 애플리케이션이나 웨어러블 기기를 통한 추적도 즉각적인 피드백을 제공해 실시간으로 미세한 조정을 가능하게 한다. 어떤 경우에는 추적 기능을 통해 친구 그룹이나 비슷한 생각을 가진 온라인 커뮤니티에 가입하여 사람들과 데이터를 공유하고 지지와 정보를 얻고 동기 부여를 받을 수도 있다.

연구에 따르면, 이러한 모든 이유로, 자신의 습관을 추적하는 사람들은 자기 모니터링을 하지 않는 사람들보다 자신이 설정한 건강 목표를 더 잘 달성한다.[13] 예를 들어, 매일 칼로리를 기록하는 사람들은 그러지 않는 사람들보다 체중을 더 많이 줄이는데,[14] 신체 활동 수준을 모니터링하는 사람들은 그러지 않는 사람들보다 헬스장에 더 자주 가고 실제로 그 과정을 즐긴다.[15]

나는 모든 클라이언트들에게 최소 12주 동안 새로운 건강 습관을 추적할 것을 추천한다. 3개월 동안의 추적을 통해 변화가 필요한 부분이 드러나고, 제대로 작동하지 않는 지점이 있으면 변화할 수 있도록 한다. 예를 들어, 만약 칼로리를 추적하기 시작하면 당신이 저녁을 준비하는 동안 아무 생각 없이 집어먹던 간식이 예상보다 얼마나 더 많았는지를 알 수 있다. 요리할 때

브레인 리부트

'집어먹기 금지'를 추가하거나 배우자에게 일주일간 저녁 식사를 대신 준비해 달라고 부탁해, 주간 칼로리 섭취에 어떤 영향을 미치는지 알아보는 것도 하나의 해결책이 될 것이다.

개인적으로, 나는 아래에 요약한 여섯 가지 습관을 포함하여 내 건강의 거의 모든 측면을 추적한다. 이를 통해 실시간 조절이 가능해지고 건강이 나빠지는 것을 방지하거나 줄일 수 있다. 예를 들어, 나는 최근에 칼로리 추적을 통해 내가 설탕을 너무 많이 섭취하고 있다는 사실을 알게 되었다. 나는 식료품점에서 말린 망고를 대량으로 구매하고 있었는데, 아무리 유기농 제품이라고 해도 말린 과일은 알다시피 설탕과 칼로리로 가득하다. 퇴근길에 조금씩 집어먹던 말린 망고 때문에 수백 칼로리와 수십 그램의 설탕을 소비하고 있다는 것을 깨달았다. 망고를 끊었더니 혈당이 안정돼 장을 보러 가도 기력이 넘치고 식탐이 줄었다.

어떤 습관을 관찰해야 할까? 이 답변은 부분적으로 당신이 어떤 목표를 가지고 있느냐에 달려 있지만, 나라면 다음 여섯 가지를 추적하는 것에서부터 시작할 것이다. 물고기처럼 물을 마신다면 수분 섭취를 군이 추적할 필요는 없다. 혹은 스트레스를 줄이기 위해 매일 요가를 한다면 군이 명상 여부를 추적할 필요가 없을 것이다. 당신의 습관에 따라 달라진다. 하지만 장담하건대 더 많이 추적할수록 더 많은 성공을 거둘 수 있다.

❶ **몸무게**: 두뇌력과 두뇌 성과를 최적화하는 가장 좋은 방법 중 하

나는 건강한 몸무게에 도달하고 유지하는 것이다. 하지만 몸무게가 얼마나 나가야 건강한 걸까? 건강한 몸무게를 알아내는 가장 좋은 방법 중 하나는 여러분의 체질량 지수BMI를 평가하는 것이다. 일부 트레이너들은 비만율이 더 정확한 방법이라고 주장하지만 질병청이나 다른 나라의 전문가들은 BMI가 체중과 관련되어 있으므로 전반적인 건강 위험도를 더 잘 보여 줄 수 있다고 말한다.[16] 하지만 만약 당신의 비만율을 해석해 줄 수 있는 전문가를 알고 있다면, 그것을 통해 체중 목표의 기준을 삼을 수도 있다.

혹은 온라인에서 BMI 계산기를 사용하여 키와 몸무게를 입력하고 쉽게 BMI를 학습할 수 있다. 나는 국립보건연구원에서 제공하는 계산기에 접속해 볼 것을 추천한다. https://www.nhlbi.nih.gov/health/educational/lose_wt/BMI/bmicalc.htm.

BMI가 30 이상이면 비만일 가능성이 높으며 체중 감량 프로그램을 만들어 줄 의사나 다른 의료진을 찾아가 봐야 한다. 25~29.9 BMI 지수는 과체중을 의미하고 체중을 줄여야 한다는 뜻이다. 저칼로리 식단과 프로그램을 결합하여 더 나은 두뇌 식단을 따르고 목표를 달성할 수 있다. (음식을 다루었던 장을 참고하자.)

만약 BMI 지수가 18.5~24.9라면, 건강하다는 의미이다! BMI가 18.5 미만이면 저체중일 가능성이 높으며 뇌와 신체를 지탱하기에 충분한 영양소를 섭취하고 있는지 확인하기 위해 병원을 방문해 볼 수도 있다.

BMI 지수를 알고 살을 빼거나 유지해야 하는지를 파악하고 나면, 목표에 도달하기 위해 몸무게의 감소나 유지 여부를 관찰하기 위해 매일 체중을 재야 한다. 몸무게는 하루 몇 그램씩 오르락내리락하는데, 매일 몸무게를 재는 습관을 들이면 칼로리 소비와 그에 따른 활동 수준을 미세하게 조정할 수 있다. 이렇게 3킬로그램이 30킬로그램으로 바뀌는 것을 막는 데에도 도움이 된다. 나이가 들면 신진대사가 느려지기 시작하므로 더욱 쉽게 체중이 증가한다. 그러나 정기적으로 몸무게를 재면 식단이나 운동 방식 이외의 다른 이유, 즉 약 복용, 수면 부족, 스트레스 방치 등 체내 지방량을 유지시키는 원인에 의해서 살이 찌고 있는지를 알 수 있다.

연구에 의하면, 이러한 이유로 매일 몸무게를 재는 사람들은, 그들이 어떤 식단을 따르든 얼마나 운동을 하든 상관없이, 몸무게를 매일 재지 않는 사람들보다 살이 빠질 가능성이 높다.[17] 일관된 수치를 얻기 위해 매일 같은 시간에 몸무게를 재자. 가급적이면 아침에 일어나자마자 공복에 재는 것이 좋다.

❷ **칼로리:** 잠재적으로 가장 놀랍고 획기적인 추적 가능 수치이다. 대부분의 사람들은 자신이 하루에 섭취하는 칼로리의 양을 정확히 모른다. 하지만 실제로 칼로리 추척을 시작하고 나면 자신의 몸무게와 키에 비해 너무나 많은 칼로리를 섭취하고 있다는 걸 알게 되고 충격을 받는다. 탄수화물은 전혀 먹지 않고 단백질과 지방만 주로 섭취해도 괜찮다. 칼로리를 많이 섭취하면 살이 찐다.

추적을 시작하기 전에, 몸무게를 유지하고 건강해지기 위해 실제로 하루에 얼마나 많은 칼로리가 필요한지 알고 싶을 것이다. 대부분의 칼로리 계산 애플리케이션에는 나이, 성별, 키, 체중, 활동 수준에 따라 하루 에너지 요구량을 계산할 수 있는 칼로리 계산기가 포함되어 있다. 좋아하는 칼로리 추적 애플리케이션에 칼로리 계산기가 포함되어 있지 않다면, 온라인에서 쉽게 찾을 수 있다. 그러나 한 가지. 대부분의 사람들은 운동이 칼로리 소모에 미치는 영향을 과대평가한다. 따라서 극도로 활동적인 사람이 아니라면 나는 신체 활동 범위를 '거의 움직이지 않는다' 혹은 '가볍게 운동한다' 정도로 입력할 것을 추천한다.

아직 나만의 애플리케이션을 찾지 못했다면 우선 먹고 마시는 모든 것을 기록하고 하루 칼로리 소비량을 알아낼 수 있는 칼로리 계산 애플리케이션부터 찾아보자. 'FitBit' 'Lost It!' 'MyFitnessPal'은 모두 인기 있는 애플리케이션이다. 좋아하는 주스 가게의 시식용 스무디나, 샌드위치를 만들 때 먹은 버터 나이프에 묻은 땅콩버터까지, 내 입으로 들어가는 모든 것을 기록하라. 이렇게 에너지 밀도가 높은 음식은 빠르고 큰 폭으로 칼로리를 증가시킨다. 계산기를 이용해 체질량지수BMI와 일일 칼로리 목표에 따라 매일 먹고 마시는 칼로리가 얼마인지, 체중을 유지하거나 줄이기 위해 덜 소비할 필요가 있는지 파악해 보자.

❸ **운동:** 기록을 하면 무엇이든 실천할 가능성이 커진다. 특히 운동은 그런 성향이 짙다. 운동을 추적하고 기록하면 책임감을 유지하는 데 도움이 될 뿐 아니라 매일, 매주 자신의 진행 상황을 시각적으로 보며 큰 만족감을 느낀다. 이러한 이유로, 연구에 따르면, 자신의 운동을 추적하는 사람들은 그러지 않는 사람들보다 훨씬 운동량이 높다고 한다.[18]

운동한 내용을 달력이나 옛날 방식의 일기장에 적어서 추적할 수도 있다. 애플리케이션에 입력하는 것보다 직접 손으로 성과를 적으며 보상을 받는다고 느낀다면, 자신의 진행 상황을 더 쉽게 시각적으로 측정하고 싶다면 말이다.

반면에, 수백 명의 사람들이 피트니스 애플리케이션과 웨어러블 기기를 사용하여 엄청난 성공을 거두기도 한다. 이런 휴대폰 애플리케이션의 장점은 대부분의 스마트폰에 내장된 만보기처럼 전반적인 활동을 추적하여 운동이든 걷기든 더 많이 움직일 수 있도록 동기를 부여한다는 점이다. 스마트워치와 연동할 수 있는 일부 애플리케이션의 경우 나의 운동량을 친구나 트레이너, 온라인 피트니스 커뮤니티와 공유할 수도 있으므로 추가적인 동기 부여나 정보, 책임감을 얻을 수도 있다. 마지막으로 'FitBit'과 같은 일부 애플리케이션의 경우 체중, 칼로리, 수분 공급, 수면 및 신체 활동을 한곳에서 추적할 수 있어 자체 모니터링을 통합할 수 있다.

개인적으로 나는 매일의 걸음 수, 총 이동 거리, 소모되는 칼로리를 추적하는 아이폰의 애플리케이션 'Stepz'를 좋아한다. 이 애플리케이션은 사용자가 건강에 필요한 1만 보를 매일 걸을 수 있게 유도하며, 목표에 근접하거나 모자랄 경우 주황색이나 빨간색의 불빛 알림을 보내 걷기를 유도한다.

이 애플리케이션을 알게 되기 전의 나는 매일 하는 운동 외에 얼마나 많은 다른 활동을 하고 있는지 알지 못했다. 당신이 매일 운동을 하는데 얼마간의 걷기가 그렇게 중요할까? 연구에 따르면 운동을 한다고 해도 하루 종일 앉아 있으며 얻는 해로움을 모두 상쇄할 수는 없다고 한다. 가장 건강한 사람은 체육관 밖에서도 움직이는 사람이라는 것이다.[19] 걸음 수를 늘리며 나는 더 많은 에너지와 정신적 명료성을 갖게 되었고 하루 종일 더 많은 생기를 얻을 수 있었다.

❹ **수분 공급:** 당신의 키, 몸무게, 성별에 따라 필요한 수분량을 계산할 수 있는 값싼, 혹은 무료 애플리케이션은 이미 너무도 많다. 일일 섭취량을 입력해 수분 섭취 목표에도 쉽게 도달할 수 있다. 이런 애플리케이션의 경우 일부는 언제 물을 마셔야 하는지 알림을 띄우기도 하지만, 'Waterlogged'와 같은 애플리케이션은 내가 마신 수분량을 유리컵이나 유리병으로 지정하여 알려 주기도 한다. 'Plant Nanny'라는 애플리케이션은 심지어 내가 마시고 기록하는 수분에 따라 귀여운 꽃을 키울 수도 있다. 보편적으로 남성은 하루 3.7리터, 여성은 하루 2.7리터의 수분 섭취가 의학연구소 기준이므로, 이를 목표로 삼아 하루 간 나의 수분 섭취량을 기록할 수 있다.

몇 년 전, 나는 수분 섭취량을 추적하면서 실제로 내가 얼마나 적은 양의 물을 마시고 있는지 알고 깜짝 놀랐다. 매일의 수분 섭취량을 기록하는 과정은 깨달음과 동시에 소름 돋는 경험의 연속이었다. 왜냐하면 내가 뇌를 촉촉하고 건강하게 유지할 만큼 충분히 물을 섭취하고 있지 않다는 것을 깨달았기 때문이다. 그때부터 나는 1리터짜리 스테인리스 물병을 들고 다니며 매일 잠들기 전까지 세 병을 비웠다. 요즘도 나는 수분 섭취량을 추적하지 않거나 하루 세 병의 루틴을 지키지 못하면 수분 섭취 목표량을 놓칠 때가 있다.

❺ **잠**: 대부분의 사람들은 자신의 수면 시간을 과대평가한다. 하지만 그 시간을 추적해 보면, 실제로 내가 얼마나 잠을 자고 있는지, 뇌 건강과 기능을 향상시키기 위해 일상에 변화를 줄 필요가 있는지에 대한 명백한 데이터를 얻게 될 것이다.

잠자는 시간을 추적하면 당신이 경험하고 있는 증상이 수면 부족 때문인지 아닌지 확인할 수 있다. 낮의 피로, 브레인 포그, 기억력 저하, 식욕 증가, 체중 증가, 동기 부여 부족, 불안, 우울증과 같은 증상 탓으로 돌리기 쉬울 수 있지만, 어쩌면 단지 하루 여덟 시간의 수면이 나의 뇌와 신체에 정말 필요한 것일지도 모른다.

스마트폰 앱과 웨어러블 기기를 포함한 수면 추적기는 숙면, 렘REM 수면 같은 특정 단계에서 당신의 수면 량, 질, 시간을 알 수 있으며, 깊은 잠에 빠져 있지 않을 때를 측정하여 모닝콜 알람을 울리기도 한다. 쉽게 기상할 수 있는 시간을 체크해 주는 것이다. 'FitBit Versa'처럼 웨어러블 기기와 연동할 수 있는 애플리케이션이 널리 사용되며, 내가 개인적으로 좋아하는 'SleepScore'와 같은 저가 애플리케이션도 있다.

수면 무호흡 검사는 수면 추적기가 대신할 수 없다는 것을 명심하라. 수면 무호흡증이 의심되면 즉시 의사에게 진료를 받아 보자.

❻ **명상**: 만약 스트레스를 낮추기 위해 명상을 하기로 결심했다면 다양한 애플리케이션과 웨어러블 기기를 통해 나의 진행 상황을

추적하고 지침을 얻고, 심지어 명상을 하는 사이 나의 머릿속에 어떤 일이 일어나는지도 알아낼 수 있다.

'Mindfulness App'이나 'Sattva'와 같은 애플리케이션으로 나의 명상 빈도를 기록하여 안내 세션을 제공받을 수도 있다. 이렇게 하면 책임감이 증가하고, 명상을 통해 스트레스를 줄이고 집중력을 증가시킬 수 있었는지에 대한 나의 트렌드를 파악할 수도 있다.

'Muse'와 같은 착용 가능한 명상 센서는 다운로드 가능한 애플리케이션처럼 기능하면서도 데이터 추적 능력을 열 배나 늘려 준다. 내가 이 기기를 좋아하는 이유는 바로 명상을 할 때 머릿속에서 일어나는 일에 대한 실시간 피드백을 제공하기 때문이다. 'Muse'는 나의 뇌파를 모니터링하며 멀리서 다가오는 폭풍우 소리와 온난한 날씨 소리를 이용해 생각을 진정시키고, 내 마음이 풀리면 지저귀는 새소리를 내보낸다. 이 장치는 또한 스마트폰과 페어링되어 진행 상황과 인지 통계를 추적할 수 있으며, 집중력, 동기 부여 및 명상을 정기적으로 수행하도록 도와준다.

비록 신경 과학의 기본 원리를 따르고 있어서 추천하지만, Muse가 유일하게 명상 센서를 제공하는 회사는 아니다. 다만 명상 센서는 기본적으로 200달러가량의 비싼 비용이 들 수 있다는 점도 고려하자.

브레인 리부트

3. 코치 또는 책임 파트너를 찾아라

연구에 따르면, 삶의 목표에 도달하기 위해 나만의 전문가를 고용하면 목표를 달성할 가능성을 65퍼센트까지 증가시킬 수 있다. 그리고 전문가와 정기적으로 만날 수 있다면, 당신의 성공 확률은 95퍼센트까지 올라간다.[20] 배우자, 친한 친구, 동료 또는 개인 트레이너, 영양사, 치료사처럼 훈련된 전문가, 또는 인지 코치 등이 조력 파트너가 될 수 있다. 조력 파트너와 함께하면 별도의 시간이나 노력이 필요하지 않다. 특정 목표 또는 목표 집합에 대한 추적 데이터를 공유하는 것은 전화 통화만큼이나 쉽다. 나의 클라이언트들이 건강 목표 달성에 성공하는 한 가지 이유는 바로 올바른 길을 찾는 데 나의 도움을 받기 때문이며 추가로 더 나은 두뇌로 나아가는 데 도움을 주고 격려해 주는 지속적인 코치와 치어리더가 있다고 느끼기 때문이다.

혈압을 추적해야 하는 이유

미국 질병통제예방센터에 따르면 약 1100만 명의 미국인이 자신도 모르는 고혈압을 앓고 있다.[21] 고혈압은 보통 급성 증상이 나타나지 않는데, 그런 이유로 고혈압을 '조용한 암살자'라고 부르는 것이다. 고혈압은 혈관에 가해지는 힘이 동맥을 손상시키고 혈액이 뇌로 가는 것을 막으면서 심장에 큰 부담을 줄 수 있다.

'SmartBP'나 'Cardio Journal'과 같은 무료 애플리케이션을 다운받아 혈압을 측정하고 의사에게 진찰받을지 여부를 알림으로 안내받아 혈압을 유지해 보자. 가격은 좀 비싸지만 훨씬 측정도가 정확한 암밴드나 시계와 같은 웨어러블 기기를 사용할 수도 있다. 나는 'Omron' 혈압 측정기를 이용하여 혈압과 심박수를 매일 측정한다. 이 장치는 결과를 비교할 수 있도록 이전 데이터도 저장한다. 건강하지 않은 혈압을 가지고 있거나 의심되면 주저 말고 의사를 찾아가자. 비슷하게, 만약 이미 고혈압을 가지고 있다면, 치료와 모니터링을 해 줄 수 있는 의사의 조언을 따르는 것이 제일 좋다.

4. 즐기자

체중을 5킬로그램 감량했거나 두 달간 한 번도 거르지 않고 명상을 했거나 술과 커피를 끊기에 성공했을 때, 한 달 동안 유기농 과일과 채소를 배달받거나 편안한 휴가를 떠나는 식으로 스스로에게 줄 수 있는 보상책을 마련해 보라. 가장 잘 즐길 수 있는 운동을 찾아 자신의 것으로 만들어라. 건강 목표를 함께 달성할 수 있는, 오랜 산책을 함께 즐길 만한, 그게 무엇이든 당신이 즐길 만한 것을 함께할 친구를 만들어라. 이 모든 것을 통해, 당신은 가장 현명하고 건강하고 행복한 사람이 되어 가는 과정에 있게 된다는 것을 기억하라. 매 순간이 축하받을 가치가 있다.

NFL 스토리

알츠하이머병에 걸린 미식축구 선수는 어떻게 다시 일어섰을까

6장에서 우리는 커피를 끊음으로써 뇌를 바꾼 62세의 전직 미네소타 바이킹스 선수 에드 화이트의 이야기를 살펴보았다. 하지만 내가 개인적으로 에드의 이야기를 좋아하는 이유는 따로 있다. 그가 최근 자신의 건강을 개선하고 불행한 상황을 긍정적인 것으로 바꿔 주는 습관을 추적할 방법을 만들어 내는 데 성공한 것이다.

2년 전 에드는 알츠하이머병 진단을 받았다. 알츠하이머병은 그의 인생을 바꿔 놓았지만 그가 세상을 대하는 태도는 바꾸지 못했다. 그는 이 병에 굴복하는 대신 미식축구장의 다른 위협에 맞선 것처럼 이 병에 맞서 싸우기로 결심했고, 우리가 함께했던 세션 동안 배운 고성능 건강 습관으로 돌아가기로 했다. 현재 그의 인지적 건강이 최적의 상태가 아닐 수는 있지만, 그는 여전히 그의 뇌를 가능한 최상으로 만들고 싶어 한다.

1년 전, 에드는 체중, 칼로리 섭취량, 수면, 걸음, 간헐적 단식 시간 등 다섯 가지 측정 기준을 추적하기 시작했고, 그 결과를 일기로 기록하기 시작했다. 매일을 마무리하면서, 그는 측정 기준에 따라 자신을 채점하고, 그가 목표를 달성했다고 느낄 때 자신에게 별을 준다. 물론 목표를 달성하지 못해도 사기가 꺾일 만한 벌점은 없다. 매 월말에 그는 별 다섯 개를 몇 번이나 얻었는지 계산한다. 그는 다음 달에 별 다섯 개를 유지하거나 더 뛰어난 성과를 내기 위해 노력한다.

에드는 자신에게 관대하게 별을 준다. 살이 빠지면 별을 주긴 하지만, 몸무게를 유지만 해도 별을 준다. 애플리케이션을 이용해 칼로리를 추적하고, 하루 최대치를 넘기지 않으면 별을 또 준다. 그는 저녁 식사부터 다음날 첫 식사 사이에 금식도 한다. (간헐적 단식은 100쪽에서 자세히 참고한다.) 총 열여섯 시간을 금식하면 자신에게 별을 준다. 그는 또한 잠을 추적하는 애플리케이션이 자신의 수면을 '좋음'으로 평가하면 또 별을 준다. 일일 걸음 수도 기록해서, 하루 목표가 1만 보이지만 5000보만 넘어도 별을 준다.

에드가 자신의 습관을 다시 추적하기 시작한 이후, 그는 약 35킬로그램을 감량했고, 수면을 개선하고, 관절 통증을 극복했으며, 정신적으로 경각심과 예민함을 증가시켰다. 며칠간이라도 기록을 하지 못하면, 과식, 나쁜 수면, 적은 운동량이 되풀이된다고 그는 내게 털어놓았다. 그러나 그는 자책하지 않고 실수를 인정하며 다시 제 궤도로 돌아간다. 중요한 건 그가 자신을 모니터링하는 것을 좋아한다는 점이다. 모니터링은 그가 스스로를 통제할 수 있도록 했고 마치 게임처럼 목표를 성취할 수 있도록 그를 변화시켰다.

에드는 최근 수분 보충, 영양 보조제, 매일 두뇌 게임을 하는 시간, 녹색 채소 주스 섭취량, 혈압 등 다섯 가지 측정 기준을 더 추적하기로 결정할 정도로 모니터링을 즐긴다. 그의 애플리케이션에 따르면, 그는 이제 충분한 물을 마실 때마다, 모든 영양 보조제를 복용할 때마다, 20분 동안 두뇌 게임을 하고, 야채 주스를 마시고, 혈압을 정상 범위로 유지할 때마다 자신에게 별을 준다. 에드가 이제 별 열 개를 기록하는 날도 있다는 것이다.

알츠하이머병 진단을 받았음에도 불구하고, 1년 후 그는 이전보다 더 강해지고, 더 예리해진 기분을 느꼈다고 내게 말한다.

Brain Tip　자기 모니터링은 동기 부여와 힘을 북돋워 준다. 자기 관리와 자기 연민의 한 형태로도 발전될 수 있다. 에드에게 모니터링은 매일 어제보다 더 나은 오늘을 만들어 준다.

새로운 시대에 맞이하는
새로운 뇌 건강

축하를 보낸다. 이제 브레인 리부트에 필요한 모든 것을 얻은 당신! 이 책에 요약된 다이어트, 운동, 수분 섭취, 영양 보조제 선택, 스트레스 조절, 낙관주의, 인지 훈련 등 모든 방법을 활용한다면 즉각적인 힘으로 가장 건강한 마음을 만들 수 있다.

　브레인 리부트의 다음 단계로 나아가고자 하는 분들을 위해, 여러분에게 탐구하도록 권장하고 싶은 몇 가지 다른 선택지가 있다. 결국, 기술은 인지 건강과 수행 분야에서 놀라운 업적을 이뤘고, 확실히 여러분의 뇌를 평가하고 치료하기 위해 개발되고 있는 새로운 방법들이 있기 때문이다.

　내가 나열한 선택지가 꼭 저렴하거나 쉽게 접근할 수 있는 것은 아니지만, 이미 논의한 모든 방법을 뛰어넘는 추가적인 방안이 필요하다고 느끼는 사람들에게 도움이 될 것이다.

가장 건강하고 강력한 뇌를 원한다면 당신이 추구해야 할 네 가지를 소개한다.

뉴로피드백: 두뇌의 네트워크 연결이 안정적이고 효율적일 때 인지 능력과 힘이 강화된다는 것을 고려하면, 뉴로피드백 neurofeedback은 뇌를 위한 가장 유망한 개입 기법이다. 심박수, 혈압, 근육 긴장 등과 같은 신체의 물리적 반응을 조절하는 데 사용되는 일반적인 치료법인 바이오피드백에 익숙하다면, 뉴로피드백이 어떻게 작동하는지 잘 알고 있는 것이다. 뉴로피드백은 뇌파검사를 사용하여 뇌 내부의 전기적 활동을 측정하는 단순한 뇌 생체 피드백이다. 두피에 전극 센서를 부착하여 뇌파 검사EEG를 통해 뇌파 활동을 실시간으로 컴퓨터에 전달한다. 그리고 임상의가 결과를 해석하여 다양한 방법으로 두뇌 활동을 위한 방법을 추천해 준다.

뉴로피드백은 신경 경로를 재연결하여 두뇌의 여러 영역들 사이의 의사소통을 증가시켜 정신을 더 효율적으로 만들고 인지 능력, 창의력을 향상시키며 지속적인 주의를 기울이는 데 도움을 주는 상당한 효과를 가지고 있다. 이 치료법은 기능 장애가 있는 뇌 부위를 대상으로 만성적인 통증, 우울증, 불안, 외상, 불면증, 두통 및 기타 인지 질환과 관련된 증상을 완화하기 위해 사용되어 왔다. 연구에 따르면 대부분의 뉴로피드백 프로토콜이 여

브레인 리부트

러 차례 세션을 필요로 하지만, 한 시간의 뉴로피드백 시술만으로도 인지 커뮤니케이션의 개선을 보기 시작하고 신경 경로를 강화할 수 있다.[1]

개인적으로, 나는 뉴로피드백으로 큰 성공을 거두었다. 내가 직접 사용하고 임상 연구에 적용하기도 했다. NFL 선수들과 함께, 우리는 머리 외상에 의해 손상된 뇌의 연결을 강화하기 위해 뉴로피드백을 사용했다. 우리는 또한 ADHD, 불안, 우울증, 불면증과 같은 개별적인 문제에 대한 치료법으로도 사용했다. 치료법은 약물을 사용하지 않고 부작용도 없으며, 가장 큰 장점은 문제에 단순한 반창고를 붙이는 것으로 끝나는 것이 아니라 뇌가 평생 더 효과적으로 기능하도록 재훈련한다는 점이다.

뉴로피드백 클리닉은 전국에서 쉽게 찾을 수 있다. 1차 진료 의사와 상의하여 권장 사항을 확인해 보자.

뇌 스캔을 꼭 해야 할까

이 책을 통해 뇌 스캔이 특정한 신경학적 문제를 가진 많은 사람들의 삶과 마음을 어떻게 변화시켰는지 익히 알아보았다. 하지만 이것이 뇌 스캔을 서둘러 받아 보아야 한다는 것을 의미하지는 않는다. 우선 오직 전문의만이 뇌 스캔을 찍을 수 있기 때문에 자신의 주치의나 1차 진료 의사와 상의해야 한다. 다양한 이미지 옵션이 있는데, 각각은 뇌에 대한 특정 목적에 따라 달라진다. 단일 광자 방사형 컴퓨터 단층 촬영SPECT을 포함하여 소량의 방사선에 노출되는 경우도 있는데, 하루 이틀이면 깨끗해진다. 그러나 소중한 장기를 방사능에 노출해야 하므로 주의를 해야 한다.

만약 뇌 스캔에 관심이 있고 신경학적 질환이 없다면, 전문의에게 뇌 속의 전기 활동을 추적할 수 있는 뇌파 전위 기록술 qEEG을 상담할 것을 추천한다. 비침습적이고 방사선을 사용하지 않지만 과도하거나 너무 약한 신호를 보이는 뇌 활동 등을 효과적으로 확인할 수 있다. 이를 통해 인지 기능을 최적화하고, 정신적, 기분 장애 등을 효과적으로 개선할 프로토콜을 추천받을 수도 있다. 1차 진료 의사에게 뇌파 전위 기록술을 받을 수 있는 곳에 대해 문의해 보자.

고압산소요법: 4장에서, 나는 운동이 뇌 순환을 증진시키는 가장 효과적인 방법이라고 했다. 하지만 이는 고압산소요법을 사용할 수 없을 때를 의미한다. 고압산소요법HBOT은 기압이 정상보다 세 배나 높은 작은 방에서 순수한 산소를 호흡할 수 있게 해 준다. 이러한 조건하에서, 폐는 더 많은 산소를 흡수하여 소중한 뇌로 혈액과 그것이 운반하는 산소와 영양분을 증가시킬 수 있다.

고압산소요법은 주로 뇌진탕, 심한 타격, 또는 다른 외상성 뇌 손상을 입은 사람들의 인지적 손상을 치료하기 위한 오프라벨(FDA의 승인 없이 처방되는 약품이나 시술 – 옮긴이)로 처방된다. 예를 들어, 우리는 NFL 선수들과 함께 연구를 하는 동안 고압산소요법을 사용했으며 뇌 순환을 놀랍도록 개선하고 SPECT 스캔에서 보이는 혈류 결손의 일부를 복원할 수 있었다. 연구는 또한 알츠하이머병과 다른 형태의 치매를 가진 사람들이 고압산소요법을 통해 인지력을 높이고 증상을 완화할 수 있다는 것을 보여 주었다.[2] 그러나 인지 손상이 없는 사람들에게 널리 처방되기 전에 더 많은 연구가 필요하다.

만약 고압 산소 요법에 관심이 있다면, 처방전을 쓸 수 있고 적절한 클리닉을 추천해 줄 수 있는 전문의와 꼭 상의해 봐야 한다. 이 요법이 모든 사람에게 적합한 것은 아니며, 사용하기 전에 그 위험성에 대해 의사와 상의해야 하는 약간의 번거로움도 있다. 또한 이 치료법은 지속적인 효과를 주기 위해 종종 여러 번의 치료를 필요로 하며 비용이 많이 들 수 있다는 것을 유념해야 한다.

부유 탱크: 나는 부유 탱크를 정말 좋아한다. 내 정신 회복을 위해 집에 하나 들이고 싶을 정도이다. 부유 탱크는 피부와 같은 온도의 소금물에 누워 주의를 분산시킬 빛이나 소음을 차단한 채 완전한 이완을 경험할 수 있게 한다. 연구에 따르면 부유 탱크는 뇌를 변화시키고, 스트레스, 불안, 우울증, 심지어 육체적 고통까지도 줄여 준다고 한다.[3] 또 혈압을 낮추고, 스트레스 호르

몬인 코르티솔을 생성하며[4] 스트레스 노출에 따른 저해 요소에 대항하는 힘을 길러 주기도 한다.[5] 시간이 지남에 따라 부유 요법은 불안감,[6] 중독 증세,[7] 결합조직염,[8] 기타 신경 인지 또는 신체 장애를 치료하는 것으로 나타났다.

나는 부유 요법이 궁극적인 자기 관리이며 개인의 스트레스를 완화할 수 있는 가장 좋은 방법이라고 생각한다. 가까운 곳에 있는 테라피 센터를 찾아보자. 많은 스파에서도 이런 치료를 제공한다. 개인 세션은 가격대가 다양하지만, 일부 클리닉은 할인된 가격으로 월 회원권을 제공한다.

최면 요법: 최면은 첨단 기술이 아니라 수 세기 동안 행해져 온 전통적인 기법이다. 그러나 이제 최면 요법이 스트레스를 낮추고, 부정적 생각을 제한하고, 인지 기능과 수행을 방해할 수 있는 트라우마를 치료하는 데 도움을 주는 놀랍도록 효과적인 방법이라는 것을 보여 주는 현대 연구들이 늘어나고 있다. 연구 결과에 따르면 최면은 집중력을 향상시키고[9] 불면증, 만성 통증, 긴장성 두통, 편두통, 과민성 대장 증후군, 중독, 공포증 등 다양한 증상을 치료할 수 있다. 나는 최면 요법이 니코틴 중독에서부터 음식에 대한 갈망에 이르는 다양한 문제들을 해결하는 데 도움을 주는 것을 보았고, 사람들의 두뇌가 더 낙관적이고 더 나은 건강과 치유를 위해 열려 있도록 재교육하는 것을 직접 목격했다.

심리학자, 의사, 또는 최면 요법 분야에서도 검증된 정신 건강 상담사를 찾아보자. 만약 당신이 불안, 스트레스, 중독, 갈망

브레인 리부트

과 같은 특정한 상태를 치료하고 있다면, 효과를 보기 위해 몇 번의 치료가 필요할 수 있다.

궁극적으로, 이 모든 것들은 당신의 브레인 리부트 탐구에 대한 추가 방안일 뿐이다. 가장 중요한 방법은 이미 우리가 갖고 있는 것들이다. 바로 스스로 건강을 통제할 수 있는 동기와 이에 바탕이 될 지식이다. 배운 것을 한 번에 다 적용할 필요는 없다. 바로 내가 스스로 개척한다는 점이 브레인 리부팅의 장점이기 때문이다. 무엇이 당신에게 가장 효과적인지, 혹은 당신의 인지 능력과 수행력을 스스로 즐기면서 개발할 수 있는 방법이 무엇인지를 찾는 등, 다양한 방식을 채택할 수 있다.

그리고 나의 뇌를 위해 내가 노력하는 사이, 뇌 건강을 증진시키기 위해 비슷한 노력을 하고 있는 수백만 명의 사람들이 있다는 것을 기억하자. 당신은 혼자가 아니다. 전 세계적으로 이미 많은 사람들이 우리의 놀라운 뇌를 위해 보호하고, 보존하고, 갈고 닦은 노하우를 전파하며 스스로 힘을 내려 노력하고 있다. 스스로 생각하고, 행동하고, 사랑하는 능력은 우리에게만 주어진 선물이다. 나에게 주어진 선물을 소중히 여기고, 다른 사람과도 나누자. 아마도 브레인 리부팅의 가장 좋은 방법은 마음을 열고, 사랑을 전파하고 주변의 다른 이들을 더 똑똑하고, 행복하고, 건강한 삶을 살 수 있도록 도와주는 일일 것이다.

포스트 코로나 시대의 행복

그 어느 때보다도 두뇌 건강은 요즘 시대 복지에 필수적이다. 코로나바이러스 발생으로 우리 모두가 신체뿐 아니라 심리적으로도 행복해져야 할 필요성을 배웠다. 코로나19의 유행이 전 세계 수백만의 사람들에게 전례 없는 수준의 공포, 불안, 스트레스를 가져다주었고 수천 명이 사랑하는 사람을 잃었으며, 모두들 각기 믿을 수 없는 정신적, 정서적 트라우마를 겪었다. 현재로서는 이번 발병이 우리의 행복과 심오한 정신에 어떤 심리적 타격을 줄지 파악할 수 없다.

하지만 이 책의 도움을 받아 여러분은 자신을 튼튼하게 만들고 치유할 수 있다. 몸, 마음, 정신 모두를 말이다. 이 책을 통해 배운 것을 무기로 전염병 대유행의 위협에 대항하여 더 강하고,

건강하고, 감정적으로도 더 빠른 회복을 거둘 수 있을 것이다. 중요한 점은 이 책은 코로나바이러스의 세상에서 우리 모두가 직면한 심리적 트라우마를 치료하기 위해 지금 당장 필요한 방법을 포함하고 있다는 점이다. 지금 인지 건강에 집중하면 미래의 트라우마를 견딜 수 있도록 당신의 심리적 회복력을 증가시킬 것이고, 신은 또 다른 발병이 우리 세상을 위협하는 것을 허락지 않을 것이다.

코로나바이러스로 인한 일상생활에서의 지장은 많은 이들에게 밝은 미래를 상상하기 어렵게 만들었지만, 나는 곧 건강하고 행복한 미래가 오리라 주장하고 싶다. 먹고, 몸을 움직이고, 뇌를 단련하고, 마음을 굳게 먹고, 관계에 참여하고, 주변 사람들과 소통하고, 정보를 소비하고, 자신을 돌보는 방법을 의식적으로 선택해 보자.

하지만 단순히 영양가가 높은 음식을 선택하고 운동을 더 많이 하는 것만이 정답은 아니다. 부정적인 생각과 두려움보다 긍정적인 생각과 사랑을 선택하면서 여러분의 마음을 어떻게 집중할지를 결정할 필요가 있다. 뇌 스캔을 통해 확인할 수 있었듯이, 비관주의와 증오보다 낙관주의와 사랑에 집중하는 사람들이 코로나19가 유행하는 사이에도 우리가 직면한 불안과 두려움을 견딜 수 있었다.

그렇다면 어떻게 낙관주의와 사랑을 선택할까? 7장과 8장은 많은 전략을 개략적으로 설명하고 있지만, 가장 좋은 방법은 간단히 말해서 자기 성찰의 시간을 갖고 감사를 표하며 친절한 행동을 실천하는 것이다. 이 세 가지가 여러분의 마음을 두려움과 걱정에서 기쁨과 차분함으로 바꿔 줄 것이다.

명상, 요가, 심호흡하기 중 어느 것을 선택하든, 자기 성찰의 시간을 갖는 것은 마음을 진정시키고, 두려움을 줄이고, 여러분의 삶과 여러분 주변의 세상에 대해 더 희망을 느끼게 할 것이다. 감사함을 표현하고 이 아름다운 지구에 살아 있음이 행운이라고 느끼며 여러분의 마음에 긍정을 불어넣고, 감정적인 회복력을 키워 심리적으로 행복해지자. 마지막으로 이웃에게 전하는 친절한 인사, 다른 사람의 문제에 연민을 갖고 경청하는 것, 할 수 있는 한 다른 사람들을 돕는 것 등 뇌의 보상 체계를 활성화시켜 더 큰 행복과 기쁨의 감정을 자극하고 느껴 보자.

두려움과 불안을 관리하는 데 도움이 되는 전략을 찾으면 뇌의 활동을 긍정적인 방향으로 바꿀 수 있다. 또 이런 방법을 통해 여러분 자신, 공동체, 심지어 인류 전체와의 더 깊고 의미 있는 연결을 거머쥘 수도 있다. 코로나바이러스의 위기 속 한 가지 축복이 있다면, 이 시기를 통해 우리가 사랑이라는 선물을 가꿀 수 있는 기회를 가지게 되었다는 것이다.

감사의 말

저는 1998년 UCLA 대학원 과정을 시작하면서 신경 과학과 뇌 공부에 매료되었습니다. 이러한 열정은 과학자로서의 제 경력에 의미 있는 방식으로 영향을 준 학계의 매우 특별한 사람들과 함께 시간을 보내며 기하급수적으로 성장했습니다. 저를 향한 변함없는 지지와 오랜 세월 나눠 주신 사려 깊고 성찰적인 대화에 영원히 감사하게 생각하겠습니다. 바니 슐링거Barney Schlinger 박사님은 제 첫 번째 멘토이십니다. 신경 내분비학 연구실에서 일할 기회를 넓혀 주셨어요. 젊은 과학자인 저를 믿어 주시고 학술지에 어울리는 과학적 글쓰기 기술을 훈련시켜 주셔서 감사합니다. 대학원에 다니며 두 분의 뛰어난 멘토에게 수학할 수 있어 매우 행운이었습니다. 각각 신경 생리학 및 유전학 전문가이신 펠릭스 슈바이저Felix Schweizer 박사님과 슈테판 펄스트Stefan Pulst 박사님은 신경 과학의 여러 분야에 걸쳐 제게 훈련과 실험실 기술을 키워 나갈 수 있도록 많은 도움을 주셨습니다. 또 훌륭한 동료들, 박사 후 과정 선생님들, 대학원생들, 그리고 실험실 조교분들, 사려 깊은 토론을 해 주신 모든 분들께 감사드립니다. UCLA와 시더스-시나이 메디컬 센터에서의 대학원 경험은 매우 보람찼습니다. 저의 기초 수준의 신경 과학 지식을 임상 수준으로 끌어올릴 수 있는 기회를 제공해 주신 친구이자 멘토인 대니얼 에이멘Daniel Amen 박사님께 존경과 감사를 표합니다. 함께 친분을 나누고 공감하는 신경 과학 정보 소통법을 가르쳐 주셔서 감사드립니다.

저는 또한 잭 펠드먼Jack Feldman 박사, 키스 블랙Keith Black 박사, 로버트 대처Robert Thatcher 박사, 윌리엄 모블리William Mobley 박사, 마크 고든Mark Gordon 박사, 발렌틴 러쉬티Valentin Rushty 박사를 포함하여 여러분의 지혜와 지식, 그리고 놀라운 지원에 대해 높이 평가하고 싶습니다.

이 책의 출간을 가능하게 하시어 제 삶에 기여해 주신 모든 분들께도 마음을 전합니다. 하퍼 콜린스HarperCollins 출판사의 놀라운 파트너분들, 창작 개발 부장님이자 상무님인 리사 샤키Lisa Sharkey, 감사합니다. 제가 어째서 이토록 열정적으로 두뇌 건강이 중요하다는 메시지를 전 세계에 퍼뜨리고 싶어 하는지 이해하고 공감해 주셨습니다. 그리고 편집자 애나 몬태규Anna Montague, 정말 믿을 수 없을 정도로 도움이 되었고 인내심이 넘쳤고 친절했습니다. 책 출판 과정 전반에 도움을 주신 메디 필라리Maddie Pillari, 모린 콜Maureen Cole, 케이틀린 해리Kaitlin Harri, 그리고 크리스티나 조엘Christina Joell을 포함한 나머지 모든 분들에게 감사합니다. 날카로운 지성과 재치를 가진 제 친구이자 공동 집필자 사라 톨랜드Sarah Toland에게도 특별한 감사를 드리고 싶습니다.

이 책을 쓸 수 있게 저를 지지해 주신 훌륭한 에이전트인 이노베이티브 아티스트Innovative Artists의 배벗 페리Babette Perry와 프로젝터 미디어Projector Media의 이언 클라이너트Ian Kleinert, 감사합니다. 저를 믿어 주셨어요. 그리고 가장 중요한 우리 가족, 베리 아이작슨Barry Isaacson, 빌과 패트리샤 세글스Bill and Patricia Cegles, 폴과 로즈 세글스Paul and Rose Cegles, 주디스 피어슨Judith Pearson, 서맨사와 토니 솔리민Samantha and Tony Solimine 그리고 밥과 수잔 피어슨Bob and Suzanne Pearson, 책 집필 내내 조건 없는 사랑을 주셨습니다.

헌신과 격려로 나를 북돋워 주고 하루하루를 축복으로 만들어 주는 마크, 내 인생의 사랑. 나를 믿어 주고 끝없는 힘과 응원의 원천이 되어 주어 고마워요. 그리고 우리의 삶에 위로와 사랑, 기쁨을 가져다주고 구조견에게 독특한 유대감을 가질 수 있다고 믿게 만들어 준 우리의 충실한 테디 루즈벨트 테리어, 오스카에게도 고맙다는 말을 덧붙입니다.

약어 용어집

ALA: 알파-리놀렌산. 견과류, 카놀라유, 아마씨 및 기타 식물성 식품에 들어 있는 필수 지방산 및 오메가-3 지방산의 일종.

ALC: 아세틸-L-카르니틴. 뇌세포가 에너지를 생산하도록 돕는 아미노산 카르니틴의 영양 보조제 형태.

BDNF: 뇌유래신경영양인자. 신경 생성을 자극하고 낙관적이고 기분 좋은 감정을 증가시키는 데 도움이 되는 단백질.

BMI: 체질량 지수. 키와 체중에서 도출하는 값으로, 최적의 건강을 위해 체중을 감량하거나 증가 또는 유지해야 하는지를 가늠하게 해 주는 지표.

BPA: 비스페놀A. 일부 플라스틱 및 기타 제품에서 발견되는 산업용 화학 물질로서 신체 및 인지 건강에 해로울 수 있음.

CBT: 인지행동치료. 인지, 정신 및 정서 건강에 해로울 수 있는 근본적인 사고와 행동 패턴을 해결하는 데 도움이 되는 심리 치료의 일종.

COQ10: 코엔자임Q10. 세포 손상을 보호하고 신진대사에 도움을 주는 영양 보조제로 자주 복용하는 항산화제.

CPAP: 지속양압호흡. 수면 무호흡증을 앓고 있는 환자를 치료하는 데 도움이 되는 치료의 한 형태.

CRP: C-반응성 단백질. 간에서 염증에 반응하여 생성되는 물질.

CTE: 만성 외상성 뇌병증. 반복적인 뇌 외상이 있는 사람들에게서 발견되는 진행성 퇴행성 뇌질환으로, 특히 미식축구 선수와 군인들에게서 두드러짐.

DHA: 도코사헥사엔산. 필수 지방산의 일종이자 주로 해산물, 고기 및 해조류와 같은 식물 기반 공급원에서 발견되는 두 가지 해양 오메가-3 지방산 중 하나.

DHEA: 디하이드로에피안드로스테론. 테스토스테론과 에스트로겐 생성을 돕는 스테로이드 호르몬.

EEG: 뇌파 검사. 방사선을 사용하지 않고 뇌 내부의 전기적 활동을 측정하는 비침습적 시술.

EFA: 필수 지방산. 신체 기능 및 인지 기능에 중요한 지방의 일종으로, 식이요법 또는 영양 보조제를 통한 섭취가 필요함.

EGCG: 에피갈로카테킨 갈레이트. 산화 스트레스로부터 세포를 보호하고 염증을 낮추는 데 도움을 주는 녹차에서 주로 발견되는 산화 방지제.

EMF: 전자기장. 휴대폰, 컴퓨터, 와이파이 네트워크 및 전자레인지와 같은 전기 장비 및 무선 전송 장치에서 방출되는 저준위 방사선을 포함하는 보이지 않는 에너지 영역.

EPA: 에이코사펜타에노엔산. 필수 지방산의 한 종류이자 해산물에서 주로 발견되는 두 가지 해양 오메가-3 지방산 중 하나.

GABA: 불안을 줄이고 졸음을 촉진하기 위해 종종 영양 보조제로 복용하는 자연 발생 아미노산 및 신경 전달 물질.

HBOT: 고압산소요법. 고압실에서 산소가 풍부한 공기를 호흡하여 폐가 더 많은 산소를 흡수할 수 있도록 하는 요법의 일종.

HDL: 고밀도 지질 단백질. 흔히 '좋은' 콜레스테롤이라고 불리는 HDL은 콜레스테롤을 간으로 운반하여 몸에서 제거될 수 있도록 도와줌.

HIIT: 고강도 인터벌 트레이닝. 지방 대사를 증가시키고 폐 및 심혈관 기능을 향상시키는 데 도움이 되는 운동으로, 강한 강도와 약한 강도를 교대로 수행하여 효과를 극대화시킨다.

IQ: 지능 지수. 심리학자들에 의해 만들어진 테스트로 일련의 인지적 테스트를 기반으로 학업 진척도를 평가.

LCTs: 긴 사슬 중성 지방. 버터, 식물성 기름, 고기 및 유제품과 같은 대부분의 지방 식품에서 발견되는 지방의 한 종류.

LDL: 저 밀도 지방 단백질. 흔히 '나쁜' 콜레스테롤이라고 불리며, 높은 수준의 LDL은 혈류에서 콜레스테롤을 증가시킴.

MCTs: 중간 사슬 중성 지방. 코코넛 및 팜 커널 오일에서 주로 발견되는 지방의 일종으로 긴 사슬 중성 지방보다 구조가 짧고 신체 내에서 대사되기 쉬움.

MIND: 마인드 다이어트. 신경 퇴행성 질환과 인지력 저하 위험을 줄이기 위해 러시대학교 메디컬 센터의 연구원들이 개발한 식단의 일종.

NAC: N-아세틸시스테인. 아미노산 영양 보조제이자 균형 잡힌 기분을 유지하는 데 도움을 줄 수 있는 강력한 항산화제.

NSAID: 비스테로이드성 소염제. 아스피린과 이부프로펜을 포함하는 약품 종류로 통증 완화를 위해 복용.

NVT: 시각 신경 훈련. 시뮬레이터, 컴퓨터 화면 및 가상 현실 헤드셋을 사용하여 눈의 움직임에 도전하고 전반적인 광학 기술을 향상시키는 일종의 인지 훈련.

PCB: 폴리염화비페닐. 물리적 및 인지적 건강에 유해한 산업용 화학 물질로, 해산물에서 종종 발견됨.

PS: 포스파티딜세린. 건강한 신경 기능을 담당하는 영양 보조제로 종종 섭취되는 지방 물질.

qEEG: 뇌파 전위 기록술. 뇌 지도 제작이라고도 알려진 뇌 분석 방법으로, 뇌 내부의 전기적 활동을 판단.

SPECT: 단일 광자 방사형 컴퓨터 단층 촬영. 의사가 뇌로 가는 혈류를 분석할 수 있는 기능성 핵 영상 기술.

TSH: 갑상샘 자극 호르몬. TSH 테스트를 통해 인체의 갑상샘이 얼마나 잘 기능하는지 알 수 있다.

1장 뇌는 결코 굳지 않는다

1 Bartucca J. The Most Complicated Object in the Universe. University of Connecticut. https://today.uconn.edu/2018/03/complicated-object-universe/. Published 2018.

2 Mayo Foundation for Medical Education and Research (MFMER). Stress Basics. https://www.mayoclinic.org/healthy-lifestyle/stress-management/basics/stress-basics/hlv-20049495. Published 2017. Accessed March 31, 2017.

3 Chetty S, Friedman AR, Taravosh-Lahn K, et al. Stress and Glucocorticoids Promote Oligodendrogenesis in the Adult Hippocampus. *Mol Psychiatry*. 2014;19(12):1275-83.

4 Thomson EM. Air Pollution, Stress, and Allostatic Load: Linking Systemic and Central Nervous System Impacts. *J Alzheimers Dis*. 2019;69(3):597-614.

5 National Institute of Environmental Health Sciences. Electric & Magnetic Fields. https://www.niehs.nih.gov/health/topics/agents/emf/index.cfm. Published 2018.

6 Kim JH, Lee JK, Kim HG, Kim KB, Kim HR. Possible Effects of Radiofrequency Electromagnetic Field Exposure on Central Nerve System. *Biomol Ther (Seoul)*. 2019;27(3):265-75.

7 Kim JH, Lee JK, Kim HG, Kim KB, Kim HR. Possible Effects of Radiofrequency Electromagnetic Field Exposure on Central Nerve System. *Biomol Ther (Seoul)*. 2019;27(3):265-75.

8   Bast T, Pezze M, McGarrity S. Cognitive deficits caused by prefrontal cortical and hippocampal neural disinhibition. *Br J Pharmacol.* 2017;174(19):3211 – 25.

9   Augusta Health. What Happens to Your Brain as You Age? https://www. augustahealth.com/health-focused/what-happens-to-your-brain-as-you-age. Published 2018.

10 Hartshorne JK, Germine LT. When Does Cognitive Functioning Peak? The Asynchronous Rise and Fall of Different Cognitive Abilities Across the Life Span. *Psychol Sci.* 2015;26(4):433 – 43.

11 Fortenbaugh FC, DeGutis J, Germine L, et al. Sustained Attention Across the Life Span in a Sample of 10,000: Dissociating Ability and Strategy. *Psychol Sci.* 2015;26(9):1497 – 1510.

12 Michel A. The Cognitive Upside of Aging. Association for Psychological Science. https://www.psychologicalscience.org/observer/the-cognitive-upside-of-aging. Published 2017. Accessed January 31, 2017.

13 Phillips M. The Mind at Midlife. American Psychological Association. https://www.apa.org/monitor/2011/04/mind-midlife. Published 2011. Accessed April 2011.

14 Michel A. The Cognitive Upside of Aging. Association for Psychological Science. https://www.psychologicalscience.org/observer/the-cognitive-upside-of-aging. Published 2017. Accessed January 31, 2017.

15 Taylor JL, Kennedy Q, Noda A, Yesavage JA. Pilot Age and Expertise Predict Flight Simulator Performance: A 3-Year Longitudinal Study. *Neurology.* 2007;68(9):648 – 54.

16 Blanchflower DG, Oswald AJ. Is Well-Being U-Shaped over the Life Cycle? *Soc Sci Med.* 2008;66(8):1733 – 49.

17 Williams LM, Brown KJ, Palmer D, et al. The Mellow Years?: Neural Basis of Improving Emotional Stability over Age. *J Neurosci.* 2006;26(24):6422 – 30.

18 Socci V, Tempesta D, Desideri G, De Gennaro L, Ferrara M. Enhancing Human Cognition with Cocoa Flavonoids. *Front Nutr.* 2017;4:19.

19 Brinol P, Petty RE, Wagner B. Body Posture Effects on Self-Evaluation: A Self-Validation Approach. *Eur J Social Psychology.* 2009;39(6):1053 – 64.

20 Sowndhararajan K, Kim S. Influence of Fragrances on Human Psychophysiological Activity: With Special Reference to Human Electroencephalographic Response. *Sci Pharm.* 2016;84(4):724 – 51.

2장 뇌에 대한 기본적인 사실들

1 Koch C. Does Brain Size Matter? *Scientific American Mind*. 2016(January-February): 22 – 25.

2 Amen D. *Unleash the Power of the Female Brain: Supercharging Yours for Better Health, Energy, Mood, Focus and Sex*. New York: Crown, 2013.

3 Ingalhalikar M, Smith A, Parker D, et al. Sex Differences in the Structural Connectome of the Human Brain. *Proc Natl Acad Sci U S A*. 2014;111(2):823 – 28.

4 Rippon G. *Gender and Our Brains: How New Neuroscience Explodes the Myths of the Male and Female Minds*. New York: Pantheon, 2019.

5 Ross V. Numbers: The Nervous System, From 268-Mph Signals to Trillions of Synapses. *Discover Magazine*. http://www.discovermagazine.com/health/numbers-the-nervous-system-from-268-mph-signals-to-trillions-of-synapses. Published 2011.

6 Stanford University. What Is Your Reaction Time? http://virtuallabs.stanford.edu/tech/images/ReactionTime.SU-Tech.pdf. Published 2007.

7 Stanford University. What Is Your Reaction Time? http://virtuallabs.stanford.edu/tech/images/ReactionTime.SU-Tech.pdf. Published 2007.

8 Stone M. Could You Charge an iPhone with the Electricity in Your Brain? Gizmodo. https://gizmodo.com/could-you-charge-an-iphone-with-the-electricity-in-your-1722569935. Published 2015.

9 Clinical Neurology Specialists. What Is the Memory Capacity of a Human Brain? https://www.cnsnevada.com/what-is-the-memory-capacity-of-a-human-brain/.

10 Reber P. What Is the Memory Capacity of the Human Brain? *Scientific American* 2010.

11 Valentine RC, Valentine DL. *Neurons and the DHA Principle*. Boca Raton, Fla.: CRC Press / Taylor & Francis Group, 2019.

12 Herculano-Houzel S. The Human Brain in Numbers: A Linearly Scaled-Up Primate Brain. *Front Hum Neurosci*. 2009;3:31.

13 Burgess L. Left Brain vs. Right Brain: Fact and Fiction. Medical News Today. https://www.medicalnewstoday.com/articles/321037. Published 2018.

14 Burgess L. Left Brain vs. Right Brain: Fact and Fiction. Medical News Today. https://www.medicalnewstoday.com/articles/321037. Published 2018.

15 Reeves AG, Swenson RS. *Disorders of the Nervous System: A Primer*. Online version published by Dartmouth Medical School. https://www.dartmouth. edu/~dons/part_1/chapter_2.html. Published 2008.

16 Uylings HB, Jacobsen AM, Zilles K, Amunts K. Left-Right Asymmetry in Volume and Number of Neurons in Adult Broca's Area. *Cortex*. 2006;42(4):652 – 58.

17 Burgess L. Left Brain vs. Right Brain: Fact and Fiction. Medical News Today. https://www.medicalnewstoday.com/articles/321037. Published 2018.

18 Lemon RN, Edgley SA. Life Without a Cerebellum. *Brain*. 2010;133(3): 652 – 54.

19 Hamilton DM. Calming Your Brain During Conflict. *Harvard Business Review*. https://hbr.org/2015/12/calming-your-brain-during-conflict. Published 2015.

20 Schultz DH, Balderston NL, Baskin-Sommers AR, Larson CL, Helmstetter FJ. Corrigendum: Psychopaths Show Enhanced Amygdala Activation During Fear Conditioning. *Front Psychol*. 2017;8:1457.

21 Sohn E. Decoding the Neuroscience of Consciousness. *Nature*. https:// www.nature.com/articles/d41586-019-02207-1. Published 2019.

22 Owen AM, Coleman MR, Boly M, Davis MH, Laureys S, Pickard JD. Detecting Awareness in the Vegetative State. *Science*. 2006;313(5792):1402.

23 Freud's Model of the Human Mind. Journal Psyche. http://journalpsyche. org/understanding-the-human-mind/.

24 Freud's Model of the Human Mind. Journal Psyche. http://journalpsyche. org/understanding-the-human-mind/.

25 Goriounova NA, Mansvelder HD. Genes, Cells and Brain Areas of Intelligence. *Front Hum Neurosci*. 2019;13:44.

26 Goriounova NA, Mansvelder HD. Genes, Cells and Brain Areas of Intelligence. *Front Hum Neurosci*. 2019;13:44.
Thomas MS. Do More Intelligent Brains Retain Heightened Plasticity for Longer in Development? A Computational Investigation. *Dev Cogn Neurosci*. 2016;19:258 – 69.

27 Stevens AP. Learning Rewires the Brain. Science News for Students. https://www.sciencenewsforstudents.org/article/learning-rewires- brain. Published 2014.

28 Small GW, Silverman DH, Siddarth P, et al. Effects of a 14-Day Healthy Longevity Lifestyle Program on Cognition and Brain Function. *Am J Geriatr Psychiatry*. 2006;14(6):538 – 45.

29　American Psychological Association. Believing You Can Get Smarter Makes You Smarter. Published 2003.

　　Aronson J, Fried CB, Good C. Reducing the Effects of Stereotype Threat on African American College Students by Shaping Theories of Intelligence. *J Exp Soc Psychol*. 2002;38(2):113–25.

30　Shenk D. The Truth About IQ. *The Atlantic*. https://www.theatlantic.com/national/archive/2009/07/the-truth-about-iq/22260/. Published 2009.

　　National Academies of Sciences and Medicine; Division of Behavioral and Social Sciences and Education; Board on Children, Youth, and Families; Committee on Supporting the Parents of Young Children. *Parenting Matters: Supporting Parents of Children Age 0–8*. Washington, D.C.: National Academies Press, 2016.

31　Whale Facts. Sperm Whale Brain and Intelligence. https://www.whalefacts.org/sperm-whale-brain/.

32　WebMD. How Your Brain Works: Myths and Facts. https://www.webmd.com/brain/rm-quiz-brain-works.

33　Muench K. Pain in the Brain. NeuWrite West. http://www.neuwritewest.org/blog/pain-in-the-brain. Published 2015.

34　Wake Forest Baptist Medical Center. Neuroscientists Explain How the Sensation of Brain Freeze Works. Science Daily. https://www.sciencedaily.com/releases/2013/05/130522095335.htm. Published 2013.

35　Nordqvist J. Why Does Ice Cream Cause Brain Freeze? Medical News Today. https://www.medicalnewstoday.com/articles/244458. Published 2017.

36　Richards BA, Frankland PW. The Persistence and Transience of Memory. *Neuron*. 2017;94(6):1071–84.

37　Riccelli R, Toschi N, Nigro S, Terracciano A, Passamonti L. Surface-Based Morphometry Reveals the Neuroanatomical Basis of the Five-Factor Model of Personality. *Soc Cogn Affect Neurosci*. 2017;12(4):671–84.

38　Riccelli R, Toschi N, Nigro S, Terracciano A, Passamonti L. Surface-Based Morphometry Reveals the Neuroanatomical Basis of the Five-Factor Model of Personality. *Soc Cogn Affect Neurosci*. 2017;12(4):671–84.

39　Alzheimer's Association. Alzheimer's and Dementia: Facts and Figures. https://www.alz.org/alzheimers-dementia/facts-figures.

40　TraumaticBrainInjury.com. Mild TBI Symptoms. https://www.traumaticbraininjury.com/mild-tbi-symptoms/. Published 2019.

41　Centers for Disease Control and Prevention. CDC Announces Updated Information to Help Physicians Recognize and Manage Concussions

Early. https://www.cdc.gov/media/pressrel/2007/r070607.htm. Published 2007.

42 National Institute of Mental Health. Major Depression. https://www.nimh. nih.gov/health/statistics/major-depression.shtml. Published 2019.

43 Brody DJ, Pratt LA, Hughes JP. Prevalence of Depression Among Adults Aged 20 and Over: United States, 2013 – 2016. NCHS Data Brief, no 303. National Center for Health Statistics. Centers for Disease Control and Prevention. https://www.cdc.gov/nchs/products/databriefs/db303.htm. Published 2018.

44 Benjamin EJ, Blaha MJ, Chiuve SE, et al. Heart Disease and Stroke Statistics—2017 Update: A Report from the American Heart Association. *Circulation.* 2017;135(10):e146 – e603.

3장   건강한 뇌를 만드는 식습관

1 Martinez Steele E, Popkin BM, Swinburn B, Monteiro CA. The Share of Ultra-Processed Foods and the Overall Nutritional Quality of Diets in the US: Evidence from a Nationally Representative Cross-Sectional Study. *Population Health Metrics* 2017;15(1):6.

2 Office of Disease Prevention and Health Promotion. 2015 – 2020 Dietary Guidelines for Americans—Cut
Down on Added Sugars. https://health.gov/sites/default/files/2019-10/ DGA_Cut-Down-On-Added-Sugars.pdf. Published 2016.

3 Srour B, Fezeu LK, Kesse-Guyot E, et al. Ultra-Processed Food Intake and Risk of Cardiovascular Disease: Prospective Cohort Study (NutriNet-Sante). *BMJ.* 2019;365:l1451.
Rico-Campa A, Martinez-Gonzalez MA, Alvarez-Alvarez I, et al. Association Between Consumption of Ultra-Processed Foods and All Cause Mortality: SUN Prospective Cohort Study. *BMJ.* 2019;365:l1949.

4 Chang CY, Ke DS, Chen JY. Essential Fatty Acids and Human Brain. *Acta Neurol Taiwan.* 2009;18(4):231 – 41.

5 National Institutes of Health. Office of Dietary Supplements. Omega-3 Fatty Acids. https://ods.od.nih.gov/factsheets/Omega3FattyAcids-HealthProfessional/. Published 2019.

6 Lloyd-Jones DM, Hong Y, Labarthe D, et al. Defining and Setting National Goals for Cardiovascular Health Promotion and Disease Reduction: the

American Heart Association's Strategic Impact Goal Through 2020 and Beyond. *Circulation.* 2010;121(4):586 – 613.

7 Chang CY, Ke DS, Chen JY. Essential Fatty Acids and Human Brain. *Acta Neurol Taiwan.* 2009;18(4):231 – 41.

Papanikolaou Y, Brooks J, Reider C, Fulgoni VL, 3rd. U.S. adults are not meeting recommended levels for fish and omega-3 fatty acid intake: results of an analysis using observational data from NHANES 2003 – 2008. *Nutr J.* 2014;13:31.

8 National Institutes of Health. Office of Dietary Supplements. Omega-3 Fatty Acids. https://ods.od.nih.gov/factsheets/Omega3FattyAcids-HealthProfessional/. Published 2019.

9 Okereke OI, Rosner BA, Kim DH, et al. Dietary Fat Types and 4-Year Cognitive Change in Community-Dwelling Older Women. *Ann Neurol.* 2012;72(1):124 – 34.

10 Dean W, English J. Medium Chain Triglycerides (MCTs): Beneficial Effects on Energy, Atherosclerosis and Aging. Nutrition Review. https://nutritionreview.org/2013/04/medium-chain-triglycerides-mcts/. Published 2013.

11 Dean W, English J. Medium Chain Triglycerides (MCTs): Beneficial Effects on Energy Atherosclerosis and Aging. Nutrition Review. https://nutritionreview.org/2013/04/medium-chain-triglycerides-mcts/. Published 2013.

12 Swaminathan A, Jicha GA. Nutrition and Prevention of Alzheimer's Dementia. *Front Aging Neurosci.* 2014;6:282.

Croteau E, Castellano CA, Richard MA, et al. Ketogenic Medium Chain Triglycerides Increase Brain Energy Metabolism in Alzheimer's Disease. *J Alzheimers Dis.* 2018;64(2):551 – 61.

13 Wengreen H, Munger RG, Cutler A, et al. Prospective Study of Dietary Approaches to Stop Hypertension-and Mediterranean-Style Dietary Patterns and Age-Related Cognitive Change: The Cache County Study on Memory, Health and Aging. *Am J Clin Nutr.* 2013;98(5):1263 – 71.

14 Ozawa M, Shipley M, Kivimaki M, Singh-Manoux A, Brunner EJ. Dietary Pattern, Inflammation and Cognitive Decline: The Whitehall II Prospective Cohort Study. *Clin Nutr.* 2017;36(2):506 – 12.

15 Burgess L. 12 Foods to Boost Brain Function. Medical News Today. https://www.medicalnewstoday.com/articles/324044. Published 2020.

16 Hwang SL, Shih PH, Yen GC. Neuroprotective Effects of Citrus Flavonoids. *J Agric Food Chem.* 2012;60(4):877 – 85.

17   Burgess L. 12 Foods to Boost Brain Function. Medical News Today. https://
www.medicalnewstoday.com/articles/324044. Published 2020.

18   Burgess L. 12 Foods to Boost Brain Function. Medical News Today. https://
www.medicalnewstoday.com/articles/324044. Published 2020.

19   Berk L, Lohman E, Bains G, et al. Nuts and Brain Health: Nuts Increase
EEG Power Spectral Density (μV&[sup2]) for Delta Frequency (1-3Hz)
and Gamma Frequency (31-40 Hz) Associated with Deep Meditation,
Empathy, Healing, as well as Neural Synchronization, Enhanced Cognitive
Processing, Recall, and Memory All Beneficial For Brain Health. *FASEB,*
2017.

20   Poulose SM, Miller MG, Shukitt-Hale B. Role of Walnuts in Maintaining
Brain Health with Age. *J Nutr.* 2014;144(4 Suppl):561S – 66S.

21   Medawar E, Huhn S, Villringer A, Veronica Witte A. The Effects of Plant-
Based Diets on the Body and the Brain: A Systematic Review. *Transl
Psychiatry.* 2019;9(1):226.

22   Medawar E, Huhn S, Villringer A, Veronica Witte A. The Effects of Plant-
Based Diets on the Body and the Brain: A Systematic Review. *Transl
Psychiatry.* 2019;9(1):226.

23   De la Monte SM, Tong M. Mechanisms of Nitrosamine-Mediated
Neurodegeneration: Potential Relevance to Sporadic Alzheimer's Disease.
J Alzheimers Dis. 2009;17(4):817 – 25.

24   Ward RJ, Zucca FA, Duyn JH, Crichton RR, Zecca L. The Role of Iron
in Brain Ageing and Neurodegenerative Disorders. *Lancet Neurol.*
2014;13(10):1045 – 60.

25   Romeu M, Aranda N, Giralt M, Ribot B, Nogues MR, Arija V. Diet,
Iron Biomarkers and Oxidative Stress in a Representative Sample of
Mediterranean Population. *Nutr J.* 2013;12:102.

26   Freeman LR, Haley-Zitlin V, Rosenberger DS, Granholm AC. Damaging
Effects of a High-Fat Diet to the Brain and Cognition: A Review of
Proposed Mechanisms. *Nutr Neurosci.* 2014;17(6):241 – 51.

27   Getaneh G, Mebrat A, Wubie A, Kendie H. Review on Goat Milk
Composition and Its Nutritive Value. *Journal of Nutrition and Health Sciences.*
2016;3(4):1 – 10.

28   Medawar E, Huhn S, Villringer A, Veronica Witte A. The Effects of Plant-
Based
Diets on the Body and the Brain: A Systematic Review. *Transl Psychiatry.*
2019;9(1):226.

29   Harvard T.H. Chan School of Public Health. Straight Talk About Soy.

https://www.hsph.harvard.edu/nutritionsource/soy/.

30 Oldways Whole Grains Council. Whole Grain Protein Power! https://
wholegrainscouncil.org/blog/2014/02/whole-grain-protein-power.
Published 2014.

31 Mayer EA, Tillisch K, Gupta A. Gut/Brain Axis and the Microbiota. *J Clin Invest.* 2015;125(3):926-38.
Clapp M, Aurora N, Herrera L, Bhatia M, Wilen E, Wakefield S. Gut Microbiota's Effect on Mental Health: The Gut-Brain Axis. *Clin Pract.* 2017;7(4):987.

32 Medawar E, Huhn S, Villringer A, Veronica Witte A. The Effects of Plant-Based Diets on the Body and the Brain: A Systematic Review. *Transl Psychiatry.* 2019;9(1):226.

33 Moore J, Fung J. *The Complete Guide to Fasting: Heal Your Body Through Intermittent, Alternate-Day, and Extended Fasting.* Las Vegas, Nev.: Victory Belt Publishing, 2016.
Anton SD, Moehl K, Donahoo WT, et al. Flipping the Metabolic Switch: Understanding and Applying the Health Benefits of Fasting. *Obesity (Silver Spring).* 2018;26(2):254-68.

34 Li L, Wang Z, Zuo Z. Chronic Intermittent Fasting Improves Cognitive Functions and Brain Structures in Mice. *PLoS One.* 2013;8(6):e66069.

35 Morris MC, Tangney CC, Wang Y, Sacks FM, Bennett DA, Aggarwal NT. MIND Diet Associated with Reduced Incidence of Alzheimer's Disease. *Alzheimers Dement.* 2015;11(9):1007-14.

4장 똑똑하게 건강해지는 운동법

1 Zhang R, Parker R, Zhu YS, et al. Aerobic Exercise Training Increases Brain Perfusion in Elderly Women. *FASEB.* 2011;25(1 Suppl).

2 Alfini AJ, Weiss LR, Leitner BP, Smith TJ, Hagberg JM, Smith JC. Hippocampal and Cerebral Blood Flow After Exercise Cessation in Master Athletes. *Front Aging Neurosci.* 2016;8:184.

3 Cohen DL, Wintering N, Tolles V, et al. Cerebral Blood Flow Effects of Yoga Training: Preliminary Evaluation of 4 Cases. *J Altern Complement Med.* 2009;15(1):9-14.

4 Experimental Biology. How walking benefits the brain: Researchers Show That Foot's Impact Helps Control, Increase the Amount of Blood

Sent to the Brain. Science Daily. https://www.sciencedaily.com/ releases/2017/04/170424141340.htm. Published 2017.

5   Eriksson PS, Perfilieva E, Bjork-Eriksson T, et al. Neurogenesis in the Adult Human Hippocampus. *Nat Med.* 1998;4(11):1313 – 17.

6   Van Praag H, Christie BR, Sejnowski TJ, Gage FH. Running Enhances Neurogenesis, Learning, and Long-Term Potentiation in Mice. *Proc Natl Acad Sci U.S.A.* 1999;96(23):13427 – 31.

7   Nokia MS, Lensu S, Ahtiainen JP, et al. Physical Exercise Increases Adult Hippocampal Neurogenesis in Male Rats Provided It Is Aerobic and Sustained. *J Physiol.* 2016;594(7):1855 – 73.
     Harvard Health Publishing. Can You Grow New Brain Cells? https://www. health.harvard.edu/mind-and-mood/can-you-grow-new-brain-cells. Published 2016.

8   Leiter O, Seidemann S, Overall RW, et al. Exercise-Induced Activated Platelets Increase Adult Hippocampal Precursor Proliferation and Promote Neuronal Differentiation. *Stem Cell Reports.* 2019;12(4):667 – 79.

9   Nokia MS, Lensu S, Ahtiainen JP, et al. Physical Exercise Increases Adult Hippocampal Neurogenesis in Male Rats Provided It Is Aerobic and Sustained. *J Physiol.* 2016;594(7):1855 – 73.

10   Hoang TD, Reis J, Zhu N, et al. Effect of Early Adult Patterns of Physical Activity and Television Viewing on Midlife Cognitive Function. *JAMA Psychiatry.* 2016;73(1):73 – 79.

11   Firth J, Stubbs B, Vancampfort D, et al. Effect of Aerobic Exercise on Hippocampal Volume in Humans: A Systematic Review and Meta-analysis. *Neuroimage.* 2018;166:230 – 38.

12   Rush University Medical Center. Everyday Activities Associated with More Gray Matter in Brains of Older Adults: Study Measured Amount of Life-style Physical Activity Such as House Work, Dog Walking and Gardening. Science Daily. https://www.sciencedaily.com/ releases/2018/02/180214093828.htm. Published 2018.

13   Burzynska AZ, Chaddock-Heyman L, Voss MW, et al. Physical Activity and Cardiorespiratory Fitness Are Beneficial for White Matter in Low-Fit Older Adults. *PLoS One.* 2014;9(9):e107413.

14   Gothe NP, Khan I, Hayes J, Erlenbach E, Damoiseaux JS. Yoga Effects on Brain Health: A Systematic Review of the Current Literature. *Brain Plast.* 2019;5(1):105 – 22.

15   Godman H. Regular Exercise Changes the Brain to Improve Memory, Thinking Skills. Harvard Health Publishing. https://www.health.harvard.

브레인 리부트

edu/blog/regular-exercise-changes-brain-improve-memory-thinking-skills-201404097110. Published 2018.

16   Raichlen DA, Bharadwaj PK, Fitzhugh MC, et al. Differences in Resting State Functional Connectivity Between Young Adult Endurance Athletes and Healthy Controls. *Front Hum Neurosci.* 2016;10:610.

17   Chen C, Nakagawa S, An Y, Ito K, Kitaichi Y, Kusumi I. The Exercise-Glucocorticoid Paradox: How Exercise Is Beneficial to Cognition, Mood, and the Brain While Increasing Glucocorticoid Levels. *Front Neuroendocrinol.* 2017;44:83–102.

18   Greenwood BN, Kennedy S, Smith TP, Campeau S, Day HE, Fleshner M. Voluntary Freewheel Running Selectively Modulates Catecholamine Content in Peripheral Tissue and c-Fos Expression in the Central Sympathetic Circuit Following Exposure to Uncontrollable Stress in Rats. *Neuroscience.* 2003;120(1):269–81.

19   Mischel NA, Llewellyn-Smith IJ, Mueller PJ. Physical (In)Activity-Dependent Structural Plasticity in Bulbospinal Catecholaminergic Neurons of Rat Rostral Ventrolateral Medulla. *J Comp Neurol.* 2014;522(3):499–513.

20   Yorks DM, Frothingham CA, Schuenke MD. Effects of Group Fitness Classes on Stress and Quality of Life of Medical Students. *J Am Osteopath Assoc.* 2017;117(11):e17–e25.

21   Van Den Berg AE, Custers MH. Gardening Promotes Neuroendocrine and Affective Restoration from Stress. *J Health Psychol.* 2011;16(1):3–11.

22   Harvard Health Publishing. Exercise Is an All-Natural Treatment to Fight Depression. https://www.health.harvard.edu/mind-and-mood/exercise-is-an-all-natural-treatment-to-fight-depression. Published 2013.
      Blumenthal JA, Smith PJ, Hoffman BM. Is Exercise a Viable Treatment for Depression? *ACSMs Health Fit J.* 2012;16(4):14–21.

23   Castren E, Kojima M. Brain-Derived Neurotrophic Factor in Mood Disorders and Antidepressant Treatments. *Neurobiol Dis.* 2017;97(Pt B):119–26.

24   Weir K. The Exercise Effect. American Psychological Association. https://www.apa.org/monitor/2011/12/exercise. Published 2011.

25   Weir K. The Exercise Effect. American Psychological Association. https://www.apa.org/monitor/2011/12/exercise. Published 2011.

26   Barton J, Pretty J. What Is the Best Dose of Nature and Green Exercise for Improving Mental Health? A Multi-study Analysis. *Environ Sci Technol.*

2010;44(10):3947-55.

27 Bratman GN, Hamilton JP, Hahn KS, Daily GC, Gross JJ. Nature Experience Reduces Rumination and Subgenual Prefrontal Cortex Activation. *Proc Natl Acad Sci U.S.A.* 2015;112(28): 8567-72.

28 Dolezal BA, Neufeld EV, Boland DM, Martin JL, Cooper CB. Interrelationship Between Sleep and Exercise: A Systematic Review. *Adv Prev Med.* 2017;2017:1364387.

29 National Sleep Foundation. How Exercise Affects Sleep. Sleep.org. https://www.sleep.org/articles/exercise-affects-sleep/. Published 2020.

30 Bankar MA, Chaudhari SK, Chaudhari KD. Impact of Long Term Yoga Practice on Sleep Quality and Quality of Life in the Elderly. *J Ayurveda Integr Med.* 2013;4(1):28-32.

31 Johns Hopkins Medicine. Exercising for Better Sleep. https://www.hopkinsmedicine.org/health/wellness-and-prevention/exercising-for-better-sleep.

32 Mead MN. Benefits of Sunlight: A Bright Spot for Human Health. *Environ Health Perspect.* 2008;116(4):A160-A167.

33 Erion JR, Wosiski-Kuhn M, Dey A, et al. Obesity Elicits Interleukin 1-Mediated Deficits in Hippocampal Synaptic Plasticity. *J Neurosci.* 2014;34(7):2618-31.
Rhea EM, Salameh TS, Logsdon AF, Hanson AJ, Erickson MA, Banks WA. Blood-Brain Barriers in Obesity. *AAPS J.* 2017;19(4):921-30.

34 Rhea EM, Salameh TS, Logsdon AF, Hanson AJ, Erickson MA, Banks WA. Blood-Brain Barriers in Obesity. *AAPS J.* 2017;19(4):921-30.

35 Willeumier KC, Taylor DV, Amen DG. Elevated BMI is Associated with Decreased Blood Flow in the Prefrontal Cortex Using SPECT Imaging in Healthy Adults. *Obesity (Silver Spring).* 2011;19(5):1095-97.

36 Willeumier K, Taylor DV, Amen DG. Elevated Body Mass in National Football League Players Linked to Cognitive Impairment and Decreased Prefrontal Cortex and Temporal Pole Activity. *Transl Psychiatry.* 2012;2(1):e68.

37 Erion JR, Wosiski-Kuhn M, Dey A, et al. Obesity Elicits Interleukin 1-Mediated Deficits in Hippocampal Synaptic Plasticity. *J Neurosci.* 2014;34(7):2618-31.

38 Kullmann S, Wagner L, Veit R, et al. Exercise Improves Brain Insulin Action and Executive Function in Adults with Overweight and Obesity. Paper presented at: Society for the Study of Ingestive Behavior 27th Annual

Meeting, 2019; Utrecht, Netherlands.

39   Charvat M. Why Exercise Is Good for Your Brain. *Psychology Today.* https://
www.psychologytoday.com/us/blog/the-fifth-vital-sign/201901/why-
exercise-is-good-your-brain. Published 2019.

40   Lin WY, Chan CC, Liu YL, Yang AC, Tsai SJ, Kuo PH. Performing Different
Kinds of Physical Exercise Differentially Attenuates the Genetic Effects
on Obesity Measures: Evidence from 18,424 Taiwan Biobank Participants.
PLoS Genet. 2019;15(8):e1008277.

41   Viana RB, Naves JPA, Coswig VS, et al. Is Interval Training the Magic
Bullet for Fat Loss? A Systematic Review and Meta-analysis Comparing
Moderate-Intensity Continuous Training with High-Intensity Interval
Training (HIIT). *Br J Sports Med.* 2019;53(10):655 – 64.

42   Shah C, Beall EB, Frankemolle AM, et.al. Exercise Therapy for Parkinson's
Disease: Pedaling Rate Is Related to Changes in Motor Connectivity. *Brain
Connect.* 2016; 6(1):25 – 36.

43   Tarumi T, Rossetti H, Thomas BP, et al. Exercise Training in Amnestic
Mild Cognitive Impairment: A One-Year Randomized Controlled Trial. *J
Alzheimers Dis.* 2019;71(2):421 – 33.

5장   영양 보조제에 대한 모든 것

1   Amen DG, Wu JC, Taylor D, Willeumier K. Reversing Brain Damage
in Former NFL Players: Implications for Traumatic Brain Injury and
Substance Abuse Rehabilitation. *J Psychoactive Drugs.* 2011;43(1):1 – 5.

2   Amen DG, Taylor DV, Ojala K, Kaur J, Willeumier K. Effects of Brain-
Directed Nutrients on Cerebral Blood Flow and Neuropsychological
Testing: A Randomized, Double-Blind, Placebo-Controlled, Crossover
Trial. *Adv Mind Body Med.* 2013;27(2):24 – 33.

3   *The Power of Seafood 2019: An In-Depth Look at Seafood Through the Shoppers'
Eyes.* Arlington, Va.: Food Marketing Institute, 2019.

4   Lee HK, Kim SY, Sok SR. Effects of Multivitamin Supplements on Cognitive
Function, Serum Homocysteine Level, and Depression of Korean Older
Adults with Mild Cognitive Impairment in Care Facilities. *J Nurs Scholarsh.*
2016;48(3):223 – 31.

5   Fulgoni VL 3rd, Keast DR, Bailey RL, Dwyer J. Foods, Fortificants, and
Supplements: Where Do Americans Get Their Nutrients? *J Nutr.*

2011;141(10):1847–54.

Drake VJ. Micronutrient Inadequacies in the US Population: An Overview. Linus Pauling Institute. Oregon State University. Published 2017.

6 Akbari E, Asemi Z, Daneshvar Kakhaki R, et al. Effect of Probiotic Supplementation on Cognitive Function and Metabolic Status in Alzheimer's Disease: A Randomized, Double-Blind and Controlled Trial. *Front Aging Neurosci*. 2016;8:256.

7 Anjum I, Jaffery SS, Fayyaz M, Samoo Z, Anjum S. The Role of Vitamin D in Brain Health: A Mini Literature Review. *Cureus*. 2018;10(7):e2960.

8 Banerjee A, Khemka VK, Ganguly A, Roy D, Ganguly U, Chakrabarti S. Vitamin D and Alzheimer's Disease: Neurocognition to Therapeutics. *Int J Alzheimers Dis*. 2015;2015:192747.

9 National Institutes of Health. Office of Dietary Supplements. Vitamin D Fact Sheet for Health Professionals. https://ods.od.nih.gov/factsheets/VitaminD-HealthProfessional/. Published 2019.

10 Nuttall JR, Oteiza PI. Zinc and the Aging Brain. *Genes Nutr*. 2014;9(1):379. Prasad AS. Discovery of Human Zinc Deficiency: Its Impact on Human Health and Disease. *Adv Nutr*. 2013;4(2):176–90.

11 Solovyev ND. Importance of Selenium and Selenoprotein for Brain Function: From Antioxidant Protection to Neuronal Signalling. *J Inorg Biochem*. 2015;153:1–12.

12 Alizadeh M, Kheirouri S. Curcumin Reduces Malondialdehyde and Improves Antioxidants in Humans with Diseased Conditions: A Comprehensive Meta-analysis of Randomized Controlled Trials. *Biomedicine (Taipei)*. 2019;9(4):23.

13 Aggarwal BB, Harikumar KB. Potential Therapeutic Effects of Curcumin, the Anti-inflammatory Agent, Against Neurodegenerative, Cardiovascular, Pulmonary, Metabolic, Autoimmune and Neoplastic Diseases. *Int J Biochem Cell Biol*. 2009;41(1):40–59.

14 Wang R, Li YH, Xu Y, et al. Curcumin Produces Neuroprotective Effects via Activating Brain-Derived Neurotrophic Factor/TrkB-Dependent MAPK and PI-3K Cascades in Rodent Cortical Neurons. *Prog Neuropsychopharmacol Biol Psychiatry*. 2010;34(1):147–53.

15 Small GW, Siddarth P, Li Z, et al. Memory and Brain Amyloid and Tau Effects of a Bioavailable Form of Curcumin in Non-Demented Adults: A Double-Blind, Placebo-Controlled 18-Month Trial. *Am J Geriatr Psychiatry*. 2018;26(3):266–77.

16 Hewlings SJ, Kalman DS. Curcumin: A Review of Its Effects on Human Health. *Foods*. 2017;6(10).

17 Tayyem RF, Heath DD, Al-Delaimy WK, Rock CL. Curcumin Content of Turmeric and Curry Powders. *Nutr Cancer*. 2006;55(2):126 – 31.

18 Higdon J, Drake VJ, Delage B. Curcumin. Linus Pauling Institute. Oregon State University. https://lpi.oregonstate.edu/mic/dietary-factors/phytochemicals/curcumin. Published 2016.

19 Reynolds EH. Folic Acid, Ageing, Depression, and Dementia. *BMJ*. 2002;324(7352):1512 – 15.

20 Vogiatzoglou A, Refsum H, Johnston C, et al. Vitamin B12 Status and Rate of Brain Volume Loss in Community-Dwelling Elderly. *Neurology*. 2008;71(11):826 – 32.

Moore E, Mander A, Ames D, Carne R, Sanders K, Watters D. Cognitive Impairment and Vitamin B12: A Review. *Int Psychogeriatr*. 2012;24(4):541 – 56.

21 Penninx BW, Guralnik JM, Ferrucci L, Fried LP, Allen RH, Stabler SP. Vitamin B(12) Deficiency and Depression in Physically Disabled Older Women: Epidemiologic Evidence from the Women's Health and Aging Study. *Am J Psychiatry*. 2000;157(5):715 – 21.

22 Moore E, Mander A, Ames D, Carne R, Sanders K, Watters D. Cognitive Impairment and Vitamin B12: A Review. *Int Psychogeriatr*. 2012;24(4):541 – 56.

23 Paul C, Brady DM. Comparative Bioavailability and Utilization of Particular Forms of B12 Supplements With Potential to Mitigate B12-Related Genetic Polymorphisms. *Integr Med (Encinitas)*. 2017;16(1):42 – 49.

24 Kim MK, Sasazuki S, Sasaki S, Okubo S, Hayashi M, Tsugane S. Effect of Five-Year Supplementation of Vitamin C on Serum Vitamin C Concentration and Consumption of Vegetables and Fruits in Middle-Aged Japanese: A Randomized Controlled Trial. *J Am Coll Nutr*. 2003;22(3):208 – 16.

25 Paleologos M, Cumming RG, Lazarus R. Cohort Study of Vitamin C Intake and Cognitive Impairment. *Am J Epidemiol*. 1998;148(1):45 – 50.

26 Michels A. Questions About Vitamin C. Linus Pauling Institute. Oregon State University. http://blogs.oregonstate.edu/linuspaulinginstitute/2015/05/28/questions-about-vitamin-c/. Published 2015.

27 Slutsky I, Abumaria N, Wu LJ, et al. Enhancement of Learning and Memory by Elevating Brain Magnesium. *Neuron*. 2010;65(2):165 – 77.

28 Hoane MR. The role of magnesium therapy in learning and memory. In:

Vink R, Nechifor M, eds. *Magnesium in the Central Nervous System*. Adelaide, Australia: University of Adelaide Press, 2011.

29 Walker AF, Marakis G, Christie S, Byng M. Mg Citrate Found More Bioavailable Than Other Mg Preparations in a Randomised, Double-Blind Study. *Magnes Res*. 2003;16(3):183 – 91.

30 Monsef A, Shahidi S, Komaki A. Influence of Chronic Coenzyme Q10 Supplementation on Cognitive Function, Learning, and Memory in Healthy and Diabetic Middle-Aged Rats. *Neuropsychobiology*. 2019;77(2):92 – 100.

31 Stough C, Nankivell M, Camfield DA, et al. CoQ10 and Cognition: A Review and Study Protocol for a 90-Day Randomized Controlled Trial Investigating the Cognitive Effects of Ubiquinol in the Healthy Elderly. *Front Aging Neurosci*. 2019;11:103.

32 Ochiai A, Itagaki S, Kurokawa T, Kobayashi M, Hirano T, Iseki K. Improvement in Intestinal Coenzyme Q10 Absorption by Food Intake. *Yakugaku Zasshi*. 2007;127(8):1251 – 54.

33 Glade MJ, Smith K. Phosphatidylserine and the Human Brain. *Nutrition*. 2015;31(6):781 – 86.

34 Glade MJ, Smith K. Phosphatidylserine and the Human Brain. *Nutrition*. 2015;31(6):781 – 86.

35 Amaducci L. Phosphatidylserine in the Treatment of Alzheimer's Disease: Results of a Multicenter Study. *Psychopharmacol Bull*. 1988;24(1):130 – 34.
Crook T, Petrie W, Wells C, Massari DC. Effects of Phosphatidylserine in Alzheimer's Disease. *Psychopharmacol Bull*. 1992;28(1):61 – 66.

36 Benton D, Donohoe RT, Sillance B, Nabb S. The Influence of Phosphatidylserine Supplementation on Mood and Heart Rate When Faced with an Acute Stressor. *Nutr Neurosci*. 2001;4(3):169 – 78.

37 Hirayama S, Terasawa K, Rabeler R, et al. The Effect of Phosphatidylserine Administration on Memory and Symptoms of Attention-Deficit Hyperactivity Disorder: A Randomised, Double-Blind, Placebo-Controlled Clinical Trial. *J Hum Nutr Diet*. 2014;27 Suppl 2:284 – 91.

38 Purves D, Augustine GJ, Fitzpatrick D, et al. *Neuroscience. 2nd Edition*. Sunderland, Mass.: Sinauer Associates, 2001.

39 Wiklund O, Fager G, Andersson A, Lundstam U, Masson P, Hultberg B. N-acetylcysteine Treatment Lowers Plasma Homocysteine but Not Serum Lipoprotein(a) Levels. *Atherosclerosis*. 1996;119(1):99 – 106.

40 Lake J. Acetyl-l-carnitine: Important for Mental Health. Psychology Today. https://www.psychologytoday.com/us/blog/integrative-mental-health-care/201710/acetyl-l-carnitine-important-mental-health.

Published 2017.

41 Smeland OB, Meisingset TW, Borges K, Sonnewald U. Chronic Acetyl-L-carnitine Alters Brain Energy Metabolism and Increases Noradrenaline and Serotonin Content in Healthy Mice. *Neurochem Int.* 2012;61(1):100 – 107.

42 Morgan AJ, Jorm AF. Self-Help Interventions for Depressive Disorders and Depressive Symptoms: A Systematic Review. *Ann Gen Psychiatry.* 2008;7:13.

43 Qian ZM, Ke Y. Huperzine A: Is It an Effective Disease-Modifying Drug for Alzheimer's Disease? *Front Aging Neurosci.* 2014;6:216.

44 *Chemical Information Review Document for Vinpocetine.* National Toxicology Program. National Institute of Environmental Health Sciences. 2013.

45 Valikovics A. Investigation of the Effect of Vinpocetine on Cerebral Blood Flow and Cognitive Functions. *Ideggyogy Sz.* 2007;60(7-8):301 – 10 *(Hungarian).*

46 Sierpina VS, Wollschlaeger B, Blumenthal M. Ginkgo Biloba. *Am Fam Physician.* 2003;68(5):923 – 26.

47 Sierpina VS, Wollschlaeger B, Blumenthal M. Ginkgo Biloba. *Am Fam Physician.* 2003;68(5):923 – 26.
    Birks J, Grimley EV, Van Dongen M. Ginkgo biloba for cognitive impairment and dementia. *Cochrane Database Syst Rev.* 2002(4):CD003120.

48 Sierpina VS, Wollschlaeger B, Blumenthal M. Ginkgo Biloba. *Am Fam Physician.* 2003;68(5):923 – 26.

49 Molz P, Schroder N. Potential Therapeutic Effects of Lipoic Acid on Memory Deficits Related to Aging and Neurodegeneration. *Front Pharmacol.* 2017;8:849.

6장   뇌 건강을 위한 수분 공략법

1 Ericson J. 75% of Americans May Suffer from Chronic Dehydration, According to Doctors. Medical Daily. Published 2013.

2 Lieberman HR. Hydration and Cognition: A Critical Review and Recommendations for Future Research. *J Am Coll Nutr.* 2007;26(5 Suppl): 555S – 561S.

3 Riebl SK, Davy BM. The Hydration Equation: Update on Water Balance and Cognitive Performance. *ACSMs Health Fit J.* 2013;17(6):21 – 28.

4   Wittbrodt MT, Millard-Stafford M. Dehydration Impairs Cognitive Performance: A Meta-analysis. *Med Sci Sports Exerc.* 2018;50(11):2360 – 68.

5   Pross N, Demazieres A, Girard N, et al. Influence of Progressive Fluid Restriction on Mood and Physiological Markers of Dehydration in Women. *Br J Nutr.* 2013;109(2):313 – 21.

6   Kempton MJ, Ettinger U, Foster R, et al. Dehydration Affects Brain Structure and Function in Healthy Adolescents. *Hum Brain Mapp.* 2011;32(1):71 – 79.

7   Danone Nutricia Research. Hydration, Mood State and Cognitive Function. Hydration for Health. Published 2018.

8   Boschmann M, Steiniger J, Hille U, et al. Water-Induced Thermogenesis. *J Clin Endocrinol Metab.* 2003;88(12):6015 – 19.

9   Freeman S. How Water Works: Human Water Consumption. How Stuff Works. https://science.howstuffworks.com/environmental/earth/ geophysics/h2o3.htm.

10 Pross N. Effects of Dehydration on Brain Functioning: A Life-Span Perspective. *Ann Nutr Metab.* 2017;70 Suppl 1:30 – 36.

11 Institute of Medicine. *Dietary Reference Intakes for Water, Potassium, Sodium, Chloride and Sulfate.* Washington, D.C.: The National Academies Press, 2005.

12 Guelinckx I, Tavoularis G, Konig J, Morin C, Gharbi H, Gandy J. Contribution of Water from Food and Fluids to Total Water Intake: Analysis of a French and UK Population Surveys. *Nutrients.* 2016;8(10).

13 Fedinick KP, Wu M, Panditharatne M, Olson ED. Threats on Tap: Widespread Violations Highlight Need for Investment in Water Infrastructure and Protections. Natural Resources Defense Council, 2017.

14 Environmental Working Group Tap Water Database. https://www.ewg. org/tapwater/.
    Sharma S, Bhattacharya A. Drinking Water Contamination and Treatment Techniques. *Applied Water Science.* 2017;7:1043 – 67.

15 Fedinick KP, Wu M, Panditharatne M, Olson ED. Threats on Tap: Widespread Violations Highlight Need for Investment in Water Infrastructure and Protections. Natural Resources Defense Council, 2017.

16 Kilburn KH. Chlorine-Induced Damage Documented by Neurophysiological, Neuropsychological, and Pulmonary Testing. *Arch Environ Health.* 2000;55(1):31 – 37.

17 Postman A. The Truth About Tap: Lots of People Think Drinking Bottled Water Is Safer. Is It? Natural Resources Defense Council. https://www.

nrdc.org/stories/truth-about-tap. Published 2016.

18 Postman A. The Truth About Tap: Lots of People Think Drinking Bottled Water Is Safer. Is It? Natural Resources Defense Council. https://www. nrdc.org/stories/truth-about-tap. Published 2016.

19 Leranth C, Hajszan T, Szigeti-Buck K, Bober J, MacLusky NJ. Bisphenol A Prevents the Synaptogenic Response to Estradiol in Hippocampus and Prefrontal Cortex of Ovariectomized Nonhuman Primates. *Proc Natl Acad Sci U.S.A.* 2008;105(37):14187 – 91.

20 Yang CZ, Yaniger SI, Jordan VC, Klein DJ, Bittner GD. Most Plastic Products Release Estrogenic Chemicals: A Potential Health Problem That Can Be Solved. *Environ Health Perspect.* 2011;119(7):989 – 96.

21 Brown KW, Gessesse B, Butler LJ, MacIntosh DL. Potential Effectiveness of Point-of-Use Filtration to Address Risks to Drinking Water in the United States. *Environ Health Insights.* 2017;11:1178630217746997.

22 United States Environmental Protection Agency. Safe Drinking Water Act: Consumer Confidence Reports (CCR). https://www.epa.gov/ccr. Published 2017.

23 Magro M, Corain L, Ferro S, et al. Alkaline Water and Longevity: A Murine Study. *Evid Based Complement Alternat Med.* 2016;2016:3084126.

24 Mantena SK, Jagadish, Badduri SR, Siripurapu KB, Unnikrishnan MK. In vitro Evaluation of Antioxidant Properties of Cocos nucifera Linn. Water. *Nahrung.* 2003;47(2):126 – 31.

25 Preetha PP, Devi VG, Rajamohan T. Hypoglycemic and Antioxidant Potential of Coconut Water in Experimental Diabetes. *Food Funct.* 2012;3(7):753 – 57.

26 Alleyne T, Roache S, Thomas C, Shirley A. The Control of Hypertension by Use of Coconut Water and Mauby: Two Tropical Food Drinks. *West Indian Med J.* 2005;54(1):3 – 8.

27 Sandhya VG, Rajamohan T. Comparative Evaluation of the Hypolipidemic Effects of Coconut Water and Lovastatin in Rats Fed Fat-Cholesterol Enriched Diet. *Food Chem Toxicol.* 2008;46(12):3586 – 92.

28 Feng L, Chong MS, Lim WS, et al. Tea Consumption Reduces the Incidence of Neurocognitive Disorders: Findings from the Singapore Longitudinal Aging Study. *J Nutr Health Aging.* 2016;20(10):1002 – 9.

29 Mancini E, Beglinger C, Drewe J, Zanchi D, Lang UE, Borgwardt S. Green Tea Effects on Cognition, Mood and Human Brain Function: A Systematic Review. *Phytomedicine.* 2017;34:26 – 37.

30 Gilbert N. The Science of Tea's Mood-Altering Magic. *Nature*. 2019;566(7742):S8–S9.

31 Kim J, Kim J. Green Tea, Coffee, and Caffeine Consumption Are Inversely Associated with Self-Report Lifetime Depression in the Korean Population. *Nutrients*. 2018;10(9).

32 Ohishi T, Goto S, Monira P, Isemura M, Nakamura Y. Anti-inflammatory Action of Green Tea. *Antiinflamm Antiallergy Agents Med Chem*. 2016;15(2):74–90.

33 Scholey A, Downey LA, Ciorciari J, et al. Acute Neurocognitive Effects of Epigallocatechin Gallate (EGCG). *Appetite*. 2012;58(2):767–70.

34 Chacko SM, Thambi PT, Kuttan R, Nishigaki I. Beneficial Effects of Green Tea: A Literature Review. *Chin Med*. 2010;5:13.

35 Gilbert N. The Science of Tea's Mood-Altering Magic. *Nature*. 2019;566(7742):S8–S9.

36 Oaklander M. Should You Drink Green Juice? *Time*. https://time.com/3818098/green-juice-kale-healthy/. Published 2015.

37 O'Callaghan F, Muurlink O, Reid N. Effects of Caffeine on Sleep Quality and Daytime Functioning. *Risk Manag Healthc Policy*. 2018;11:263–71.

38 Mojska H, Gielecińska I. Studies of Acrylamide Level in Coffee and Coffee Substitutes: Influence of Raw Material and Manufacturing Conditions. *Rocz Panstw Zakl Hig*. 2013;64(3):173–81.

7장 건강한 두뇌의 스트레스 해소법

1 Saad L. Eight in 10 Americans Afflicted by Stress. Gallup. https://news.gallup.com/poll/224336/eight-americans-afflicted-stress.aspx. Published 2017.

2 The American Institute of Stress. 42 Worrying Workplace Stress Statistics. https://www.stress.org/42-worrying-workplace-stress-statistics. Published 2019.

3 Xie L, Kang H, Xu Q, et al. Sleep Drives Metabolite Clearance from the Adult Brain. *Science*. 2013;342(6156):373–77.

4 Studte S, Bridger E, Mecklinger A. Nap Sleep Preserves Associative but Not Item Memory Performance. *Neurobiol Learn Mem*. 2015;120:84–93.

5 Okano K, Kaczmarzyk JR, Dave N, Gabrieli JDE, Grossman JC. Sleep Quality, Duration, and Consistency Are Associated with Better Academic

Performance in College Students. *NPJ Sci Learn.* 2019;4:16.

6   National Sleep Foundation. How Lack of Sleep Impacts Cognitive Performance and Focus. https://www.sleepfoundation.org/articles/how-lack-sleep-impacts-cognitive-performance-and-focus.

7   Ben Simon E, Rossi A, Harvey AG, Walker MP. Overanxious and Underslept. *Nat Hum Behav.* 2020;4(1):100-110.

8   National Sleep Foundation. The Complex Relationship Between Sleep, Depression & Anxiety. https://www.sleepfoundation.org/excessive-sleepiness/health-impact/complex-relationship-between-sleep-depression-anxiety.

9   American Psychological Association. More Sleep Would Make Us Happier, Healthier and Safer. https://www.apa.org/action/resources/research-in-action/sleep-deprivationPublished 2014.

10   Shi G, Xing L, Wu D, et al. A Rare Mutation of beta 1-Adrenergic Receptor Affects Sleep/Wake Behaviors. *Neuron.* 2019;103(6):1044-55 e1047.

11   Sheehan CM, Frochen SE, Walsemann KM, Ailshire JA. Are U.S. Adults Reporting Less Sleep?: Findings from Sleep Duration Trends in the National Health Interview Survey, 2004-2017. *Sleep.* 2019;42(2).

12   Lauderdale DS, Knutson KL, Yan LL, Liu K, Rathouz PJ. Self-Reported and Measured Sleep Duration: How Similar Are They? *Epidemiology.* 2008;19(6):838-45.

13   Peri C. 10 Things to Hate About Sleep Loss. WebMD. https://www.webmd.com/sleep-disorders/features/10-results-sleep-loss1.

14   National Sleep Foundation. The Ideal Temperature for Sleep. https://www.sleep.org/articles/temperature-for-sleep/. Published 2020.

15   Koulivand PH, Khaleghi Ghadiri M, Gorji A. Lavender and the Nervous System. *Evid Based Complement Alternat Med.* 2013:2013:681304.

16   Hunter MR, Gillespie BW, Chen SY. Urban Nature Experiences Reduce Stress in the Context of Daily Life Based on Salivary Biomarkers. *Front Psychol.* 2019;10:722.

17   Holzel BK, Carmody J, Vangel M, et al. Mindfulness Practice Leads to Increases in Regional Brain Gray Matter Density. *Psychiatry Res.* 2011;191(1):36-43.

18   Holzel BK, Carmody J, Vangel M, et al. Mindfulness Practice Leads to Increases in Regional Brain Gray Matter Density. *Psychiatry Res.* 2011;191(1):36-43.

19   Brewer JA, Worhunsky PD, Gray JR, Tang YY, Weber J, Kober H. Meditation Experience Is Associated with Differences in Default Mode Network

Activity and Connectivity. *Proc Natl Acad Sci U.S.A.* 2011;108(50): 20254 – 59.

20   Miller JJ, Fletcher K, Kabat-Zinn J. Three-Year Follow-Up and Clinical Implications of a Mindfulness Meditation-Based Stress Reduction Intervention in the Treatment of Anxiety Disorders. *Gen Hosp Psychiatry.* 1995;17(3):192 – 200.

21   Froeliger B, Garland EL, McClernon FJ. Yoga Meditation Practitioners Exhibit Greater Gray Matter Volume and Fewer Reported Cognitive Failures: Results of a Preliminary Voxel-Based Morphometric Analysis. *Evid Based Complement Alternat Med.* 2012;2012:821307.

22   Gotink RA, Vernooij MW, Ikram MA, et al. Meditation and Yoga Practice Are Associated with Smaller Right Amygdala Volume: The Rotterdam Study. *Brain Imaging Behav.* 2018;12(6):1631 – 39.

23   Streeter CC, Jensen JE, Perlmutter RM, et al. Yoga Asana Sessions Increase Brain GABA Levels: A Pilot Study. *J Altern Complement Med.* 2007;13(4):419 – 26.

24   Krishnakumar D, Hamblin MR, Lakshmanan S. Meditation and Yoga Can Modulate Brain Mechanisms That Affect Behavior and Anxiety—A Modern Scientific Perspective. *Anc Sci.* 2015;2(1):13 – 19.

25   Gothe NP, Hayes JM, Temali C, Damoiseaux JS. Differences in Brain Structure and Function Among Yoga Practitioners and Controls. *Front Integr Neurosci.* 2018;12:26.

26   Ma X, Yue ZQ, Gong ZQ, et al. The Effect of Diaphragmatic Breathing on Attention, Negative Affect and Stress in Healthy Adults. *Front Psychol.* 2017;8:874.

27   Steffen PR, Austin T, DeBarros A, Brown T. The Impact of Resonance Frequency Breathing on Measures of Heart Rate Variability, Blood Pressure, and Mood. *Front Public Health.* 2017;5:222.

28   Ma X, Yue ZQ, Gong ZQ, et al. The Effect of Diaphragmatic Breathing on Attention, Negative Affect and Stress in Healthy Adults. *Front Psychol.* 2017;8:874.

29   Lindgren L, Rundgren S, Winso O, et al. Physiological Responses to Touch Massage in Healthy Volunteers. *Auton Neurosci.* 2010;158(1-2):105 – 10.

8장 생각만으로 뇌를 바꿀 수 있다

1   Lee LO, James P, Zevon ES, et al. Optimism Is Associated with Exceptional Longevity in 2 Epidemiologic Cohorts of Men and Women. *Proc Natl Acad Sci U.S.A.* 2019;116(37):18357 – 62.

2   Comaford C. Got Inner Peace? 5 Ways to Get it Now. *Forbes*. https://www.forbes.com/sites/christinecomaford/2012/04/04/got-inner-peace-5-ways-to-get-it-now/8232ec667275. Published 2012.

3   Millett M. Challenge Your Negative Thoughts. Michigan State University. https://www.canr.msu.edu/news/challenge_your_negative_thoughts. Published 2017.

4   Segerstrom S. The Structure and Consequences of Repetitive Thought. American Psychological Association. https://www.apa.org/science/about/psa/2011/03/repetitive-thought. Published 2011.

5   Watkins ER. Constructive and Unconstructive Repetitive Thought. *Psychol Bull.* 2008;134(2):163 – 206.

6   Sin NL, Graham-Engeland JE, Almeida DM. Daily Positive Events and Inflammation: Findings from the National Study of Daily Experiences. *Brain Behav Immun.* 2015;43:130 – 38.

7   Watkins ER. Constructive and Unconstructive Repetitive Thought. *Psychol Bull.* 2008;134(2):163 – 206.

8   Reynolds S. Happy Brain, Happy Life. *Psychology Today.* https://www.psychologytoday.com/us/blog/prime-your-gray-cells/201108/happy-brain-happy-life. Published 2011.
      Mariën P, Manto M, eds. *The Linguistic Cerebellum.* New York: Academic Press, 2015.

9   Sapolsky RM. Stress and Plasticity in the Limbic System. *Neurochem Res.* 2003;28(11):1735 – 42.

10   Marchant NL, Howard RJ. Cognitive Debt and Alzheimer's Disease. *J Alzheimers Dis.* 2015;44(3):755 – 70.

11   Blackburn E, Epel E. *The Telomere Effect: A Revolutionary Approach to Living Younger, Healthier, Longer.* New York: Grand Central Publishing, 2017.

12   Neuvonen E, Rusanen M, Solomon A, et al. Late-Life Cynical Distrust, Risk of Incident Dementia, and Mortality in a Population-Based Cohort. *Neurology.* 2014;82(24):2205 – 12.

13   Goodin BR, Bulls HW. Optimism and the Experience of Pain: Benefits of Seeing the Glass as Half Full. *Current Pain and Headache Reports.* 2013;17(5):329.

14 Segerstrom SC, Taylor SE, Kemeny ME, Fahey JL. Optimism Is Associated with Mood, Coping, and Immune Change in Response to Stress. *J Pers Soc Psychol*. 1998;74(6):1646-55.

15 Chen L, Bae SR, Battista C, et al. Positive Attitude Toward Math Supports Early Academic Success: Behavioral Evidence and Neurocognitive Mechanisms. *Psychol Sci*. 2018;29(3):390-402.

16 Yanek LR, Kral BG, Moy TF, et al. Effect of Positive Well-Being on Incidence of Symptomatic Coronary Artery Disease. *Am J Cardiol*. 2013;112(8):1120-25.

17 Raghunathan R. How Negative Is Your "Mental Chatter"? *Psychology Today*. https://www.psychologytoday.com/us/blog/sapient-nature/201310/how-negative-is-your-mental-chatter. Published 2013.

18 Dispenza J. *You Are the Placebo: Making Your Mind Matter*. Carlsbad, CA: Hay House 2015.

19 Benedetti F, Carlino E, Pollo A. How Placebos Change the Patient's Brain. *Neuropsychopharmacology*. 2011;36(1):339-54.

20 Kirsch I, Deacon BJ, Huedo-Medina TB, Scoboria A, Moore TJ, Johnson BT. Initial Severity and Antidepressant Benefits: A Meta-analysis of Data Submitted to the Food and Drug Administration. *PLoS Med*. 2008;5(2):e45.

21 Vachon-Presseau E, Berger SE, Abdullah TB, et al. Brain and Psychological Determinants of Placebo Pill Response in Chronic Pain Patients. *Nat Commun*. 2018;9(1):3397.

22 Harvard Health Publishing. The Power of the Placebo Effect. https://www.health.harvard.edu/mental-health/the-power-of-the-placebo-effect. Published 2017.

23 Geers AL, Wellman JA, Fowler SL, Helfer SG, France CR. Dispositional Optimism Predicts Placebo Analgesia. *J Pain*. 2010;11(11):1165-71.

24 Kross E, Verduyn P, Demiralp E, et al. Facebook Use Predicts Declines in Subjective Well-Being in Young Adults. *PLoS One*. 2013;8(8):e69841.

25 Primack BA, Shensa A, Sidani JE, et al. Social Media Use and Perceived Social Isolation Among Young Adults in the U.S. *Am J Prev Med*. 2017;53(1):1-8.

26 Johnston WM, Davey GC. The Psychological Impact of Negative TV News Bulletins: The Catastrophizing of Personal Worries. *Br J Psychol*. 1997;88(Pt 1):85-91.

27 Sadeghi K, Ahmadi SM, Moghadam AP, Parvizifard A. The Study of Cognitive Change Process on Depression During Aerobic Exercises. *J Clin Diagn Res*. 2017;11(4):IC01-IC05.

28 Oppezzo M, Schwartz DL. Give Your Ideas Some Legs: The Positive Effect of Walking on Creative Thinking. *Journal of Experimental Psychology: Learning, Memory, and Cognition*. 2014;40(4):1142–52.

29 American Board of Professional Psychology. Search for Specialist. https://www.abpp.org/Directory.

9장 놀기만 해도 머리가 좋아진다

1 Wolinsky FD, Vander Weg MW, Howren MB, Jones MP, Dotson MM. A Randomized Controlled Trial of Cognitive Training Using a Visual Speed of Processing Intervention in Middle Aged and Older Adults. *PLoS One*. 2013;8(5):e61624.

2 Tennstedt SL, Unverzagt FW. The ACTIVE Study: Study Overview and Major Findings. *J Aging Health*. 2013;25(8 Suppl):3S–20S.

3 Jaeggi SM, Buschkuehl M, Jonides J, Perrig WJ. Improving Fluid Intelligence with Training on Working Memory. *Proc Natl Acad Sci U.S.A.* 2008;105(19):6829–33.

4 Nguyen T. 10 Proven Ways to Grow Your Brain: Neurogenesis and Neuroplasticity. Huffington Post. https://www.huffpost.com/entry/10-proven-ways-to-grow-yo_b_10374730. Published 2016.

5 Ballesteros S, Voelcker-Rehage C, Bherer L. Editorial: Cognitive and Brain Plasticity Induced by Physical Exercise, Cognitive Training, Video Games, and Combined Interventions. *Front Hum Neurosci*. 2018;12:169.

6 WebMD. Brain Exercises and Dementia. https://www.webmd.com/alzheimers/guide/preventing-dementia-brain-exercises1. Published 2018.

7 Kidd DC, Castano E. Reading Literary Fiction Improves Theory of Mind. *Science*. 2013;342(6156):377–80.
   Hurley D. Can Reading Make You Smarter? *Guardian*. https://www.theguardian.com/books/2014/jan/23/can-reading-make-you-smarter. Published 2014.

8 Berns GS, Blaine K, Prietula MJ, Pye BE. Short-and Long-Term Effects of a Novel on Connectivity in the Brain. *Brain Connect*. 2013;3(6):590–600.

9 Burmester A. Working Memory: How You Keep Things "In Mind" Over the Short Term. *Scientific American*. 2017.

10 Gernsbacher MA, Kaschak MP. Neuroimaging Studies of Language

Production and Comprehension. *Annu Rev Psychol.* 2003;54:91－114.

11 Shah TM, Weinborn M, Verdile G, Sohrabi HR, Martins RN. Enhancing Cognitive Functioning in Healthly Older Adults: A Systematic Review of the Clinical Significance of Commercially Available Computerized Cognitive Training in Preventing Cognitive Decline. *Neuropsychol Rev.* 2017;27(1):62－80.

12 Roberts R, Kreuz R. Can Learning a Foreign Language Prevent Dementia? The MIT Press Reader. https://thereader.mitpress.mit.edu/can-learning-a-foreign-language-prevent-dementia/. Published 2019.

13 Alladi S, Bak TH, Duggirala V, et al. Bilingualism Delays Age at Onset of Dementia, Independent of Education and Immigration Status. *Neurology.* 2013;81(22):1938－44.

Bialystok E, Craik FI, Freedman M. Bilingualism as a Protection Against the Onset of Symptoms of Dementia. *Neuropsychologia.* 2007;45(2):459－64.

14 Bolwerk A, Mack-Andrick J, Lang FR, Dorfler A, Maihofner C. How Art Changes Your Brain: Differential Effects of Visual Art Production and Cognitive Art Evaluation on Functional Brain Connectivity. *PLoS One.* 2014;9(7):e101035.

15 Chamberlain R, McManus IC, Brunswick N, Rankin Q, Riley H, Kanai R. Drawing on the Right Side of the Brain: A Voxel-based Morphometry Analysis of Observational Drawing. *Neuroimage.* 2014;96:167－73.

16 Carlson MC, Kuo JH, Chuang YF, et al. Impact of the Baltimore Experience Corps Trial on Cortical and Hippocampal Volumes. *Alzheimers Dement.* 2015;11(11):1340－48.

17 Carlson MC, Kuo JH, Chuang YF, et al. Impact of the Baltimore Experience Corps Trial on Cortical and Hippocampal Volumes. *Alzheimers Dement.* 2015;11(11):1340－48.

18 Piliavin JA, Siegl E. Health Benefits of Volunteering in the Wisconsin Longitudinal Study. *J Health Soc Behav.* 2007;48(4):450－64.

19 Sumowski JF, Rocca MA, Leavitt VM, et al. Reading, Writing, and Reserve: Literacy Activities Are Linked to Hippocampal Volume and Memory in Multiple Sclerosis. *Mult Scler.* 2016;22(12):1621－1625.

20 James KH, Engelhardt L. The Effects of Handwriting Experience on Functional Brain Development in Pre-literate Children. *Trends Neurosci Educ.* 2012;1(1):32－42.

21 Brooker H, Wesnes KA, Ballard C, et al. The Relationship Between the Frequency of Number-Puzzle Use and Baseline Cognitive Function in a Large Online Sample of Adults Aged 50 and Over. *Int J Geriatr Psychiatry.*

2019;34(7):932 – 40.

22 Maguire EA, Gadian DG, Johnsrude IS, et al. Navigation-Related Structural Change in the Hippocampi of Taxi Drivers. *Proc Natl Acad Sci U.S.A.* 2000;97(8):4398 – 403.

23 Parsons B, Magill T, Boucher A, et al. Enhancing Cognitive Function Using Perceptual-Cognitive Training. *Clin EEG Neurosci.* 2016;47(1):37 – 47.

10장   지금 당장 시작하는 브레인 리부트

1 Centers for Disease Control and Prevention. Diabetes and Prediabetes. https://www.cdc.gov/chronicdisease/resources/publications/factsheets/diabetes-prediabetes.htm.

2 Centers for Disease Control and Prevention. Obesity and Overweight. https://www.cdc.gov/nchs/fastats/obesity-overweight.htm.

3 Wingo TS, Cutler DJ, Wingo AP, et al. Association of Early-Onset Alzheimer Disease with Elevated Low-Density Lipoprotein Cholesterol Levels and Rare Genetic Coding Variants of APOB. *JAMA Neurol.* 2019;76(7):809 – 17.

4 Parthasarathy V, Frazier DT, Bettcher BM, et al. Triglycerides are Negatively Correlated with Cognitive Function in Nondemented Aging Adults. *Neuropsychology.* 2017;31(6):682 – 88.

5 Reed B, Villeneuve S, Mack W, DeCarli C, Chui HC, Jagust W. Associations Between Serum Cholesterol Levels and Cerebral Amyloidosis. *JAMA Neurol.* 2014;71(2):195 – 200.

6 WebMD. What Is a C-Reactive Protein Test? https://www.webmd.com/a-to-z-guides/c-reactive-protein-test1.

7 Brody JE. For Better Brain Health, Preserve Your Hearing. *New York Times.* https://www.nytimes.com/2019/12/30/well/live/brain-health-hearing-dementia-alzheimers.html. Published 2019.

8 Golub JS, Brickman AM, Ciarleglio AJ, Schupf N, Luchsinger JA. Association of Subclinical Hearing Loss with Cognitive Performance. *JAMA Otolaryngol Head Neck Surg.* 2019.

9 Deal JA, Reed NS, Kravetz AD, et al. Incident Hearing Loss and Comorbidity: A Longitudinal Administrative Claims Study. *JAMA Otolaryngol Head Neck Surg.* 2019;145(1):36 – 43.

10 Wolpert S. Dieting Does Not Work, UCLA Researchers Report. UCLA Newsroom. https://newsroom.ucla.edu/releases/Dieting-Does-Not-

Work-UCLA-Researchers-7832. Published 2007.

Mann T, Tomiyama AJ, Ward A. Promoting Public Health in the Context of the "Obesity Epidemic": False Starts and Promising New Directions. *Perspect Psychol Sci*. 2015;10(6):706 – 10.

11 Norcross JC, Vangarelli DJ. The Resolution Solution: Longitudinal Examination of New Year's Change Attempts. *J Subst Abuse*. 1988;1(2):127 – 34.

12 Hills AP, Byrne NM, Lindstrom R, Hill JO. "Small Changes" to Diet and Physical Activity Behaviors for Weight Management. *Obes Facts*. 2013;6(3):228 – 38.

13 Harkin B, Webb TL, Chang BP, et al. Does Monitoring Goal Progress Promote Goal Attainment? A Meta-analysis of the Experimental Evidence. *Psychol Bull*. 2016;142(2):198 – 229.

14 Gordon ML, Althoff T, Leskovec J. Goal-Setting and Achievement in Activity Tracking Apps: A Case Study of MyFitnessPal. ACM International Conference on World Wide Web. https://cs.stanford.edu/people/jure/pubs/goals-www19.pdf. Published 2019.

15 Papalia Z, Wilson O, Bopp M, Duffey M. Technology-Based Physical Activity Self-Monitoring Among College Students. *Int J Exerc Sci*. 2018;11(7):1096 – 104.

16 Casey J. Body Fat Measurement: Percentage vs Body Mass. WebMD. https://www.webmd.com/diet/features/body-fat-measurement1.

17 Kaviani S, vanDellen M, Cooper JA. Daily Self-Weighing to Prevent Holiday-Associated Weight Gain in Adults. *Obesity (Silver Spring)*. 2019;27(6):908 – 16.

18 Sullivan AN, Lachman ME. Behavior Change with Fitness Technology in Sedentary Adults: A Review of the Evidence for Increasing Physical Activity. *Front Public Health*. 2016;4:289.

19 Hamblin J. The Futility of the Workout-Sit Cycle. *The Atlantic*. https://www.theatlantic.com/health/archive/2016/08/the-new-exercise-mantra/495908/. Published 2016.

20 Phillips P. *ASTD Handbook for Measuring and Evaluating Training*. Alexandria, Va.: ASTD Press; 2010.

21 Centers for Disease Control and Prevention. 5 Surprising Facts About High Blood Pressure. https://www.cdc.gov/features/highbloodpressure/index.html. Published 2016.

브레인 리부트

에필로그: 새로운 시대에 맞이하는 새로운 뇌 건강

1   Marins T, Rodrigues EC, Bortolini T, Melo B, Moll J, Tovar-Moll F. Structural and Functional Connectivity Changes in Response to Short-Term Neurofeedback Training With Motor Imagery. *Neuroimage*. 2019;194:283 – 90.

2   Harch PG, Fogarty EF. Hyperbaric Oxygen Therapy for Alzheimer's Dementia with Positron Emission Tomography Imaging: A Case Report. *Med Gas Res*. 2019;8(4):181 – 84.

3   Kjellgren A, Westman J. Beneficial Effects of Treatment with Sensory Isolation in Flotation-Tank as a Preventive Health-Care Intervention— A Randomized Controlled Pilot Trial. *BMC Complement Altern Med*. 2014;14:417.

4   Turner J, Gerard W, Hyland J, Nieland P, Fine T. Effects of Wet and Dry Flotation REST on Blood Pressure and Plasma Cortisol. In: Barabasz AF, et al., eds. *Clinical and Experimental Restricted Environmental Stimulation*. New York: Springer-Verlag, 1993.

5   Kjellgren A, Buhrkall H, Norlander T. Preventing Sick-Leave for Sufferers of High Stress-Load and Burnout Syndrome: A Pilot Study Combining Psychotherapy and the Flotation Tank. *International Journal of Psychology and Psychological Therapy*. 2011;11(2):297 – 306.

6   Jonsson K, Kjellgren A. Promising Effects of Treatment with Flotation-REST (Restricted Environmental Stimulation Technique) as an Intervention for Generalized Anxiety Disorder (GAD): a Randomized Controlled Pilot Trial. *BMC Complement Altern Med*. 2016;16:108.

7   Borrie RA. The Use of Restricted Environmental Stimulation Therapy in Treating Addictive Behaviors. *Int J Addict*. 1990 – 1991;25(7A-8A):995 – 1015.

8   Asenlof K, Olsson S, Bood SA, Norlander T. Case Studies on Fibromyalgia and Burn-Out Depression Using Psychotherapy in Combination with Flotation-Rest: Personality Development and Increased Well-Being. *Imagination, Cognition and Personality*. 2007;26(3):259 – 71.

9   Jiang H, White MP, Greicius MD, Waelde LC, Spiegel D. Brain Activity and Functional Connectivity Associated with Hypnosis. *Cereb Cortex*. 2017;27(8):4083 – 93.

BIOHACK YOUR BRAIN